失智症臨床指引：
評估與治療

作者：

Peter R. Johnson, Ph.D., CCC-SLP

Jennifer A. Brush, M.A., CCC-SLP

Margaret P. Calkins, Ph.D.

Cameron J. Camp, Ph.D.

Lynette Carl, PharmD, BCPS

Natalie F. Douglas, Ph.D., CCC-SLP

Jerry Hoepner, Ph.D., CCC-SLP

Patrice S. Platteis, MBA, OTR/L

Michael J. Skrajner, M.A.

審定：門諾醫院失智照護跨專業團隊專家、
　　　聽語治療團隊

譯者：許原豪、陳姵雯

A Clinician's Guide to Successful Evaluation and Treatment of Dementia

AUTHORS:

Peter R. Johnson, Ph.D., CCC-SLP

Jennifer A. Brush, M.A., CCC-SLP

Margaret P. Calkins, Ph.D.

Cameron J. Camp, Ph.D.

Lynette Carl, PharmD, BCPS

Natalie F. Douglas, Ph.D., CCC-SLP

Jerry Hoepner, Ph.D., CCC-SLP

Patrice S. Platteis, MBA, OTR/L

Michael J. Skrajner, M.A.

題獻

Peter Johnson：這本書要獻給我的妻子 Joanne Johnson，因為有她的愛、支持與鼓勵，這本書才得以問世。

Jennifer Brush/Margaret Calkins：獻給所有致力於改善失智症病人生活的夥伴們，謝謝你們！

Cameron Camp：謝謝我的妻子 Linda，在我的旅程中，她就像是陪伴著我航行的風，讓我靠岸的港灣。

Lynette Carl：獻給我的知音與摯友 Randy Sturgeon，他有著無比的耐心，這27 年來一直支持我追尋夢想。

Natalie Douglas：獻給我的丈夫 Ryan Douglas。

Jerry Hoepner：獻給我的妻子 Carol，以及我的女兒們 Mariah 和 Madelyn。

Patrice Platteis：獻給我的丈夫 Gary，因為他的愛與支持，還有一直以來的陪伴，我才得以完成這些篇章。

Michael Skrajner：獻給我的妻子 Jennifer。

目次

Chapter 1　　失智症　　001

Peter R. Johnson, Ph.D., CCC-SLP

Chapter 2　　記憶與失智症　　037

Peter R. Johnson, Ph.D., CCC-SLP

Chapter 3　　失智症的分期　　049

Peter R. Johnson, Ph.D., CCC-SLP

Chapter 4　　艾倫認知階層的實際應用　　059

Patrice S. Platteis, MBA, OTR/L、Peter R. Johnson, Ph.D., CCC-SLP

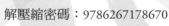

參考文獻請於心理出版社網站「下載區」下載

https://www.psy.com.tw

解壓縮密碼：9786267178670

作者簡介

Peter R. Johnson 博士／語言治療師（Ph.D., CCC-SLP）

　　Peter R. Johnson 在美國匹茲堡大學（University of Pittsburgh）取得語言病理學碩士及博士學位，也在俄亥俄州立大學（Ohio State University）取得高階健康照護財務管理碩士學位。目前的工作主要是擔任健康照護專業顧問。Johnson 過去在 Select Medical 醫院復健中心擔任語言治療督導時，建立了繼續教育訓練學程，提供一對一的顧問諮詢服務。同時，他也是美國佛羅里達州衛生部語言病理學暨聽力學專業人員執業認證委員會的主席。

　　Johnson 曾擔任美國聽語學會（American Speech-Language Hearing Association）吞嚥障礙專業領域（SID13）與行政督導領域（SID11）的專欄主編，也曾任佛羅里達州聽語學會常務理事。他榮獲了四次總統獎及傑出服務獎，同時也是許多專業著作的共同作者，如：*Business Matters: A Guide for Speech-Language Pathologists*、*Drugs and Dysphagia: How Medications Can Affect Eating and Swallowing*、*Practical Pharmacology in Rehabilitation: Effect of Medication on Therapy*。

Jennifer A. Brush 碩士／語言治療師（M.A., CCC-SLP）

　　Jennifer A. Brush 是 Brush Development 公司執行長，投入失智照護工作近 25 年，致力於失智照護的革新，並深入各種不同場域，包括：醫療院所、輔助式照護的老人公寓、護理之家、居家照護等。Brush 專精於記憶、吞嚥、環境介入，是一位在國際間享負盛譽的講師及語言治療師，提供失智症病人高品質的服務。同時，她也是失智照護與長期照護環境等專案研究的

計畫主持人，以及許多專業書籍的共同作者，如：*Step by Step Spaced Retrieval*、*Creative Connections in Dementia Care*™、*I Care*、*Environment and Communication Assessment Toolkit*™ (ECAT)、*A Therapy Technique for Improving Memory: Spaced Retrieval*。Brush 是蒙特梭利協會（Association Montessori Internationale，簡稱 AMI）老化與失智照護國際諮詢委員會（International Advisory Group for Montessori for Aging and Dementia）的創始會員，在世界各地教導健康照護專業人員如何提供失智症病人最高品質的照護服務。

Margaret P. Calkins 博士（Ph.D.）

　　Margaret P. Calkins 是高齡照護環境領域的國際知名先驅，專精於阿茲海默症及其他不同類型的失智症。她在凱尼恩學院（Kenyon College）完成心理學學士學位之後，繼續在威斯康辛大學密爾瓦基校區（University of Wisconsin-Milwaukee）取得建築學碩士與博士學位。Calkins 長期致力於改善社交環境、組織環境、實體環境，並持續探索以改變環境作為治療方法的可能性，裨益衰弱及身心障礙長者。她在美國也是許多國家級機構的成員，特別關注認知障礙長者照護的相關議題，並在世界各地的研討會發表演說。她也擔任多場藝術設施設計競賽的評審委員，給予健康照護、長期照護層面的專業建議。Calkins 的著作豐富，其中相當暢銷的 *Design for Dementia: Planning Environments for the Elderly and the Confused* 是第一本關於特殊照護單位的完全設計指南。她亦曾擔任美國國家衛生研究院（National Institutes of Health）的計畫主持人，以及威斯康辛大學密爾瓦基校區高齡與環境研究中心的榮譽高級資深研究員。

Cameron J. Camp 博士（Ph.D.）

　　Cameron J. Camp 是一位著名的心理學家，專精於老人學領域的應用性研究，目前擔任失智症應用研究中心（Center for Applied Research in Dementia）研究發展部主任。他舉辦了許多國際工作坊，培訓學員設計失智症認知行為介入方案，目標在於減少失智症病人的問題行為，以及提升其生活功能性。Camp 是三本大學教科書的共同作者，並發表逾百篇同儕審查期

刊文章。Camp 曾任美國心理學會（American Psychological Association）專業分會 20（成人發展與老化）研究員與主席、美國老年學學會（Gerontological Society of America）研究員、美國心理科學學會（Association for Psychological Science）的創始成員之一。他也經常榮獲美國國家級機構的研究贊助，包括：美國國家衛生研究院、美國阿茲海默症協會（National Alzheimer's Association）等。

Lynette Carl 藥學博士／專科藥師／諮詢藥師（PharmD, BCPS）

Lynette Carl 是諮詢藥師（consultant pharmacist），同時也是專科藥師（Board Certified Pharmacotherapy Specialist）。她在佛羅里達大學（University of Florida）完成藥學學士學位後，後來又在南卡羅來納醫學大學（Medical University of South Carolina）取得臨床藥學博士學位。之後，分別在賓夕法尼亞大學附設醫院（University of Pennsylvania Hospital）、費城兒童醫院（Children's Hospital of Philadelphia）實習，於費城藥學與科學大學（Philadelphia College of Pharmacy and Science）感染科取得博士後住院藥師的資格認證。她目前在佛羅里達州的 Anazao Health 公司擔任臨床藥師，並在坦帕南方大學（South University in Tampa）教授藥物治療學，同時也是多間大學藥學系的臨床助理教授，包括：莫瑟爾大學（Mercer University）、佛羅里達大學、諾瓦東南大學（Nova Southeastern University）、佛羅里達農工大學（Florida Agricultural and Mechanical University）。Carl 在醫院、精神專科、安寧照護、居家照護、護理之家等各式臨床場域擔任諮詢藥師與臨床藥師，提供病人專業的藥事照護，其臨床經驗豐富，跨及領域包括：感染疾病、重症照護、營養支持、老年學、內科、抗凝血藥物、心臟科、安寧照護、疼痛管理等。Carl 開創了許多臨床藥學服務，如：門診與住院病人的抗凝血藥物服務、藥物動力學與劑量調整、營養支持、抗生素管理等，並在不同醫院及居家場域提供病人與醫療專業人員教育訓練課程。此外，Carl 發表了多篇關於抗生素使用、藥物對於吞嚥困難與認知功能的影響、藥物對復健的影響等相關文章，並且是兩本專業書籍的共同作者：*Drugs and Dysphagia*、

Practical Pharmacology in Rehabilitation。

Natalie F. Douglas 博士／語言治療師（Ph.D., CCC-SLP）

Natalie F. Douglas 在中密西根大學（Central Michigan University）溝通障礙學系（Department of Communication Disorders）擔任助理教授。她在俄亥俄大學（Ohio University）完成大學與碩士學位，並在南佛羅里達大學（University of South Florida）取得博士學位。Douglas 在南佛羅里達大學求學期間，鑽研成人神經性障礙、以實證為基礎的失智症病人照護方案。Douglas 目前的研究聚焦於推動執行科學（implementation science）、失智症病人溝通介入與其生活品質，以及以生活參與為導向的失語症治療等。她也積極參與全球執行協會（Global Implementation Initiative），為其國際委員會的成員，負責整合不同應用性工具，以實證為基礎促進組織與成員的變革。

Jerry Hoepner 博士／語言治療師（Ph.D., CCC-SLP）

Jerry Hoepner 在威斯康辛大學水清校區（University of Wisconsin–Eau Claire）溝通科學與障礙學系（Communication Sciences and Disorders Department）擔任副教授。他在威斯康辛大學水清校區溝通科學與障礙學系完成碩士學位，接著在威斯康辛大學麥迪遜校區（University of Wisconsin–Madison）溝通科學與障礙學系取得博士學位。

Hoepner 的研究領域聚焦於後天認知語言障礙病人的照護夥伴訓練（包括：自我評估、自我示範錄影、教練式夥伴訓練等），並運用生活中的「習慣常規」來降低病人工作記憶的負荷，優化其執行功能。

Patrice S. Platteis 企業管理碩士／職能治療師（MBA, OTR/L）

撰寫本書時，Patrice S. Platteis 為坦帕南方大學（South University Tampa）職能治療助理學程的助理教授，其臨床服務對象的年齡層跨及小兒與老年族群。在她早期職涯曾榮獲美國教育部及哥倫比亞特區衛生署的補助，訓練照護夥伴如何應對脊椎損傷與腦傷成人的日常需求，並提升其獨立生活的能力。

　　接著，Platteis 在馬里蘭州銀泉的大華盛頓復健中心（Greater Washington Rehab Center）擔任臨床部門主任，負責腦傷病人日照中心，並榮獲終生職。之後，她在約翰霍普金斯灣景醫療中心（Johns Hopkins Bayview Medical Center）擔任復健部門主管，於其腦傷特別門診為病人設置專屬的肢體復健療程。在南方大學任職時，Platteis 負責神經性復健及腦傷相關課程，包括：艾倫認知階層篩檢（Allen's Cognitive Level Screen-5，簡稱 ACLS-5）、艾倫診斷模組（Allen Diagnostic Modules）的實作課程。

　　Platteis 也有相當豐富的臨床教學經驗：在馬里蘭州洛克威爾的 T.J. Rock 公司擔任品質改善專員、Select Medical 公司擔任臨床教育專家，以及維吉尼亞州里奇蒙的 Owens-Cotter 健康諮詢中心擔任課程講師。

Michael J. Skrajner 碩士（M.A.）

　　Michael J. Skrajner 是 Hearthstone 機構阿茲海默症照護研究創新部門主任，負責管理私募及州立基金所贊助的研究案，內容主要涵蓋失智症病人的非藥物介入方案。他近期也擔任研究案的計畫主持人，為不同階段的失智症病人設計閱讀素材。Skrajner 也在 Hearthstone 擔任首席培訓導師，籌辦非藥物介入方案的線上課程、演講、多日工作坊等。他也發表了十餘篇的同儕審查期刊文章，並在專書中共同撰寫有關失智症晚期病人蒙特梭利評估的章節。

審定專家、
聽語治療團隊簡介

門諾醫院失智照護跨專業團隊審定專家

許明木　副院長（門諾醫院教學研究副院長、眼科主治醫師）

王洒燕　主任（門諾失智照護聯合服務中心主任、身心科主治醫師）

石振昌　主任（門諾醫院神經內科主任、神經內科主治醫師）

陳立蓉　主任（門諾醫院復健科主任、復健科主治醫師）

戴玉琴　主任（門諾醫院長照部主任）

邱聖凱　課長（門諾醫院復健科課長、職能治療師）

梁溫潔　組長（門諾醫院壽豐分院身心科臨床心理組組長、臨床心理師）

蘇燕玲　組長（門諾醫院聽語治療組組長、語言治療師暨聽力師）

孫于婷　藥師（門諾醫院藥劑科臨床藥師）

門諾醫院聽語治療編輯團隊（按章節順序排序）

蘇燕玲　聽語治療組組長（Aud / SLP）

林季緯　語言治療師（M.S., SLP）

劉依婷　語言治療師（B.S., SLP）

許家寧　語言治療師（M.S., SLP）

顏莉霓　語言治療師（M.S., SLP）

游心雅　語言治療師（M.S., SLP）

黃玫萍　語言治療師（B.S., SLP）

張嚴云　語言治療師（B.S., SLP）

李哲宇　聽力師（B.S., Aud）

譯者簡介

許原豪（M.S., SLP, CDP）

· 門諾醫院語言治療師
· Certified Dementia Practitioner® CDP®
· LSVT LOUD® Certified Clinician
· PhoRTE™ Approved Provider
· Registered MBSImP™ Clinician
· McNeill Dysphagia Therapy Program (MDTP) Certified Provider
· 國立臺北護理健康大學聽語障礙科學研究所碩士
· 天主教輔仁大學英國語文學系

陳姵雯（M.S., SLP）

· 門諾醫院語言治療師
· SPEAK OUT!® Provider
· Registered MBSImP™ Clinician
· McNeill Dysphagia Therapy Program (MDTP) Certified Provider
· 國立臺北護理健康大學語言治療與聽力學系碩士
· 國立成功大學外國語文學系

預約不怕失智的未來

徐文俊

　　去年 9 月原豪透過門諾醫院石振昌主任找到我，因為他與姵雯翻譯了一本關於失智症臨床指引的書籍（亦即本書）。他們兩位語言治療師，在沉重的臨床業務中，竟有此宏願翻譯此大部頭的書籍，令我十分感動。因此，我答應審閱，並予以建議及推薦。

　　此書的原文作者群多是語言治療師、職能治療師或心理學家，因此我猜測，這是一本在該領域的教科書，應當是對於其學生與實務工作者很有助益。然而，當我閱讀後，發現其失智症定義與分類，與神經內科臨床實務大為不同。為使此書可以在臺灣更能跨領域使用，我建議修訂。原豪的團隊欣然接受，進行大幅改版。

　　譯者們並邀請神經內科、身心科、復健科等專業醫師，及藥師、職能治療師、臨床心理師、語言治療師、聽力師、長照實務專家等專業人員加入審閱與導讀。所以，此書有些部分，已經與原文書不同，而且是更為updated與完整。它更代表著門諾醫院同仁上下一心，為了小弟兄合力協助。因此，此書堪稱為門諾醫院的心血結晶，是門諾寶寶。

　　我四處演講倡議「預約不怕失智的未來」，告訴大家，失智不可怕，可怕的是，不認識失智，甚至是誤解。不認識失智，是因為許多人在教導陪伴與照顧失智者時，經常會說，失智者有哪些行為，所以不好照顧。然而，他們總是忽略了，失智者是受到失智症所苦的人，就跟照顧者要面對失智症是一樣的。我們應當學習的是，如何理解失智者、陪著她／他一起面對失智症帶來的困難。照顧者與失智者有著共同的敵人，就是失智症。

　　看失智者的眼光不同了，想法自然就不同。失智不可怕，指的是我們不

僅要瞭解失智症，更要理解失智者。舉例來說，一位失智的父親懷疑兒子偷了他的錢 （偷竊妄想），兒子（照顧者）就來跟醫師說，麻煩開一些藥物給敬愛的父親服用，否則他總是被誤會，很困擾。然而殊不知，這位父親同樣受到偷竊妄想所苦，因為他心裡一定也痛心，他所疼愛的兒子怎麼會偷他的錢呢？偷竊妄想來自於失智症，不是失智者心中真正所想，同樣為失智者帶來困擾。

失智症跟其他重大疾病，譬如癌症、腦中風、憂鬱症等，當然都有其可怕、令人擔憂之處。為何比較起來，人們總是比較害怕得到失智？因為，失智，會使人漸漸失去認知功能，以致於連個人的存在與尊嚴，也受到了波及；還有一個重要因素是，失智者在退化過程中，漸漸失去語言／溝通能力。對失智者來說，認知障礙，使他們失去感受外在世界的能力；而語言／溝通能力喪失，使得失智者說不出內心的感受與需要，也無法理解照顧者的語言意義。認知障礙像是一層薄紗把失智者與陪伴者隔開，而語言障礙更可能使之雪上加霜，使薄紗成了黑幕。

克服語言／溝通障礙帶來的困難，正是語言治療師可以扮演重要角色之處。我看到很多可以倡議失智症的失智者，其語言／溝通功能都尚良好，能夠說出自己內心感受，帶來影響力。因此，對於語言／溝通障礙的失智者，如何引導他們表達，並且訓練照護夥伴有效的溝通技巧，能夠讓失智者及照護者尊重及欣賞彼此的價值，這顯然是語言治療師的專長。

總之，這是一本值得推薦的書。失智症需要各個領域的專業參與，此書更難得論述了失智照護團隊運作的模式。期待此書能夠使各專業對於失智症有更深入的瞭解，幫助廣大的失智症家庭。

推薦者簡介

經歷
臺灣失智症協會理事長
瑞智社會福利基金會董事長
臺灣臨床失智症學會理事
長庚大學神經內科副教授
長庚紀念醫院失智症科／失智症中心醫師

學歷
美國哈佛大學流行病學與生物統計學雙碩士
臺北醫學院醫學系

積極的失智症復健醫學

王亭貴

　　身為復健科醫師，在臨床上處理有失智症的病友是常規的工作。在復健領域中最常見的類型為血管型失智症，由於這類病友常常合併有一些身體功能的異常，例如：半側偏癱、吞嚥困難、張力不正常等，復健科醫師常聚焦於身體功能的訓練，「失智」僅會被認為是復健預後不好的一個相關因子，而很少直接「治療失智症」。因失智而造成的生理功能異常其實相當常見（例如：吞嚥障礙），面對這類病友時，失智應是復健醫療中的根本原因而不只是一個相關的參數，因此更積極處理失智成為復健醫療的必要而非附屬。

　　這本《失智症臨床指引：評估與治療》是由美國非醫師的其他醫療專家所撰寫，包括：語言治療師、心理學家、藥師、職能治療師等。其觀點和內容較貼近實務的「處置」，以協助病友為主，而非嘗試「治癒」病友。我贊同書名用評估（evaluation）而不是用診斷（diagnosis），因為診斷常只提及疾病或病因而缺乏功能的瞭解。個人認為用處置（management）會比治療（treatment）更合宜，因為治療有把病治癒的暗示，而處置是使用各種方式減少病友的問題讓他們有更好的生活品質。不過由於是翻譯書，譯者只能忠於原著。

　　本書在開始就提到精準的診斷，其所謂精準的診斷是去瞭解造成「失智症」的真正病因，而非只是診斷「有失智症」。造成失智症的原因非常多，雖然很多都是不可逆，但只有確知病因，才能有效的處理以避免或延緩其惡化。接著更說明全面性瞭解失智症狀態的必要性，包括失智症的分期、各項功能評估等。書中接著提到了目前具有證據的治療方案提供大家參考；但對

我而言，文中的照護及環境的調整更為熟悉，這是復健團隊常常使用於協助失智症病友的方法，而此書有非常完整且詳細的述說，對臨床病友的照護非常有幫助。

本書譯者是門諾醫院的兩位語言治療師，並經由門諾醫院失智照護跨專業團隊的審定。譯文順暢易懂而又貼近實務，身為需接觸此類病友但又不是專業團隊的我，讀完後受益極大。我相信對所有復健團隊的同仁而言，不管是復健科醫師，或是物理治療師、職能治療師、語言治療師、護理師、社會工作師、臨床心理師等，都會是一本值得一讀的書。

恭喜此書的誕生，也感謝譯者對此書的努力，我相信它的問世對臺灣醫療人員在失智症的評估及處置會有很大的幫助。

推薦者簡介

經歷
國立臺灣大學醫學系復健科教授
國立臺灣大學醫學院附設醫院副院長
國立臺灣大學醫學院附設醫院復健部主任
臺灣復健醫學會理事長
臺灣咀嚼吞嚥障礙醫學學會理事長
財團法人臺北市連倚南教授復健醫學教育基金會常務董事

學歷
國立臺灣大學醫學系
美國紐澤西醫學院復健科研究員
美國紐約大學附設醫院復健科研究員

以實證為本位的失智症精準照護 　盛華

　　接到花蓮門諾醫院許原豪語言治療師的訊息，邀請我為他及團隊成員翻譯的《失智症臨床指引：評估與治療》寫推薦序。我很訝異原豪才出版《吞嚥生理標準化訓練：改良式鋇劑吞嚥障礙量表（MBSImP™）實證評估方法》譯著，極獲好評，尚在熱賣中，又在短時間內翻譯第二本經典專業書籍，實在佩服他的專業熱情及使命感，以及用之不竭的智慧與精力。之後又接獲門諾醫院許明木教研副院長親自邀請，深感門諾醫院對語言治療部門的重視及支持，讓原豪及語言治療團隊能在優質的工作環境下，快速發展並與國際接軌，建立臨床語言治療典範及標竿。

　　臺灣失智症人口逐年增加，從 2021 年的 30 萬人，推估至 2031 年的 46 萬人，及至 2061 年的 85 萬人。失智症影響多項功能，包括記憶力、認知功能、語言能力、空間感、注意力等，還可能有個性改變、妄想等症狀，影響生活、人際互動等重要功能。對於失智者的照護，各領域專家一直努力尋求適當的方法。由於失智症存有不同的類型，各類型又有不同的行為問題及記憶缺陷，需要具鑑別性的診斷和治療策略才能讓失智者得到最佳照護。

　　本書為語言病理學博士及失智症專家 Peter Johnson 邀請跨領域專家，以實證研究及臨床照護經驗為基礎共同編撰完成，包括語言治療師、心理學家、藥師、職能治療師、建築學家、企業管理專家等。內容聚焦於診斷、評估及治療介入三個部分。診斷包含精準判斷失智症的分類及分期；評估包含不同的測驗工具介紹及藥物的影響；治療介入包含直接介入治療及促進失智者學習能力的方法，如：注意力訓練、認知復健、環境調整等。期望臨床專業人員能透過精準的診斷，擬訂後續的治療介入方案，以提升復健成效。

　　這是第一本「以人為本」的失智照護模式教科書，能提供失智症長期照護專業人員照護指引，對於醫師、語言治療師、職能治療師、臨床心理師、藥師等臨床評估及治療有極大助益。對於大學語言治療系（所）、職能治療系（所）、心理系（所）、醫學系以及其他相關系所的學生，是修習失智症、神經性障礙、長期照護相關課程重要的參考書籍。

推薦者簡介

經歷
亞洲大學醫學暨健康學院副院長
亞洲大學聽力暨語言治療學系講座教授兼系主任
國立臺北護理健康大學聽語障礙科學研究所教授兼副校長
國立臺北護理健康大學聽語障礙科學研究所教授兼教務長
國立臺北護理學院聽語障礙科學研究所教授兼所長
臺灣聽力語言學會理事長
教育部醫學教育委員會委員

學歷
美國威斯康辛大學麥迪遜校區語言病理學博士
美國威斯康辛大學麥迪遜校區語言病理學碩士

以專業搭一座橋，與失智症長輩展開自立而豐盛的未來

王良惠

失智長輩帶著各自精彩的過往，在流動的歲月中遭遇了認知障礙。於是，他們慢慢地忘卻過去的美好，失去昔日引以為傲的能力，也停止編織關於未來的想望。每一位長輩都像一本書，無論在過去經驗與目前的認知障礙上，都是獨一無二的！然而，這樣的獨一無二，對於醫療專業人員來說，欲發展有效的介入方案卻是極大的挑戰。

Peter Johnson 語言治療師與他卓越的團隊夥伴們，集眾人之所長淬鍊出 *A Clinician's Guide to Successful Evaluation and Treatment of Dementia* 一書。本書以精確及實證醫學的精神，詳盡地說明失智症由診斷至跨專業團隊介入的方法與真實案例。全書讀來十分流暢，追求精準的精神令人激賞與讚嘆！在在提醒著身為專業人員，不該單憑「經驗」或者以「嘗試錯誤」的方式來營造認知障礙長輩的未來風景。

過去幾年間，末學參與弘光科技大學自立樂活辦公室，擔任長照機構與社區場域自立支援照顧模式認證與輔導方案委員，看見在機構或者生活場域的照顧者，對於失智者的照顧感到一籌莫展。以語言治療師的專業角色進入場域，最常被詢問：「長輩好像忘了吃飯這件事，怎麼辦？」「長輩對於進食好像失去興趣。」「我照顧的長輩有吞嚥障礙嗎？他怎麼總是含著飯吞不下去？」實際評估後，發現多數失智長輩的進食問題並不止於生理上的吞嚥功能變化；吞嚥障礙導致的安全議題，通常會由語言治療師提供直接或間接的治療方案，以改善吞嚥功能與管理吸入性肺炎風險。而認知面向的進食問題，我們會建議主要照顧者首先著手調查長輩過去的用餐習慣、口味、嗜好以及有無用餐儀式等相關資訊，再利用這些資訊進一步設計啟動長輩「吃飯

囉！」的個別化照顧計畫。援引過去生活史發展照顧計畫的策略，在本書第八章所介紹的〈從習慣常規幫助後天認知障礙病人〉找到了立論基礎。章節中以神經機制及認知處理歷程為切入點，闡述「習慣常規」為何能為失智者帶來功能改善，亦以實例說明此技巧的應用。本書第三部分介紹多種治療介入模式與方法，閱讀過程中，我更加堅定相信，罹患失智症並非人生無望，也不會只能坐等退化！

　　最後感謝門諾醫院支持此書中譯版的發行，許原豪與陳姵雯兩位語言治療師的堅持翻譯，以及門諾醫院失智照護跨專業團隊、聽語治療團隊群策群力，促成本書的誕生，讓我們能更容易地獲得這寶貴的知識。期待透過共同學習，找到一把把開啟失智者心智的鑰匙，一齊努力協助失智者展開自立而豐盛的未來。

推薦者簡介

經歷
弘光科技大學語言治療與聽力學系專技助理教授
弘光科技大學生活自立支援執行辦公室副主任
社團法人臺灣自立樂活專業發展協會常務監事
臺灣咀嚼吞嚥障礙醫學學會理事

學歷
中國醫學大學老化醫學博士學位學程博士
中國醫藥大學神經科學與認知科學研究所碩士
高雄醫學大學心理學系

自助然後人助，來自失智照護真實生活的聲音

曾敬惠

　　失智症的可怕在於它並不是單一醫療問題，更因為它是不可逆，病程為漸進式的退化，直到完全失去生活能力，需依賴他人 24 小時妥善照顧。照顧者因此飽受困苦，家人甚至必須選擇離開職場回家全職照顧，影響層面不只是家庭生計，甚至涉及到社區安全、社會資源、國家經濟。2022 年全球失智症報告出爐，強調失智症「診斷後支持」為基本人權。

　　我先生今年 64 歲，發病前為復健科醫師，59 歲時被確診為年輕型失智患者。兩年前因為失智引起精神行為症狀問題而入住機構照護。我的家庭也算有醫療背景，在照顧上還是面對很多挫折；我因此決定離開教職，並在 2020 年成立「花蓮縣失智症關懷協會」。

　　目前協會除了我之外，還有七位志工，並有專業的醫師、護理師和社工提供失智症照顧技巧與諮詢。2020 年協會成立不久即碰上新冠疫情，即便如此，我們在有限的經費下，仍辦理了多場失智症相關的課程與活動，並持續關懷花蓮縣弱勢失智家庭。

　　新冠疫情爆發前，我每天去機構探視我先生，疫情之後大概改為每週四到五次。兩年下來我發現即便他已無語言能力，但一些習慣常規還保留著，如：（在引導下）他可以跟我抱抱、拿叉子吃切成塊狀的食物（肉或水果）、用紙巾擦擦嘴角、刷牙、擰毛巾。他做這些事時，給他一些鼓勵讚美的話，他臉上似乎也會流露一絲成就感。

　　當我閱讀到本書第八章〈從習慣常規幫助後天認知障礙病人〉非常有感，如同文中所說：「由於習慣常規會經常重複語言／認知活動，故而能夠有效促進任務完成、減少意外和非預期的行為。」

感謝兩位譯者的堅持，將國外跨團隊的專業失智照護知識完整地呈現。
非常期待這本書能帶領臺灣在失智照護的路上，有創新的嘗試與回歸人本的
治療，讓照顧者更輕鬆，失智者生命有尊嚴。

推薦者簡介

花蓮縣失智症關懷協會理事長

改變，科學化推廣失智照護

張文信

　　本書是由美國多位醫療專業人員，包括語言治療師、心理學家、藥師、職能治療師等所共同撰寫的一本好書。翻譯者是本院的兩位語言治療師，並在翻譯過程中由門諾醫院的神經內科、身心科、復健科、眼科等不同專科醫師，以及失智照護中心、長照部、臨床藥師、臨床心理師、職能治療師、語言治療師、聽力師等各個不同專業共同審定，是結合全院各醫療專業才能完成的計畫。此外，本書內容不只包含醫療專業，還涵蓋建築學專家、企業管理專家對於失智照護領域的意見。

　　門諾聽語治療團隊翻譯這本書的初衷，其實和過去他們致力於改革臺灣吞嚥照護現狀一致，都希望能夠為病人精準鑑別問題、提供有效照護、回歸社區生活。這樣的口號大家都會喊，但在實際的醫療現場卻不容易做到。失智症病人所受到的照護，經常是「雜燴一鍋熟」的「整合性照護」，即便硬體再新穎、活動再多元、成果再漂亮，但卻不一定能夠有效提升病人的獨立性、降低照顧者的負擔。

　　翻譯這本書的目標，就是希望解決這個臺灣目前仍持續存在的問題；讓病人及早運用留存的優勢記憶系統，亦即在第一時間幫助失智症病人建立自我照顧的常規以及自動化的習慣，為將來必然發生的失能做準備。

　　這本教科書，非常少見地，居然在最後一章從執行科學（implementation science）的角度帶領讀者思考，該怎麼有效地把具有實證的技術轉移到臨床場域。書中研究指出，我們要耗費 17 年，才能將 14% 健康領域的研究結果，轉移到實際照護場域中，而我們的人生卻沒有幾個十年可以等待。

　　我們門諾語言治療／吞嚥照護團隊過去在推廣精準吞嚥照護時，也曾遭

遇許多的痛苦與掙扎，要突破舊有的思維與習慣，要改變原本的制度與框架，要啟發激勵夥伴共同參與，沒有一件事是容易達成的，過程中也一直不斷想要放棄，但總能夠在某些機緣之下幸運地撐了過來，而這些幸運都來自神的應允與大家的支持。精準失智照護的推廣與落實，同樣也需要突破、改變與啟發，期盼這本好書，能在失智照護的領域拋磚引玉，提供不同專業交流運用，讓臺灣能夠更有系統、更有效率、更科學化地推廣理想的失智照護模式。

推薦者簡介

經歷
臺灣基督教門諾會醫療財團法人資源開發管理中心總執行長
臺灣醫務精實管理學會榮譽理事
臺北市立聯合醫院顧問
臺灣醫療品質策進會醫院評鑑委員
國立陽明大學醫務管理研究所兼任副教授
國立臺灣大學公共衛生學院健康政策與管理研究所兼任講師
安寧照護基金會董事
道生院董事
門諾基金會董事

學歷
美國耶魯大學醫院管理碩士
國立臺灣工業技術學院工業工程管理系

譯者序

———————————————————————————————— ● ●

　　「失智症」（dementia），或者更中性的說法——「神經認知障礙症」（neurocognitive disorder），離我們其實一點都不遠。目前臺灣 65 歲以上的失智人口，已經超過 30 萬人；專家估算，到 2050 年可能會增加至 80 萬人。當失智症發生在街角厝邊、左鄰右舍之間，身邊的長輩、親友，甚至連自己都涉身其中時，我們做好準備了嗎？

　　在臨床工作中，經常聽到家屬、照顧者，甚至專業人員說：「我們做再多都沒有用，他只會越來越差⋯⋯」或者「失智症的照護，就是盡可能多給他們一些刺激，盡可能維持、延緩他們的退化，也只能這樣了。」這些回應裡，隱隱透出的都是無可奈何。

　　「真的只能這樣嗎？」每次聽到這些無奈和無助的回應，心裡就不斷冒出疑問，不斷問自己：我們是否有機會能夠做得更多？我們對於失智症病人的照護，是否能夠再深入一點？走得更遠一些？

　　就在這時候，讀了由語言治療師 Johnson 博士主導編撰的《失智症臨床指引：評估與治療》（ *A Clinician's Guide to Successful Evaluation and Treatment of Dementia* ），由衷敬佩其批判性的洞見；又幾乎在同時，收到心理出版社林敬堯副總的邀約，便決定把握這次翻譯的機會，希望能夠將這本書介紹給同在失智症領域努力的夥伴們。

　　這本書的作者群，不只是有多位博士級／教授級的語言治療師，還有在失智症領域耕耘的心理學專家、藥師、職能治療師、高齡照護建築學專家等一起共同編寫。尤其是本書主編者 Johnson 博士直接指出現實中「套餐式」失智照護的限度，希望能夠從源頭進行鑑別診斷，並且在生活中仔細觀察病

人實際的行為表現、來回交錯綜合評估，與整個醫療團隊共同分辨、探索真正的核心問題為何；回到失智症的本質，確認核心問題後，再依其開展後續的照護計畫。擬定照護計畫時，更重要的是辨認出病人仍然留存的優勢記憶功能，盡早找出其重要的習慣常規，藉由程序記憶維持其生活功能的獨立性，也降低照顧者的負荷，並可運用相關的實證介入方案，如：環境調整、記憶功能的行為介入策略（如：間時提取、零錯誤學習、蒙特梭利失智照護方案）等。

很榮幸有機會能夠翻譯這本書，將其具批判性、建設性的內容，介紹給華文閱讀者，更期待能夠為與失智症（神經認知障礙症）病人一起生活的朋友、照顧者、專業人員，提供思考的框架、反省的視角。期待本書能夠拋磚引玉，讓有志於投入失智症專業領域的夥伴們有所依循，能根據實證的基礎來提供專業服務，使評估更精準、治療更有效、照護更輕鬆、生命有尊嚴。

特別感謝徐文俊醫師於百忙之中撥空指導，提供專業的意見並作序推薦；王亭貴醫師、盛華老師、童寶娟老師、王良惠老師、曾敬惠理事長、張文信總執行長撰文推薦。更感激花蓮門諾醫院由許明木副院長召集王洒燕主任、石振昌主任、陳立蓉主任、戴玉琴主任、邱聖凱課長、梁溫潔組長、蘇燕玲組長、孫于婷藥師提供各專科的專業內容審定；石振昌醫師甚至還貼心地為讀者導讀；由蘇燕玲組長帶領的聽語治療編輯團隊：林季緯、劉依婷、許家寧、顏莉霓、游心雅、黃玫萍、張嚴云、李哲宇（按章節順序排序），從翻譯初期就開始一起不間斷地密切討論，來回校對、斟酌字眼、務求正確，讓這次的翻譯慢慢一步一步成形；以及心理出版社林敬堯副總與陳文玲執行編輯、門諾醫院發展部連竟堯主任與汪國平編輯於出版事宜的專業意見；門諾醫院醫事部卓俊宏主任在過程中不斷給予協助與支援，讓這本書得以付諸實現。

此翻譯幸蒙多方協助，惟疏漏之處在所難免，尚祈先進不吝指正！

許原豪、陳颯雯

2022 年 10 月於花蓮門諾醫院

專家導讀

石振昌

　　隨著人口高齡化，失智的病人越來越多，而且每個病人的狀況都不盡相同，照護上有許多的挑戰。本書透過失智症的介紹、分期、各種藥物及非藥物的介入，期待照顧者及醫療人員能夠提供最佳的照護方案。

　　如果您對失智症的原因及分期想要有更多的瞭解，可以從第一章到第四章開始閱讀。當中，有許多的神經解剖及專有名詞，作為我們初步認識腦部高層認知功能運作的基礎，這幾章的內容幾已足夠。

　　如果您想瞭解大腦內神經傳導物質的運作，以及現階段對失智症的治療策略，特別是針對治療藥物如何調控神經傳導物質的方式，可以從第五章到第七章以及第十一章開始閱讀。

　　如果您對以上內容都已經相當熟悉，且目前正在照顧或接觸失智症病人，非常理解照顧失智症病人的辛苦，因此想要瞭解除了藥物以外，日常照護中還有什麼能幫助病人，同時可減輕照顧者壓力的方法，那麼，您可從第八章開始閱讀。

　　第八章，主要在介紹如何從「習慣常規」幫助後天認知障礙的病人。作者提及在他的臨床生涯裡，對於照護後天認知障礙病人最大的領悟，就是幫助病人減輕「認知負擔」。減輕的方法和目前坊間熱門書籍中所強調的「建立習慣」十分相似。雖然失智症病人的大腦功能因為不同的原因逐漸喪失，但透過特定「再學習」的方式，可以幫助病人於僅存的腦力下「建立習慣」，讓他們適應環境及減少照顧者的負擔。作者透過一些案例分享，並提供評估的方法、治療的策略，以及容易成功達到目標的關鍵，讓病人的照顧者（如：家人、照服員、護理專業人員、復健專業人員）共同合作，支持失

智症病人，協助病人建立習慣，以維持生活的獨立性。

在第九章「夥伴即環境」中，提到對失智症病人而言，照顧者就如同環境一樣重要；好的照顧者及好的環境對病人是助力，反之則為阻力，而我們該如何調整照顧者的態度，並提升照護的品質？除了直接講解衛教外，透過錄影的方式記錄，讓臨床專業人員如同教練般，引導照顧者及提供回饋，是此章建議的方法。

在第十章「讓環境成為治療利器」中，作者提到失智症病人在認知功能上退化，環境的因素對其日常生活功能表現便很重要。但在醫療環境中，病人所表現出來的溝通能力和處理訊息的能力，跟他在實際居住環境中的表現常有差異。病人實際生活的地方，可能較容易出現令人分心的事情，如：背景噪音、燈光變化，甚至是過度的視覺刺激。藉由調整環境中的光線、聲音以及顏色對比，來協助失智症病人專注，並透過環境提示來傳達溝通訊息、提升功能表現，幫助病人降低腦部的負荷，運用留存的能力來完成日常生活的任務，進而改善病人的生活品質，是此章的重點。

整體而言，本書提供了一個具有實證根據的失智症治療指南，包括：基本知識、藥物治療、非藥物治療、日常照顧、再學習方法以及環境調整技巧等。希望本書可以幫助照顧者和醫療專業人員。

專家簡介

經歷
門諾醫院神經內科主任
門諾醫院醫療資訊管理部主任
門諾醫院神經內科主治醫師
長庚醫院神經內科研究醫師

學歷
長庚大學醫學系

前言

《失智症臨床指引：評估與治療》（*A Clinician's Guide to Successful Evaluation and Treatment of Dementia*）這本書的誕生是因為意識到：我們在面對失智症病人時，所提供的評估與治療有太多的模稜兩可；此外，治療的技術也經常沒有把病人的診斷和分期納入考量。在這樣的氛圍下，大家對於失智症的療效便趨於悲觀。為解決這些關於失智症評估與治療的問題，我決定要編撰一本深入討論失智症議題的書。多位失智症領域的專家也受邀共同撰寫，使整本書的內容變得更加豐富。

這本書主要分成三個部分。第一部分是**基礎**（foundation），關於如何**精準診斷**（exact diagnosis），以及為病人的表現與記憶功能分期。本書的核心理念是：在診斷的過程中，臨床專業人員應該要不斷地努力找出屬於病人的精準診斷。若是在評估以後，僅以「失智」概括一切的問題，這就像是用散彈槍對著牆壁隨意掃射，卻心存僥倖地以為可以射中目標；但若能夠提供精準的診斷，則像是手握來福槍直接命中靶心。不同的診斷之下，應有各自不同的症狀表現與認知問題。第一章，希望讀者能夠更加理解何謂精準的診斷，以及失智症的主要分類。醫師主要負責醫學診斷，而非醫師的臨床專業人員則擔任不同的角色，亦即所有的臨床專業人員應將所觀察到的狀況與醫師討論，並協助病人得到更精準的診斷，以提升後續的復健成效。

接下來的章節著重於病人的分期（staging），臨床專業人員不只要瞭解病人的診斷，更需要確認病人的分期。後續的治療介入也應根據鑑別診斷及分期而有所不同。第三章，對於失智症分期會有詳細的討論，此外，也會提供如何判斷失智症期別的方法。

　　記憶系統（memory system）各個類別的介紹，也是重點基礎之一。本書會由處理功能（processing）、注意力（attention）兩個面向來討論感覺記憶（sensory memory）的功能，以及對工作記憶（working memory）可能產生的影響。此外，關於陳述性記憶（declarative memory）、非陳述性記憶（non-declarative memory），也將有詳細的討論。

　　第二部分為**評估**（evaluation），將介紹不同的測驗工具*，並針對額葉功能提供相關的評估方法。第四章中，Patrice Platteis 特別介紹 Claudia Allen 所發展的「艾倫認知階層」（Allen Cognitive Levels），並與「整體退化量表」（*Global Deterioration Scale*）交互參照比對，讓臨床專業人員在治療時，能夠更有彈性地使用兩種不同的認知分級系統，為病人擬定治療計畫。

　　此外，第二部分還會提到，我們在評估病人的認知能力時，需要注意藥物可能產生的影響。Lynette Carl 在第五章中將進一步討論，神經傳導物質（neurotransmitter）在認知功能運作過程中所扮演的角色。

　　第三部分是**治療介入**（therapeutic intervention），將一併討論直接介入治療與促進病人學習能力的方法。介入治療的方式包括：注意力訓練、電腦輔助技術，以及針對性的訓練方案，如：認知－進食復健方案、治療／活動方案、後設認知訓練等。

　　在第八章，Jerry Hoepner 會說明習慣常規（routine）對於失智症族群的重要性。藉由許多成功的案例得知，習慣常規能夠大幅提升失智照護的效能。在第十章，Jennifer Brush 和 Margaret Calkins 則強調環境調整（environmental adaptation）的重要性，並討論可能造成病人溝通障礙的環境因素，以及如何為病人調整環境，提供個別化的介入。

　　第十一章中，Cameron Camp 和 Michael Skrajner 則提供許多直接的治療方法，包括：間時提取（spaced retrieval）、促發（priming）、鎖鏈

---

* 　譯註：本書評估工具的華文翻譯名稱，僅提供讀者參考用，並非正式授權華文翻譯名稱，亦不代表該評估工具已有華文版本，並以第六章〈認知障礙的評估〉為主；其餘章節之書名或評估工具多以原文呈現，以利讀者查找，特此說明。

（chaining）、零錯誤學習（errorless learning）、前瞻性記憶介入（prospective memory intervention）。Cameron Camp 從實證研究的角度，討論「間時提取」在腦血管病變、創傷性腦傷、阿茲海默症、吞嚥障礙、行為問題等的運用。同時，也介紹「蒙特梭利失智照護方案」（Montessori-Based Dementia Programming，簡稱 MBDP）及合併不同治療法（如：間時提取、懷舊治療）的應用，並討論相關治療案例，讓我們更瞭解蒙特梭利失智照護方案的具體內涵。

最後，在第十二章，Natalie Douglas 認為即便臨床專業人員對於失智症的治療技術非常熟稔，此時更重要的是如何獲得各方的支持，如此才得以在真實世界中落實最佳的失智照護方案。

Peter R. Johnson, Ph.D., CCC-SLP

致謝

謝謝我的同事們，你們的貢獻與協助，為我們的專業領域留下了最珍貴的禮物。此外，特別感謝 Jennifer Brush 在終稿仍願意撥冗提供專業意見。最後，向 Northern Speech Services 的 Thomas Slominski 以及他所帶領的團隊獻上誠摯的感激，因為他們的努力不懈，本書才能以如此專業的形式呈現給讀者。

專家推薦

　　面對將來逐年增加、龐大的失智症人口，這本書從語言治療師的角色出發，提醒語言治療師應該具備評估及處置認知／語言／溝通障礙病人的相關知識與技能，幫助我們做好準備，也讓我們知道如何將實證的治療落實在病人的生活中。這是一本臨床語言治療師、語言治療領域學生必讀的失智症教科書。

　　　　　童寶娟／國立臺北護理健康大學語言治療與聽力學系教授

　　過去讀原文教科書常是一件苦事，讀翻譯的教科書又常不知所云。本書譯者以頂尖治療專業及精湛語文能力的雙重背景，信雅達地翻譯這本深具價值的醫學書（堪稱失智症教科書），深入淺出地闡明失智早期介入、復健落實生活的願景，使我愛不釋手。

　　　　　陳立蓉／門諾醫院復健科主任、主治醫師

Chapter 1

失智症

Peter R. Johnson, Ph.D., CCC-SLP

引言

失智症（dementia），其定義為智力功能（intellectual function）喪失，如：記憶、思考、邏輯等功能出現障礙，且其嚴重度足以影響日常生活功能。從第三方保險給付者的角度來看，這將會造成相當龐大的照護成本，舉例來說，如果病人[1] 需要照顧服務員[2] 協助才能上廁所，這樣可能會增加照護的成本。美國聯邦醫療保險（Medicare）則是願意給付職能治療師（occupational therapist）費用，提升病人自行如廁的獨立性，進而降低照護的成本。長期而言，相較於病人每次都需要仰賴照顧服務員如廁，支付給職能治療師訓練之成本將降低許多。換句話說，物理治療（physical therapy）、職能治療（occupational therapy）、語言病理學／語言治療（speech-language pathology）等臨床復健專業人員所提供的服務，能夠有效降低照護負荷及成本。

1　譯註：原文作者群於行文中，在指稱服務對象時，幾乎未使用 client、patient 等字詞，而是採用相對中性、尊重的 person、one、individual，體現作者群在面對失智症朋友時的信念與哲學。本書為符合原文作者群以「人」為本的考量及華語習慣，統一將之譯為「病人」——即便生病亦不被抹滅生而為人的價值，而不譯為「個案」或「病患」，盡可能在華語文化脈絡下，忠實反映原文作者群的初衷與考量。另外，臺灣也有失智倡議團體使用「失智者」來指稱此族群，亦有異曲同工之妙。

2　譯註：原文 Certified Nursing Assistant（簡稱 CNA）及 resident assistant 可譯為護理助理／護佐及生活助理員；然而，為方便讀者閱讀，並參考目前臺灣長照機構及臨床現場實際情境，譯文均採「照顧服務員」一詞。注意：讀者仍須釐清護佐與照顧服務員之間的差異，其訓練過程及證照取得方式各國皆有所不同，特此說明。

　　失智症病人在許多層面都會遭遇到困難，如：訊息處理、語言的理解與表達、日常生活活動（activities of daily living，簡稱 ADLs）、工具性日常生活活動（instrumental activities of daily living，簡稱 IADLs，如：開支票）以及行為問題。許多失智症病人的行為問題，可能是因為病人的日常生活活動、語言、訊息處理等出現困難；這種種的困難，將會改變失智症病人與周遭環境互動的型態。這些病人的行為問題，也可能源自於服用某些藥物或缺乏適合的藥物治療，這個議題我們將在本書中進一步討論。此外，我們常使用「失智」兩個字來解釋所有病人的行為問題；然而，失智症有許多不同的類型，若我們把所有類型全部簡化並統包成一個「失智」的診斷，代表我們對於面前這個「人」並不夠瞭解，所擬定的治療策略也將過於粗略。事實上，每一種不同的診斷，像是路易氏體失智症（dementia with Lewy bodies）、帕金森氏症（Parkinson's disease）、阿茲海默症（Alzheimer's disease）、亨丁頓氏症（Huntington's disease）等，都有屬於各自的行為問題與記憶缺陷，需要不同的治療策略。若我們能夠給予病人更具鑑別性的診斷，可以讓臨床復健專業人員為病人提供更好、更適切的治療策略與方案（Rush, 2004; Genesis Rehabilitation Services, 2006）。

名稱考量：神經認知障礙症

　　《精神疾病診斷準則手冊》（*Diagnostic and Statistical Manual of Mental Disorders*，簡稱 DSM）是心理衛生專業人員診斷時參考的準則。《精神疾病診斷準則手冊》（第五版）（DSM-5）不再使用「失智症」（dementia）一詞，而是以「重度神經認知障礙症」（major neurocognitive disorder）及「輕型神經認知障礙症」（minor neurocognitive disorder）[3] 來取代，其理由為：

3　譯註：Neurocognitive disorder 有各式的華文翻譯，讀者於閱讀時需謹慎確認原文，避免誤解。

「失智症」不僅是汙名化[4]年長者的標籤;對於那些比較年輕的病人,像是人類免疫缺乏病毒所造成的失智症(HIV dementia)病人,更無法接受失智症這個名稱。需要特別注意的是,神經認知障礙症是單一或多重面向的後天認知功能衰退(acquired decline in cognition),可能會影響到許多能力,例如:學習、注意力、記憶、社交認知、知覺、語言等面向,需要藉由客觀的觀察及評估來確認,例如:神經心理測驗(Grohol, 2014; Siberski, 2012)。

重度神經認知障礙症定義如下:

- 具有認知能力顯著衰退(significant decline)的客觀證據;與過去相比,於一項或多項認知功能範疇出現顯著衰退(如:學習、記憶、執行功能、注意力、社交認知、知覺-動作能力)。

- 認知功能顯著衰退,可以是基於病人、瞭解病情的資訊提供者、臨床專業人員的意見。神經心理測驗分數低於常模兩個標準差以上(低於第 3 個百分位數)。

- 認知缺損影響到日常生活的獨立性(如:工具性日常生活活動、服用藥物需要協助)。

- 認知缺損**非**只出現於譫妄(delirium)的情境。

- 其認知缺損無法以其他精神疾病來解釋(如:思覺失調症 [schizophrenia]、憂鬱症)。

輕型神經認知障礙症定義如下:

- 與過去相比,於一項或多項認知功能範疇出現些微衰退(modest

4　譯註:關於失智症汙名化此議題,國內外均有諸多討論,專家學者也有不同的看法與意見。臺灣失智症領域權威徐文俊醫師指出,汙名化源自大眾對於失智症的不理解而產生偏見,無論是癡呆症、失智症、神經認知障礙症等不同的診斷名稱,皆無法根本解決汙名化的問題;反之,若社會大眾能夠對於失智症及其照顧者有更多的理解及關懷,才是真正擺脫汙名化的核心。去除汙名化的相關策略,可參考 Batsch, N., & Mittelman, M. (2012). *World Alzheimer Report 2012: Overcoming the stigma of dementia.* 本書作者群保留「失智症」(dementia)一詞,但同時也特別提及 DSM-5 中「神經認知障礙症」的不同用詞,供讀者理解目前各方對於此議題的多元觀點。

decline），可以是基於病人、瞭解病情的資訊提供者、臨床專業人員的意見。神經心理測驗表現低於常模一至兩個標準差（低於第 16 個百分位數）。

- 認知缺損不影響工具性日常生活活動（如：服用藥物、付帳單），但是可能會需要代償的策略、調整的方法，或需要更費力才能夠維持日常生活的獨立性。
- 其認知缺損的主要原因並非由其他精神疾病所引起（如：思覺失調症）。
- 認知缺損非只出現在譫妄的情境。

在確認病人是否罹患重度神經認知障礙症或輕型神經認知障礙症之後，臨床專業人員必須從病因來確認其類型，如：阿茲海默症、路易氏體失智症、帕金森氏症等。如此一來，我們對於病人的描述能夠更加精準，如：阿茲海默症所造成的神經認知障礙症（Grohol, 2014; Siberski, 2012）。

過渡階段：輕度認知障礙

輕度認知障礙（mild cognitive impairment，簡稱 MCI）的病人，會出現不符合其教育程度及年齡的認知表現。65 歲以上的 MCI 盛行率在 3% 至 19%。部分 MCI 病人可以維持穩定的認知功能，但約有 50% 的 MCI 病人在 5 年內可能會發展成失智症。由於 MCI 被視為失智症的過渡階段或風險因子，我們需要及早採取預防性措施來控制相關風險因子（如：收縮性高血壓）。

MCI 的亞型包括了老化性認知衰退（age associated cognitive decline，簡稱 AACD）、失憶型輕度認知障礙（amnesic MCI，簡稱 MCIa）、非失智症的認知障礙（cognitive impairment not dementia，簡稱 CIND）、老化性記憶障礙（age associated memory impairment，簡稱 AAMI）。其中，失憶型輕度認知障礙具有發展成阿茲海默症的高度風險。

　　診斷 MCI 的過程會需要評估認知功能的幾個面向，主要為語意記憶（semantic memory）及情節記憶（episodic memory）。目前沒有藥物可以延緩 MCI 發展為失智症，但是，短期的藥物治療可以改善症狀，如：Aricept 及 Exelon 等**乙醯膽鹼酯酶抑制劑（acetylcholinesterase inhibitor）**。相關介入處置通常包括客觀的神經心理評估、諮商，以及本書隨後會詳細介紹的直接及間接治療方法（Feldman & Jacova, 2013; Gauthier et al., 2006）。

關於失智症

☙ 神經退化性疾病與失智症

　　不同神經退化性疾病可能會造成各種不同的失智症狀。由於大腦中的細胞及連結機制逐漸惡化，神經退化性失智症（neurodegenerative dementia）為不可逆且漸進發展（irreversible and progressive）的疾病。神經退化性失智症有四種主要的類型：額顳葉型失智症（frontotemporal lobar dementia，簡稱 FTD）、**血管型失智症（vascular dementia，簡稱 VaD）、路易氏體失智症（dementia with Lewy bodies，簡稱 DLB）**、阿茲海默型失智症（又稱阿茲海默症；Alzheimer's dementia，簡稱 AD）。阿茲海默型失智症約占所有失智症的 60%；路易氏體失智症、血管型失智症、額顳葉型失智症，約占剩下的 40%。此外，有血管疾病的病人可能更容易罹患阿茲海默症，其病程也更容易加劇惡化。

　　Josephs 等人（2009）指出大部分神經退化性疾病的病人，一開始並無明顯的失智症狀，多以緩慢的速度漸漸衰退。此研究提及的神經退化性疾病包括了庫賈氏病（Creutzfeldt-Jakob disease）、阿茲海默症、**進行性上眼神經核麻痺症（progressive supranuclear palsy）、腦皮質基底核退化（corticobasal degeneration）**、額顳葉與運動神經元退化（frontotemporal lobar degeneration with motor neuron degeneration）、瀰漫性路易氏體症（diffuse Lewy body disease），並將「病程進展快速」的神經退化性失智症定義為發病後 4 年內

死亡，其中庫賈氏病是病程進展最快速的神經退化性失智症；但我們仍需注意，上述其他的神經退化性失智症，病程的進展有時也可能相當快速（Josephs et al., 2009）。

⌀ 神經精神障礙與失智症

全世界人口結構正在快速變化，老年人口增加速度飛快，目前預測2050 年之前老化人口將持續攀升，老化相關的醫療問題也會愈來愈多，且避無可避，如：中風、帕金森氏症。60 歲以上的人，每增加 5 歲，被診斷為失智症的風險便會加倍（Cummings, 2003）。「失智症人口的成長是可以預期的狀況，失智症病人也經常會出現神經精神症狀（neuropsychiatric symptom），這促使我們需要更加瞭解失智症的神經精神相關議題，以提供更好的治療。」（Cummings, 2003, p. 3）

神經精神症狀常見於神經退化性障礙病人。Lyketsos、Breitner 與 Rabins（2001）的研究發現，92% 的失智症病人至少會出現一種神經精神症狀，81% 的失智症病人至少會出現兩種或兩種以上的症狀，而 51% 的失智症病人會出現四種或四種以上的症狀。多數的失智症病人，至少會出現一種神經精神症狀，且這些症狀不利於預後（Lyketsos et al., 2001; Starkstein et al., 1992）。

失智症的神經精神症狀會隨著時間逐漸增加，並影響病人的各個層面。若臨床專業人員只是一直不斷訓練認知功能，卻完全忽略神經精神症狀而未進一步與病人或照護團隊成員討論，這種做法就像是忽略蹲在房間角落 400公斤重的大猩猩，對將要造成嚴重影響的問題視而不見。臨床專業人員需時時留意病人的神經精神症狀，否則將會嚴重影響到病人的預後。病人可能會出現躁動；合併精神症狀的病人，可能會感到恐懼；合併憂鬱的病人，可能會感到失望、無助、喪失價值感；合併焦慮的病人，可能會有不安、焦躁的感受。失智症的神經精神症狀可能會造成病人或照顧者雙方的情緒困擾，但這些情緒困擾並沒有如其他失智症狀一樣受到重視（如：記憶功能、問題解決能力）。患有神經精神症狀的病人，經常讓照顧者感到精疲力盡。他們容

易成為受虐的對象，和照顧者之間也常有口角。這些病人一般會被安置在機構中。護理之家中合併有神經精神症狀的失智症病人，常出現自我傷害行為。此外，合併精神症狀的病人，其認知衰退較快；憂鬱也會放大失能（disability）的狀態。患有神經精神症狀的病人，一般會接受精神科藥物的治療，增加了藥物副作用造成的相關風險，包括：帕金森氏症候群（Parkinsonism）、跌倒、鎮靜（如：昏昏欲睡）、姿態性低血壓（orthostatic hypotension）等（Cummings, 2003）。

失智症的本質即具有退化性，神經精神症狀的出現和進程是緩慢漸進的。神經精神症狀也可作為失智症發病的徵兆之一，如：妄想（delusion）或幻覺（hallucination）、冷漠（apathy）、焦慮（anxiety）、憂鬱（depression）等。隨著疾病狀況惡化，神經精神症狀的嚴重程度也會隨之加劇。精神病理和認知功能之間彼此看似有某種關聯，實際上卻不盡然；某種神經精神症狀不一定能對應到特定的認知功能問題，兩者之間並非有所關聯（Bylsma et al., 1994）。

神經精神症狀與前額葉的執行功能高度相關。**額顳葉退化（fronto-temporal lobar degeneration）** 的病人，出現精神病理的比例較高；而且，這群病人的行為症狀可能會比認知症狀更早出現。額葉退化的失智症病人，會比其他類型的失智症病人出現更多行為症狀。額葉若出現功能異常，可能會導致各種症狀，包括：日常生活活動功能受損、執行功能受損、出現神經精神症狀。雖然神經精神症狀並不一定會出現，但在失智症的病程中，只要曾經出現過就可能會再次發生。我們能夠藉由不同的神經精神症狀表現來幫助我們進行診斷，舉例來說，進行性上眼神經核麻痺症的病人，常會有冷漠和去抑制（disinhibition）的狀況；路易氏體失智症的病人，常出現視幻覺、憂鬱、妄想；阿茲海默症的病人，常出現焦慮、憂鬱、易怒、冷漠；額顳葉退化的病人，則常有去抑制和冷漠的情形（Carl et al., 2014; Cummings, 2003）。

⁀ 神經傳導物質與失智症

多數失智症的相關症狀與神經傳導物質（neurotransmitter）缺損有關。Tau 蛋白（tau protein）代謝的異常（進行性上眼神經核麻痺症、腦皮質基底核退化、額顳葉退化），影響到額葉、下皮質、額葉循環，且合併有明顯的行為改變。α-突觸核蛋白（alpha-synuclein protein）代謝異常，則常出現在路易氏體失智症、帕金森氏症、**多重系統退化症（multiple system atrophy）**病人當中。這些失調的狀況，會影響腦幹（brainstem）、基底核（basal ganglia）、邊緣系統（limbic system），也與神經精神症狀相關。β 類澱粉蛋白（Beta-amyloid）異常累積，對於後半腦（posterior hemisphere）也會有影響（Carl et al., 2014; Cummings, 2003）。

　　大部分失智症病人腦中的神經傳導物質會出現功能缺損，例如：正腎上腺素（norepinephrine）、多巴胺（dopamine）、膽鹼（choline）、血清素（serotonin）的缺損，會導致失智症病人出現行為異常、動作異常、認知困難。阿茲海默症病人行為的改變與正腎上腺素、血清素、乙醯膽鹼的缺損有關；精神疾病也常常和多巴胺及血清素的異常有關；憂鬱症與正腎上腺素和血清素的缺損有關（Cummings, 2003）；帕金森氏症類型的失智症與多巴胺、正腎上腺素、血清素、膽鹼的缺損有關；**路易氏體（Lewy body）**類型的失智症與膽鹼、血清素、正腎上腺素、多巴胺的缺損有關；進行性上眼神經核麻痺症與膽鹼（突觸後）、多巴胺傳導物質的缺損有關；額顳葉退化一般會與血清素的缺損有關；血管型失智症與膽鹼、多巴胺、血清素的不穩定有關。腦皮質基底核退化、多重系統退化症則皆與多巴胺的缺損有關（Carl et al., 2014; Cummings, 2003）。

　　神經迴路（neural circuit）若受到干擾，會導致失智症病人出現行為症狀，包含失認症、失用症、失語症等；邊緣系統、額葉－下皮質即為其中最重要的迴路（Cummings, 2003; Mega et al., 1997）。「邊緣系統、額葉－下皮質系統，這兩個平行的系統將不同結構連結成完整的迴路；若這個迴路中的任何一處受到干擾，便會造成神經迴路異常。因此，依照分區來對應症狀並不是這些神經系統的特性；實際狀況可能是：迴路中不同的部分發生功能異

常，但病人卻出現類似的症狀。」（Cummings, 2003, p. 14）

失智症的亞型

在談失智症的亞型（subtype）之前，我們需要知道：有些神經學家認為，皮質型失智症與下皮質型失智症之間，並沒有足夠的醫學或基因證據來鑑別差異；失智症不同亞型間的界線是模糊的（Craft, 2009）。「當疾病單純以概念化的方式來區分時，反倒會增加混淆和誤診的機會。此外，若把這些疾病切割開來，將限縮治療的選擇。只有當我們視這些疾病為連續性的光譜，彼此之間存在某種關聯，而非侷限在特定性、代謝性、血管性等分類，如此才能豐富阿茲海默症這個診斷的意涵，臨床專業人員也才能為這些老化族群提供更好的服務。」（Winchester & Winchester, 2016, p. 43）當然，也有另一些神經學家持續以皮質型、下皮質型的概念加以區分，以鑑別不同的失智症。本章作者認為：採用皮質型、下皮質型的分類方式，可以幫助釐清，並有助於教學，但同時我們也需瞭解，這些亞型之間並沒有清楚的界線。以下將依循這樣的概念介紹不同的失智症亞型。

✆ 皮質型

皮質型失智症（cortical dementia）涉及了不同大腦皮質區域的異常。準確來說，皮質外層對於思考活動（如：語言和記憶）有著重要的角色。皮質型失智症包括了阿茲海默症、額顳葉型失智症、多發性腦梗塞型失智症（multi-infarct dementia）、路易氏體失智症；而多發性腦梗塞型失智症、路易氏體失智症，有可能同時涉及皮質與下皮質。

✆ 下皮質型

下皮質型失智症（subcortical dementia）涉及腦部下皮質區域的缺損。一般來說，下皮質型失智症並不像皮質型失智症一樣出現語言或健忘等問題，但可能在思考的速度上出現更明顯的困難。下皮質型失智症包括：帕金森氏

症、亨丁頓氏症、進行性上眼神經核麻痺症、**威爾森氏症（Wilson's disease）**、脊髓小腦退化（spinocerebellar degeneration）、**特發性基底核鈣化（idiopathic basal ganglia calcification）** 等（Bayles & Tomoeda, 2007; Carl et al., 2014; Cummings, 2003）。

大部分的失智症可區分為**皮質型／下皮質型、靜態／動態、可逆／不可逆**等類別。臨床復健專業人員可以根據病人的某些行為，來區分皮質型或下皮質型的失智症。舉例來說，皮質型失智症的病人會出現類似失語症的症狀，但下皮質型失智症病人的語言（language）表現可能正常。另一方面，在說話（speech）的部分，皮質型失智症病人可能是正常的，但下皮質型失智症的病人則可能出現音量較小、吶吃（dysarthria）、緘默（mute）等異常。皮質型失智症病人的記憶功能可能因為涉及額葉的缺損而出現失憶症（amnesia）；下皮質型失智症病人則出現健忘（forgetfulness）。皮質型失智症病人的認知功能會發生異常，且會有判斷和抽象思考的困難，也可能出現**失算症（acalculia）**；下皮質型失智症病人的認知功能雖然也可能有異常，不過一般來說，其主要特徵為處理速度較慢。皮質型失智症病人的情感表現上，可能出現去抑制或漠不關心的行為；下皮質型失智症病人則可能出現憂鬱情緒。皮質型失智症病人的姿勢、動作、步態，直至病程晚期前，一般可維持正常；下皮質型失智症病人則可能會有身體前屈（stooped posture）、顫抖（tremor）、**肌張力不全（dystonia）** 的表現（Baylers & Tomoeda, 2007; Bourgeois & Hickey, 2009; Cummings, 2003）。

皮質型失智症病人的臨床特徵，可能包括：命名困難或理解能力下降等類似於失語症的問題、短期及長期記憶混亂、**失認症（agnosia）**、失用症、視覺空間與建構能力缺損；計算及判斷能力可能也會變差。病人也可能出現穿衣困難、對環境失去定向感、漠不關心、去抑制的行為，不過人格特質可能維持不變（Baylers & Tomoeda, 2007; Bourgeois & Hickey, 2009; Cummings, 2003）。

下皮質型失智症的病人，認知反應的速度會**變慢**，並出現健忘以及情感

表現改變。病人可能會有運動遲緩的問題。語言理解、語言表達、認知功能也變得緩慢。病人可能會變得比較健忘，提取舊有的資訊會有困難。他們或許可以執行單一步驟的任務，但面對複雜的問題時，沒有辦法以綜合整併的方式來解決。情緒層面上會出現困擾，最常見的就是憂鬱，也有可能出現冷漠、狂躁等。動作能力也會有明顯改變，姿態可能會如帕金森氏症一樣前屈、動作緩慢，且併有肌張力不全或顫抖（Bayles & Tomoeda, 2007; Bourgeois & Hickey, 2009; Cummings, 2003）。

在區分失智症病人是皮質型或是下皮質型之後，臨床專業人員應試著再去確認病人的情形是屬於**靜態**（static）或**動態**（dynamic）。舉例來說，乙醇失智症（ETOH dementia）病人入住護理之家後，因為不再有接觸酒精的機會，所以病情上可能就不會再出現變化。動態變化的失智症病人，可能在行為、認知、神經肌肉功能會出現衰退，像是阿茲海默症、血管型失智症、路易氏體失智症、額顳葉型失智症等疾病，都會造成動態的衰退。

在分辨病人是皮質型或下皮質型、靜態或動態等類型的失智症之後，臨床專業人員應該要再進一步考量：病人的問題屬於**可逆**（reversible）或**不可逆**（irreversible）。如果病因源自於大腦損傷，一般即為不可逆；因此，無論是皮質型或下皮質型的失智症，皆是不可逆的。失智症症狀是否屬於可逆，需要經過神經心理測驗才能確認。**可逆性**失智症的原因包括了：

- 憂鬱症
- 酒精濫用
- 藥物
- 感染
- 外傷
- 心臟衰竭
- 營養不良／脫水

∽ 其他類型

其他的失智症類型，還包括了水腦（hydrocephalus）、中毒（toxic）、

代謝性腦病變（metabolic encephalopathy）等引起的失智症。此外，創傷後、缺氧後、腫瘤等不同狀況也會造成失智症（Bourgeois, 2009; Cummings, 1983, 2003）。

造成認知衰退的相關疾病[5]

臨床專業人員需要面對許多認知衰退的病人。無論是學習新的動作技巧抑或是完成日常生活活動所需，認知和記憶的功能都非常重要。因此，認知衰退的相關議題值得關注。

阿茲海默症

阿茲海默症（AD）是**皮質型、動態、不可逆**的失智症。阿茲海默症的發病率會隨著年紀增長而上升，65 歲以上的長者發生阿茲海默症的比例約 6% 至 10%，90 歲以上長者的發生率則超過 40%（Bourgeois, 2009）。目前，美國約有 500 萬阿茲海默症病人，估計到 2050 年會增至 1,400 萬人。阿茲海默症在美國是第六大死因，每年造成約 7 萬 3 千人死亡（Carl et al., 2014）。

阿茲海默症的診斷準則

阿茲海默症的診斷準則如下：

- **確診阿茲海默症**（confirmed Alzheimer's）：需要符合臨床症狀，以及切片或解剖後的組織病理學證據。

5　譯註：認知功能衰退有不同的病因，這些病因可能造成不同類別的失智症。醫療專科之間對於相關疾病分類的著重點不盡相同。一般來說，阿茲海默症、血管型失智症為比例最高的兩大常見類型，額顳葉型失智症也占有一定比例；再者為帕金森氏症與運動障礙相關疾病（如：路易氏體失智症、進行性上眼神經核麻痺症、多重系統退化症、腦皮質基底核退化）；此外還有占比較低的亨丁頓氏症及威爾森氏症，皆可能影響病人的認知功能。然而，這些疾病之間的鑑別診斷並不容易，經常需由臨床醫師長期觀察及完整評估。

- 疑似阿茲海默症（probable Alzheimer's）：需要排除系統性疾病或其他可能導致失智症的腦部疾病。在 40 到 90 歲之間發病，意識並未出現混亂，但有兩種以上認知功能的缺損（記憶及其他認知功能逐漸退化），並經神經心理及臨床檢查確認；疑似阿茲海默症的病人，可能僅有智力功能逐漸衰退（無其他造成衰退的原因，如：失語症），或者有某種系統性疾病可能造成失智，然而該疾病並非是真正的主因。

- 疑似「非」阿茲海默症（unlikely Alzheimer's）：病人有局部的神經學症狀（focal neurologic signs）；病程早期就出現步態障礙（gait disturbance）、癲癇（seizure），或是以突然發病的型態出現（Cummings, 2003）。

　　阿茲海默症的病因及病理，是基於類澱粉蛋白階梯假說（amyloid cascade hypothesis）[6]。這個假說認為 β 類澱粉蛋白胺基酸生產過多，會導致神經元附近蛋白質聚集沉積，並且形成神經炎性斑塊（neuritic plaque）與神經纖維糾結（neurofibrillary tangle）。其中，斑塊指的是 β 類澱粉蛋白（amyloid-β，簡稱 Aβ）；神經纖維糾結為異常的蛋白束堆積於神經細胞。β 類澱粉蛋白的沉澱增加以及細胞的損傷，會導致發炎反應；這種發炎反應和氧化性的神經元損傷有關，因而造成基底神經元喪失、大腦皮質萎縮，而這

6　譯註：美國神經科學家 Matthew Schrag 於 2022 年 7 月在 *Nature* 期刊提出：神經科學家 Sylvain Lesné 所發表關於類澱粉蛋白（Aβ*56）的實驗圖像可能經過篡改，而該研究受到大量引用，且相關之藥物效果也受到質疑，下列是本書作者 Johnson 博士對於該爭議的回應（作者回覆信件原文請參見本章末的附註）：
「近幾十年來，類澱粉蛋白假說一直都是阿茲海默症的主要理論。然而在過去幾年中，科學界對於研究圖像的真實性開始出現質疑，一些學者認為該研究的實驗圖片疑似造假，相關爭議可見於 *Annals of Neurology*、*Journal of Neuroscience*、*Brain* 等期刊；然而，對於實驗圖片的疑問，可能不見得會影響到類澱粉蛋白假說於阿茲海默症疾病研究發展的角色。針對該爭議，目前仍需等待三期臨床藥物試驗完成，才可以得到確切的結論。現今，類澱粉蛋白假說仍是阿茲海默症疾病發展最廣為接受的理論模型之一。」（作者寫於 2022 年 9 月 12 日）

些神經元的損傷，則會造成血清素、正腎上腺素、乙醯膽鹼的耗損（Barna & Hughes, 2009）。

乙醯膽鹼是認知及記憶功能運作中，重要的神經傳導物質之一。乙醯膽鹼會作用在**蕈毒鹼類受體（muscarinic receptor）與尼古丁乙醯膽鹼受體（nicotinic acetylcholine receptor）**。隨著阿茲海默症的病程進展，病人體內自生的乙醯膽鹼濃度會降低，而其他的神經傳導物質也會受到影響，舉例來說：單胺氧化酶（monoamine oxidase）活性增加、氧化壓力（oxidative stress）及含氧自由基（oxygen free radical）也增加，正腎上腺素、血清素神經元則會出現衰退。此外，麩醯胺酸（glutamate）也會影響運動、知覺及記憶功能；過度刺激麩醯胺酸受體，可能會導致缺血、低血氧、神經絲的不正常磷酸化（phosphorylation），並破壞神經元。在這樣的過程中，會降低記憶及學習能力。上述的神經病理改變，主要是發生在海馬迴和內嗅皮質（entorhinal cortex），接著快速擴及至顳葉，導致陳述性記憶（declarative memory）缺損（Carl et al., 2014）。

阿茲海默症的風險因子如下：

- 近親患有阿茲海默症會增加罹患的風險。基因在阿茲海默症扮演重要角色，一等親患有阿茲海默症者，其自身罹患風險會提高。

- 載脂蛋白 E4（apolipoprotein E4，簡稱 ApoE-4）等位基因（allele）會增加罹患阿茲海默症的機率。ApoE-4 是一種控制攜帶膽固醇的脂蛋白，沒有 E4 等位基因的人，罹患阿茲海默症的風險為 10%；若是至少有一個等位基因的人，風險則約 30%。阿茲海默症可能也與某些基因突變有關，舉例來說，類澱粉前驅蛋白基因（amyloid precursor protein gene）的突變，會造成家族性的阿茲海默症。然而，遺傳性的阿茲海默症僅占所有阿茲海默症的 5% 以下，且發病年齡經常較早（約 40 歲時）。

- 其他的家族病史，如：唐氏症（Down syndrome）。

- 性別也是風險因子，女性罹患的風險約是男性的 1.2 至 1.5 倍（Gao et al., 1998）。

- 單身也是風險因子,但因為女性的社交網絡通常較男性豐富,故一般來說不適用於女性。
- 低教育程度或低社經背景者,罹患阿茲海默症的風險也較高。
- 營養不良也是重要的風險因子。
- 創傷性腦傷(traumatic brain injury,簡稱 TBI)及創傷後壓力症候群(posttraumatic stress disorder,簡稱 PTSD)也是失智症的風險因子,腦創傷會增加 β 類澱粉蛋白(Aβ)的產生及分布(γ 分泌酶及 β 分泌酶皆增加)。在腦部受到創傷不久後,即能發現腦中的 Aβ 凝集。
- 其他風險因子還包括了憂鬱症。罹患憂鬱症 10 年以上,得到失智症的風險便高出一倍,憂鬱症也會使海馬迴萎縮 25% 至 30%。超過 55 歲、患有創傷後壓力症候群的退伍軍人,得到阿茲海默症的機率是沒有創傷後壓力症候群的兩倍。
- 睡眠呼吸中止(sleep apnea)是造成腦部損傷的風險因子,可能損害負責調控記憶的腦部結構,影響程度僅次於缺氧。
- 年齡超過 60 歲的人在接受麻醉後,約有 10% 可能會出現認知方面的問題,且問題可達 3 個月之久。
- 中年高血壓(收縮壓)及高血脂,會增加罹患阿茲海默症的風險。
- 此外,蔬果攝取不足的中年人、高脂/高熱量飲食,也會增加罹患阿茲海默症的風險。

其他風險因子包括:第二型糖尿病、荷爾蒙替代療法(在停經或睪固酮濃度低下時所採用的治療方法)(Carl et al., 2014; Mendez & Cummings, 2003)。

▎阿茲海默症的症狀學

阿茲海默症病人的說話和語言功能會出現變化,包括:**命名困難(anomia)**、**跨皮質感覺型失語症(transcortical sensory aphasia)**、**鸚鵡式**

仿說（echolalia）、**複語症（palilalia**，不自主的音節、字詞、片語的重複）。尋詞困難（word finding difficulty）通常是最先被觀察到的語言問題。起先，可能只是非常輕微的命名和尋詞困難，或是說話空洞、表達內容中缺乏實詞、出現**迂迴語（circumlocution）**，例如病人可能在說話時會使用「東西」（thing）或「它」（it）來代替實詞。在病程早期，口語表達的流暢度便會開始降低，隨著病程進展，命名困難的狀況益發明顯。詞彙選擇（lexical selection）會是最先出現的問題，病人可能沒辦法命名物品，但是可以從溝通夥伴給予的提示（如：選擇題）來命名；然而，隨著疾病進展，會出現語意型命名困難，也伴隨語言理解能力缺損，這時即便給予提示和選項，病人可能也無法正確命名。病程後期，病人則可能出現鸚鵡式仿說或複語症。語意、詞彙、情境等治療法，有助於改善輕度阿茲海默症病人的命名困難（Ousset et al., 2002）。在病程早期，除了可能會發現到輕微的尋詞困難外，閱讀理解、語用、語意等層面也會受到輕微影響。情緒的問題可能在病程晚期才會出現。病人的視覺空間能力會逐步衰退，從剛開始仿畫複雜圖形時才出現困難，慢慢退化至連簡單圖形（如：圓圈）都難以模仿。常見的視覺空間障礙，如：找路、環境定向、穿衣服都會出現困難。在病程早期就能夠觀察到病人性格的改變；然而，妄想、幻覺、躁動等行為上的問題，可能在病程的後期才會出現（Bayles & Tomoeda, 2007; Bourgeois, 2009; Cummings, 2003）。

阿茲海默症病人記憶功能的困難如下：

- 阿茲海默症病人會有失憶型態的記憶功能問題。病人的近期記憶（recent memory）會出現困難，且藉由提示或識別策略（如：選擇題）的協助下，可能仍然無法想起。相較之下，遠期記憶（remote memory）受到的影響較小，但隨著病程的發展，也可能會惡化。

- 阿茲海默症病人會有情節記憶和語意記憶的問題，其中情節記憶的損傷程度較高。

- 健忘是阿茲海默症病程早期的常見症狀。注意力不佳、記憶損傷在病程早期相當常見。疾病發展的後期，其高層次功能會受到影響，

最先失去對於空間及時間的定向感。感覺記憶（sensory memory）、工作記憶（working memory）、注意力（感覺記憶的要素之一）是此疾病最主要的問題。遠期自傳式記憶（remote autobiographical memory）也會隨著時間慢慢變差。

- 病人通常在病程早期便會開始失去**辨識**（recognize）和**回想**（recall）等重要的能力。視覺空間、執行功能會逐漸衰退（Bourgeois, 2009; Carl et al., 2014; Cummings, 2003）。

- 請參見本書第二章關於記憶的討論。

阿茲海默症的神經精神症狀

阿茲海默症病人可能會出現神經精神症狀，典型的症狀包括：躁動、冷漠、憂鬱；欣快（euphoria）的症狀則比較少見，多發生在額顳葉退化的病人身上。冷漠是阿茲海默症病人最常出現的神經精神症狀，且和認知損傷的嚴重度有關。冷漠和憂鬱可能同時存在，也可能只出現冷漠。同樣地，冷漠可能和其他異常行為並存，如：遊走、翻找、躁動、踱步等。冷漠也和執行功能受損有關，如：語言流暢度（verbal fluency）[7]、心向轉移（set shifting）。具有冷漠症狀的病人，功能受損程度較為嚴重，其額葉的血流量及代謝也會下降（Craig, Cummings, Fairbanks et al., 1996）。

躁動也是阿茲海默症相當常見的行為症狀，約有 70% 的阿茲海默症病人會出現躁動（Mega, Cummings, & Gray, 1997）。躁動經常和高齡、失智、嚴重認知功能衰退有關，男性病人較容易發生；躁動也經常伴隨著妄想、日常行為異常及活動障礙。躁動的病人有比較高的機會出現額葉型的執行功能

7　譯註：特別提醒讀者，本書所指的語言流暢度（verbal fluency），並非是口語表達的流利或順暢程度，而是將資訊從記憶中提取出來的認知處理機制，涉及了許多執行控制功能，諸如：選擇性注意力、選擇性抑制能力、心向轉移、內在反應的產出、自我監控能力等。常見的相關測驗項目包括：(1)語意類別流暢度測驗，如：60 秒內說出動物的名稱；(2)音素／字母類別流暢度測驗，如：60 秒內說出以 P 開頭的詞彙。參考來源：Patterson, J. (2011). Verbal fluency. In J.S. Kreutzer, J. DeLuca, & B. Caplan (Eds.). *Encyclopedia of clinical neuropsychology*. Springer: New York. https://doi.org/10.1007/978-0-387-79948-3_1423

障礙，其膽鹼缺損的程度可能較高；而具有攻擊性的病人，血清素濃度則可能較為不足（Cummings, 2003）。

　　憂鬱和阿茲海默症之間有錯綜複雜的關聯，在阿茲海默症初發病前，可能就會出現憂鬱的症狀，隨著病程的發展，憂鬱也益發常見。阿茲海默症病人罹患重度憂鬱的比例約 10% 至 25%；輕度憂鬱的比例約在 10% 至 30%（Lyketsos et al., 1997）。憂鬱也和易怒及攻擊行為有關。憂鬱的病人在日常生活活動中，會出現嚴重的功能異常。此外，憂鬱可能會讓認知衰退的狀況更加惡化，其腦部的血流量和代謝狀況也會降低，**正腎上腺素（norepi-nephrine）**可能也不足（Cummings, 2003）。

　　阿茲海默症病人也常會出現幻覺和妄想的精神症狀。幻覺發生的機率大約是 10% 到 20%；而妄想發生的機率則是 30% 到 50%（Ballard, Saad, & Patel, 1995）。阿茲海默症病人常見的妄想症狀，包括：覺得別人偷他們的東西，或者現在居住的地方並不是自己的家。妄想可能會隨著疾病的進展，愈來愈常出現。一旦病人出現幻覺或妄想的時候，雖然病程的長度不會因此受到影響，但認知衰退的速度可能會更快。視幻覺出現時，經常導致更多妄想、突發的攻擊行為、聽幻覺；此外，視覺敏銳度變差時，也可能會引發上述情況（Bourgeois, 2009; Carl et al., 2014; Cummings, 2003）。

❸ 帕金森氏症

　　帕金森氏症（PD）可能發展為失智症，屬於**下皮質型、動態、不可逆**的失智症類型。帕金森氏症是基底核的漸進式疾病，也是 65 歲以上第二常見的神經性疾病，以及神經內科門診第三常見的診斷（僅次於頭痛和癲癇）。由於研究方法的差異，難以準確得知目前全球帕金森氏症的發生率。男性較容易罹患帕金森氏症，白種人罹患的機率也比非裔或亞裔來得高。接受治療的狀況下，壽命能夠延長 15 至 20 年。在美國，每年約有 100 萬人受帕金森氏症所苦。這個疾病一般會出現在 50 歲後；超過 60 歲以上，約有 1.5% 的發生率；超過 85 歲，發生率則落在 4% 到 5%。約有 10% 帕金森氏症的成因跟基因有關。暴露於有殺蟲劑的環境，也是帕金森氏症的主要風險

因子（Chen, 2002; Chen et al., 2007; Marttila, 1992）。

▎ 帕金森氏症的診斷準則

帕金森氏症目前是依其臨床症狀給予診斷，仍無法藉由實驗室數值確認。正子斷層造影（positron emission tomography，簡稱 PET）可偵測到多巴胺的濃度，然而並非所有的醫院都能夠提供此項檢查。

大約 40% 的帕金森氏症病人會有失智症。當帕金森氏症病人出現雙側的症狀（bilateral symptom）、視幻覺、僵直時，經常會伴隨失智症。若病人同時有帕金森氏症及失智症，更容易出現神經精神症狀。

帕金森氏症的診斷標準，需要包括至少兩種以下所列症狀：齒輪式僵直（cogwheel rigidity）、姿勢反射損傷（postural reflex impairment）、靜止性顫抖（resting tremor）及運動遲緩（bradykinesia）；並且必須至少包括「靜止性顫抖」或「運動遲緩」的其中一項。帕金森氏症病人並不一定會出現上述所有的症狀；對 levodopa 的治療反應佳，也是診斷標準之一。

排除條件則包括：腦血管疾病、腦部腫瘤、外傷，以及因為化學物質、毒物、藥物而出現的反應。同時，也必須排除聲帶麻痺、小腦徵候、**動眼神經麻痺（oculomotor nerve palsy）**等問題（Cummings, 2003; Emilien et al., 2004）。

帕金森氏症屬於漸進退化性疾病，主要是**黑質（substantia nigra）**出現病變，涉及其投射至**蒼白球（globus pallidus）**及**新紋狀體（neostriatum）**的神經元與神經纖維，且由於嚴重缺乏多巴胺，乙醯膽鹼活動增加，造成錐體外徑（extrapyramidal）運動功能出現障礙。在帕金森氏症的症狀出現之前，黑質活動已經減少了約 80%，導致動作控制能力變差。帕金森氏症也涉及了黑質外路徑（extra nigra pathway）以及新皮質（neocortex）、脊髓、自主基底核（autonomic basal ganglia）之間的連結。黑質中的多巴胺神經元喪失，會呈現路易氏體或路易氏樹突（Lewy dendrite）的特徵。帕金森氏症的前運動階段（pre-motor stage），在腦幹會出現路易氏體和路易氏樹突，並且伴有嗅覺障礙、焦慮、憂鬱的症狀。隨著帕金森氏症病程的進展，當路易

氏體擴及至中腦黑質時，便會造成運動障礙。當帕金森氏症的病程繼續發展，路易氏體擴及至皮質時，便會影響認知與行為（Chen, 2002; Chen et al., 2009; Kyle & Kyle, 2007; Langston et al., 2007; Weintraub et al., 2008）。

　　許多失智症和帕金森氏症有關，這些失智症病人的皮質會出現路易氏體，也會有類似於阿茲海默症的皮質變化。「臨床上，至少會觀察到兩種不同類型的症狀：一為下皮質型失智症症狀，主要與執行功能異常有關；二為路易氏體失智症症狀，認知功能出現波動變化，且語言、視覺空間、執行功能等相關的障礙會更加嚴重。」（Cummings, 2003, p. 137）

▌帕金森氏症的運動症狀學

　　帕金森氏症的顫抖（PD tremor），意指病人在意識清醒時，出現 6 週波（cps）的靜止性顫抖（resting tremor），但在肢體活動或睡覺時，顫抖會消失。一般來說，手部的顫抖最為常見；某些人的舌頭也可能會出現顫抖。約有 70% 的帕金森氏症病人，一開始出現的症狀是靜止性顫抖。手部顫抖可能會使得大拇指和食指不斷摩擦，出現像是搓藥丸的動作。當我們讓病人的肢體進行被動伸屈時（passive extension and flexion），以觸診可發現病人在顫抖，也同時會出現齒輪式僵直。齒輪式僵直一般發生在上肢；**鉛管式僵直（lead-pipe rigidity）**則通常發生在下肢。僵直指的是當病人在接受被動運動時，肌肉的阻抗程度增加。我們可以在帶動帕金森氏症病人執行某一側的被動肢體動作時，同時要求病人使用對側肢體進行主動運動（如：請病人自己使用對側肢體在空中畫一個方形），被帶動的那一側肢體便可觀察到僵直的表現。評估時，可藉由觀察肌肉張力的增加，來偵測病人是否已經出現輕度僵直。此外，僵直也可能會導致肌肉痙攣或肌肉疼痛（Bourgeois, 2009; Carl et al., 2014; Cummings, 2003; Factor & Weiner, 2008; Lew, 2007）。

　　運動遲緩（bradykinesia）指的是緩慢的動作。病人在「動作啟動時」出現躊躇不前的狀況，步伐呈現小碎步（festination）。但有時候病人也能夠快速且準確地做出反應動作，譬如：有人突然丟東西給他們的時候可敏捷地接住。運動遲緩可藉由觀察病人行走移動得知，如：走路時步幅較小（曳

步）、腳抬不高、手臂揮動幅度小。此外，帕金森氏症病人可能會失去保持
身體直立的「姿勢翻正反射」（postural righting reflex）導致出現小碎步，以
及在突然後拉（sudden backward pull）的測試中無法調整自己的姿勢。身體
也常呈屈曲姿勢，包括頭部、頸部、骨盆、膝蓋。一般來說，病人會呈現前
傾或彎腰的姿勢，且手臂擺動幅度變小。病人有時候會突然僵住，即出現間
歇性的**運動不能（akinesia）**，轉身時軀幹旋轉的範圍變小（turning en
bloc）。寫字的**字體變小（micrographia）**也是症狀之一。眨眼頻率會降
低，雙眼運動時的協調性和向上凝視的能力都會變差。診斷時，需要排除其
症狀是否為藥物所引發，像是：**止吐劑（antiemetic）**（如：prochlorperazine、
metoclopramide、promethazine）、高血壓藥物（如：reserpine、methyldopa）、
抗精神病藥物（如：risperidone、butyrophenones、phenothiazines）（Bourgeois,
2009; Carl et al., 2014; Cummings, 2003; Factor & Weiner, 2008; Lew, 2007）。

▌帕金森氏症的非運動症狀學

非運動（nonmotor）症狀如下：

- 非運動症狀包括了認知功能的改變。如同路易氏體失智症一般，帕
  金森氏症的認知功能會出現波動起伏。然而，執行功能障礙會在病
  程早期就出現。認知困難及可能發生的相關症狀包括：失智症、焦
  慮、憂慮、冷漠、疲累、**失樂症（anhedonia）**、反應變慢等。約有
  85% 的病人在確診後 15 年內會出現認知損傷。

- 大約 40% 的帕金森氏症病人會發展為失智症，而失智症會提高死亡
  率。發生失智症的風險因子包括：較嚴重的帕金森氏症、認知損
  傷、憂鬱、語言流暢度測驗表現不佳。

- 感覺功能改變包括：疼痛、**感覺異常（paresthesia）**、**本體感覺
  （proprioception）**損傷、視覺對比敏感度損傷、嗅覺功能損傷（大
  部分病人均喪失嗅覺）；約 70% 至 100% 的帕金森氏症病人會出現
  視覺對比損傷、疼痛、感覺異常等症狀，嗅覺喪失是其中最先出現
  的症狀。

- 帕金森氏症病人也經常出現**說話音量太小（hypophonia）**的問題。說話速度急促也相當常見，因而影響清晰度。呐吃也會影響構音精準度及言語清晰度。帕金森氏症病人說話的聲音會變得比較單調沒有變化，且在病程早期就會出現語用能力的缺損。

- 帕金森氏症的自律神經症狀包括：性功能障礙、溫度耐受不佳、唾液過多、吞嚥障礙（嗆咳）、胃部蠕動功能異常、尿失禁、便秘、姿態性低血壓。

- 此外，也可能出現視覺空間能力缺損（包含藥物引發的幻覺、妄想）以及憂鬱等（Bourgeois, 2009; Carl et al., 2014; Cummings, 2003; Factor & Weiner, 2008; Lew, 2007; Weintraub et al., 2008; Wood, 2011）。

▌帕金森氏症的神經精神症狀

帕金森氏症病人會有許多神經精神症狀：

- 最常見的症狀是**焦躁不安（dysphoria）**與幻覺。

- 大約 40% 的帕金森氏症病人會出現憂鬱症。憂鬱症的風險因子包括：認知損傷、早發性帕金森氏症、妄想或幻覺，以及運動不能－僵直症候群（注意：臨床上帕金森氏症仍多以顫抖症狀為主）（Starkstein et al., 1989; Tandberg et al., 1996）。在某些狀況，右側化的帕金森氏症（病人左腦損傷相對較嚴重時），可能會出現更多憂鬱症的症狀。憂鬱症量表分數能夠用來預測失能的狀況（Cole et al., 1996）。

- 認知衰退與憂鬱嚴重程度、日常生活活動減少有關。此外，若病人有「開－關」現象（"on-off" phenomena），可能較容易出現心情的波動起伏；levodopa 治療可用來減少躁動和憂鬱的狀況。

- 焦慮通常與憂鬱症有關，但與 levodopa 的治療、帕金森氏症相關症狀的嚴重度卻不一定相關（Cummings, 2003）。

- 大約 15% 的病人會出現冷漠的症狀，而且通常會合併憂鬱症。冷漠是帕金森氏症最嚴重的神經精神症狀之一（Aarsland et al., 1999）。

- 帕金森氏症病人通常不會出現嚴重的強迫症行為，但有時候會發現某些強迫症的徵狀，可能和左側化的帕金森氏症候群（右側基底核功能缺損）有關（Tomer et al., 1993）。
- 大約 50% 的帕金森氏症病人有睡眠障礙，會需要較長時間才能入睡，且會有睡眠品質不佳、晚上翻來覆去、不寧腿症候群等問題。
- 大約 25% 至 40% 接受多巴胺治療的病人會出現幻覺。這些幻覺通常是彩色、清晰且無聲靜默。看到的影像多數沒有攻擊性或威脅性。若在減少多巴胺治療之後，仍出現視幻覺的帕金森氏症病人，將來可能會發展為更嚴重的認知障礙（Cummings, 2003）。

總結以上，帕金森氏症的典型症狀為：靜止性顫抖、僵直、姿勢不穩定、運動遲緩。大約有三分之一的帕金森氏症病人會發展成失智症。伴隨著失智症出現的症狀可能會有：視幻覺、僵直、雙側症狀。起初，此類型的失智症病人思考速度會變慢、難以專注，因而導致心智混淆。此外，病人也會有感覺記憶、工作記憶、執行功能、後設認知等層面的困難。同時也可能出現下列問題，包括：語言流暢度測驗明顯出現困難、無法維持專注、為行動安排優先順序的能力變差（Chen, 2002; Chen & Swope, 2007; Chen et al., 2009; Cummings, 2003; Lertxundi et al., 2008; Weintraub et al., 2008）。

✂ 血管型失智症

▍血管型失智症的症狀學

血管型失智症（VaD）的發生率，男性比女性高，發病年紀約落在 60 至 75 歲之間，盛行率則隨著年紀增長而大幅攀升（Mendez & Cummings, 2003）。

「血管型失智症是一種複雜的神經精神障礙，會出現認知及行為的問題。這些問題可能是由多發性梗塞、缺血性腦傷所造成，或有部分源自於顱內出血。」（Cummings, 2003, p. 183）一般來說，病因包括了大血管阻塞、

小血管阻塞或反覆阻塞。大血管阻塞的風險因子，包括：抽菸、高血脂、高血壓、糖尿病。小血管阻塞或灌流不足，則會導致白質（white matter）的病變，這些病變可能會造成執行功能的衰退、認知損傷、視覺組織困難、學習新知困難（Hilas & Ezzo, 2012）。白質病變的風險因子，包括：高血壓、慢性腎病、微血管性視網膜病變、C 反應蛋白（C-reactive protein）濃度升高（為一種發炎指標）、高齡等。血管型失智症可能會是**皮質型或下皮質型**、**動態、不可逆**的失智症。若多處皮質和下皮質發生血管病變，即有可能造成多發性腦梗塞型失智症（Bayles & Tomoeda, 2007; Bourgeois & Hickey, 2009; Cummings, 2003）。血管型失智症病人可能在思考、語言、膀胱控制、行走等部分出現困難。當缺血性腦傷發生在下皮質白質時，典型徵象為步態障礙，其步態與帕金森氏症候群相當類似（步伐的高度變低、跨步的長度變短、動作躊躇不前）。一般來說，上肢及臉部受到的影響較小。血管型失智症有時在臨床上也會出現進行性上眼神經核麻痺症的徵象。對於血管型失智症來說，避免再次中風是治療的重點。障礙的型態反映出腦梗塞的部位、腦傷範圍、受影響血管的管徑大小、病發至評估之間的時間間隔長短等。腦部受到影響的區域不同，表現出的障礙可能也會有所不同，舉例說明如下：

- **皮質受損**的病人可能會有失語、失憶、視覺空間障礙等症狀。
- **下皮質型**的血管型失智症可能會出現**精神運動性遲滯（psychomotor retardation）**、記憶障礙、認知損傷。主要的症狀可能會有性格改變、益發憂鬱、執行功能障礙、早期出現記憶喪失等。
- 左腦傷可能會有失語症、**失用症（apraxia）**、**失讀症（alexia）**、失算症等。右腦傷則可能會有旋律辨識障礙（amusia）、忽略（neglect）、**節律異常（aprosodia）**、穿衣障礙、建構障礙、**病覺缺失症（anosognosia）**、環境失認（environmental agnosia）、**臉盲症（prosopagnosia）**等症狀。

若與阿茲海默症的病人相比，下皮質型的血管型失智症病人，其執行功能障礙的嚴重度更高，但記憶損傷程度則相對較低。一般來說，血管型失智

症經常是突然發病，且腦部功能會出現階段式惡化（stepwise decrease），也會抱怨身體不適（somatic complaints），其與阿茲海默症漸進式退化（progressive decrease）的狀況有所不同。血管型失智症病人對於感覺記憶的處理速度及注意力會出現問題，故工作記憶、執行功能、後設認知也會發生困難（Bayles & Tomoeda, 2007; Bourgeois & Hickey, 2009; Cummings, 2003; Emilien et al., 2004）。

認知困難及其他症狀學：

- 血管型失智症是造成年長者認知損傷的常見原因，約占失智症的15% 至 30%。相較之下，阿茲海默症病人在延遲性回想及情節記憶的任務中更常出現問題，而血管型失智症的病人則多在語意記憶發生困難。

- 血管型失智症的病人在視覺空間、知覺功能、注意力、執行功能會出現困難（Graham et al., 2004）。

- 認知功能會因所對應之腦部病灶位置不同，出現的症狀不一，某些症狀會比較早出現，有些則出現得較晚。

- 語言問題會因所對應之腦部病灶位置不同，出現的症狀不一。語言問題可能會和步態問題、麻痺、臉部肌肉無力、**錐體外徑症候群（extrapyramidal symptom，簡稱 EPS）**一起出現。

- 血管型失智症病人可能會有視野缺損和神經精神症狀。

- 血管型失智症病人可能會有讀寫能力缺損以及注意力問題。相較於阿茲海默症病人，血管型失智症病人更能夠理解需要推論的句子（Bourgeois & Hickey, 2009; Carl et al., 2014; Cummings, 2003; Graham, 2004; Wilcock, 1999）。

血管型失智症的神經精神症狀

無論是皮質型或下皮質型的血管型失智症，可能都會出現許多不同的神經精神症狀。這些神經精神症狀會因著皮質或是下皮質的損傷而有所不同。比起阿茲海默症的病人，下皮質型的血管型失智症病人更常出現憂鬱、焦

慮、躁動、冷漠的症狀。血管型失智症病人也容易出現重度憂鬱，妄想則更為常見；其妄想症狀會引發攻擊行為，且干擾日常生活活動。影響範圍涉及雙側下皮質的血管型失智症病人，更容易出現妄想。前丘腦梗塞（anterior thalamic infarction）的病人可能會出現固持、疊加的心智狀況（palipsychism），將原本不相關的資訊混同疊加在一起（如：算數的時候，給出的答案是自己的個人資料）。血管型失智症可能會對性格造成影響，變得比較孩子氣、依賴、不穩定、無精打采、遲鈍，也可能出現去抑制行為，因而可能出現猥褻或衝動的行為。中風的急性期階段，憂鬱可能和額葉損傷有關；中風後的慢性期階段，憂鬱則和右後腦損傷較有關。右額葉的損傷通常與躁症（mania）較有關（Cummings, 2003）。

亨丁頓氏症

亨丁頓氏症的症狀學

亨丁頓氏症（HD）是**下皮質型、動態、不可逆**的失智症；它屬於遺傳性、退化性、體染色體顯性的神經性障礙。由於遺傳諮詢的普及，亨丁頓氏症的發生率已經降低許多。目前發生率約為十萬分之七，沒有性別差異。大部分的病人在 40 歲左右診斷出亨丁頓氏症，這個時間點，可能並非普遍常見的生育年齡，但若在此時受孕，他們會被告知孩子有 50% 的機率可能得到亨丁頓氏症。若亨丁頓氏症發生在青少年時期（20 歲以前），其障礙狀況會較為嚴重，從病發到死亡的時間大約為 15 至 20 年（DeRuiter & Holston, 2009）。亨丁頓氏症起因於神經傳導物質 **γ-胺基丁酸（gamma amino butyric acid，簡稱 GABA）** 缺損，使得多巴胺系統過度活化。亨丁頓氏症的特徵包括：認知退化、精神與行為改變、舞蹈症。舞蹈症（chorea）指的是肢體或臉部出現快速、重複性的抽動動作。正運動障礙（positive movement disorder，如：肌張力不全、舞蹈症）以及負運動障礙（negative movement disorder，如：失用症、運動遲緩）可能都會出現。隨著亨丁頓氏症的病程進展，負運動障礙的症狀會愈來愈明顯。亨丁頓氏症病人在排序、

計畫、執行非自主運動時會出現困難，吞嚥及說話等動作同樣會受到影響。此外，易怒和憂鬱等情緒症狀也相當常見。若不當使用抗精神病藥物來處理這些運動症狀，可能導致認知困難（Snowden et al., 1998; Yorkton et al., 2004）。

亨丁頓氏症在病程早期與後續的症狀學：

- 亨丁頓氏症病程早期就會出現認知障礙，早在運動症狀出現之前，可能就存在認知困難。

- 此疾病最主要症狀為性格改變，言語、判斷力、智力和記憶也會退化。

- 口腔期的吞嚥障礙，也是常見續發症狀。亨丁頓氏症的吞嚥障礙，主要是因為不自主的運動障礙所造成。

- 亨丁頓氏症和下列症狀有關：舞蹈症、肌張力不全、失智症、協調不佳、吶吃、體重減輕、不正常眼球運動。在病程早期出現的肌張力過度（hypertonia）的運動型態，可能會慢慢轉變為僵直。

- 亨丁頓氏症另一主要問題為程序記憶（procedural memory）的缺損，故其基礎的內隱行為（basic intrinsic behavior）可能會出現困難或甚至消失。病人可能會有感覺記憶（特別是處理速度）及工作記憶的問題。

- 易怒和憂鬱也是亨丁頓氏症常見的續發問題，其他常見的問題還有冷漠、強迫、焦慮等行為（Yorkton et al., 2004）。

- 舞蹈症和心智狀態有高度的關聯性。此類下皮質型失智症病人，可能會難以學習新知、無法以代償方式處理運動問題、無法主動開啟對話。亨丁頓氏症病人也可能會在聽覺理解、自發說話、命名等面向出現困難。

由於亨丁頓氏症病人程序記憶受損，病程早期介入的方向會聚焦在建立結構性的習慣常規（structured routine），來減少後續的困擾。在病程早期就需要開始提供組織思考及記憶的協助；隨著病程的進展，認知問題會變得更

嚴重，資訊的提取會變得更困難，反應速度變慢的狀況會愈來愈明顯，執行任務時也容易受到干擾。此時，外在的提示便相當重要，如：對話腳本。或者，也可將任務分解成數個小步驟，來幫助病人成功達到目標。這些策略是為了因應病人程序記憶受損而發展出來的。當病程持續進展時，病人可能會依賴字母表、記憶輔助工具、日曆等；其他的輔助工具包括：樓層平面圖、感覺日記、迷你工作板（mini board）、是非選項（yes/no system）的輔助溝通系統（Yorkton et al., 2004）等。

✄ 路易氏體失智症

▎路易氏體失智症的症狀學

路易氏體失智症（DLB）是一種複雜的神經精神症候群，和阿茲海默症有同樣的病理特徵。大約有 20% 至 30% 的病人去世後，經解剖發現皮質中出現路易氏體，為此類型失智症的標誌特徵。性別是風險因子，好發族群為超過 70 歲的男性。路易氏體失智症為**漸進式、不可逆**的疾病，且同時具有**皮質型、下皮質型**的特性，可能會出現精神症狀、運動障礙、認知功能問題（如：視覺空間、注意力等問題），但相對保留了記憶功能。視幻覺、帕金森氏症候群、認知功能出現波動變化、明顯的注意力缺失為路易氏體失智症的特點。妄想、睡眠時眼球快速運動、憂鬱等，皆是常見的神經精神症狀。由於在額葉、顳葉及基底核都可發現路易氏體蛋白，所以路易氏體失智症可能同時為皮質型和下皮質型（Bourgeois, 2009; Carl et al., 2014; Cummings, 2003）。

路易氏體失智症所呈現出來的症狀與帕金森氏症類似；此外，也會出現語言和情節記憶功能的損傷，與阿茲海默症類似。約有 50% 的路易氏體失智症病人會有運動遲緩、僵直、步態異常的問題。其中，病人的身體可能呈現向前屈曲的姿勢，以及出現曳步的狀況，類似於帕金森氏症候群。路易氏體失智症病人會有乙醯膽鹼功能不全的問題，其認知障礙通常會使用**乙醯膽鹼酯酶抑制劑（acetylcholinesterase inhibitor）**來治療；有帕金森氏症候群症

狀的路易氏體失智症病人，一般會使用 levodopa-carbidopa (Sinemet) 或 baclofen (Lioresal) 來治療；精神症狀的治療則會使用第二代的抗精神病藥物，例如：Clozaril 和 Abilify（Bourgeois, 2009; Carl et al., 2014; Cummings, 2003）。

　　路易氏體失智症病人的思考會變慢。若與記憶和語言能力相比，其注意力、專注力、視覺空間能力的受損更為嚴重；此外，注意力也會有明顯的波動變化。由於路易氏體失智症病人可能會有視覺空間障礙，故在物體尺寸辨別（object size differentiation）、形狀區辨（form discrimination）、視覺計算（visual counting）的任務中表現不佳。他們在圖形設計（block design）、物型配置（object assembly）、連環圖系（picture arrangement）的表現，比阿茲海默症病人來得差；而命名和記憶功能，則比阿茲海默症病人來得好。路易氏體失智症病人的認知功能（由額葉或額葉下皮質迴路調控）可使用交替式語言流暢度（alternating sets of verbal fluency）的測驗來評估。視幻覺相當常見，警醒度及注意力的變化也相當大，因此專業人員想要鑑別路易氏體失智症與譫妄是相當困難的。需要特別注意的是，由於路易氏體失智症病人對於抗精神病藥物非常敏感，使用抗精神病藥物可能會對病人的生命造成危險，如：抗精神病藥物惡性症候群（neuroleptic malignant syndrome）。上述的例子再次提醒我們，準確的診斷對於失智症後續的處置來說是多麼重要（Heyman, Fillenbaum, & Gearing, 1999; Shimomura et al., 1998; Wilcock, 1999）。

　　路易氏體失智症病人在認知／語言／溝通方面的症狀包括：失語症、失用症、判斷力改變、性格改變、人際互動困難；另外，大約三分之一的病人會出現吞嚥困難。其中，**語意**記憶功能會出現衰退；除此之外，感覺記憶的注意力廣度（attention span）及處理速度兩者皆會變差。由於感覺記憶出現困難，工作記憶及執行功能也會發生問題。額葉受到較多影響的病人，在執行功能上會遇到更多的困難；而顳葉受到較多影響的病人，會出現更多的語意問題。在病程早期，由於程序記憶、其他類型的記憶能力、性格、病識感尚未受到損傷，故病人仍有學習的能力（Bayles & Tomoeda, 2007; Heyman, Fillenbaum, & Gearing, 1999; Wilcock, 2007）。

∞ 威爾森氏症

▌威爾森氏症的症狀學

威爾森氏症（WD）也稱為肝臟豆狀核變性（hepatolenticular degeneration）。威爾森氏症屬於**下皮質型、動態**的疾病，發生率約為三萬分之一。一般在 6 至 20 歲之間發現此病，40 歲以後可能再次出現。若能夠及早發現並給予治療，將可以減少症狀；反之，若發現得晚，症狀便不可逆。比較顯著的症狀包括：吞嚥異常、流涎、憂鬱、黃疸、焦慮、顫抖、共濟失調（ataxia）、肩膀顫抖、手腕顫抖、吶吃等。約有 50% 的威爾森氏症成人出現共濟失調。威爾森氏症的青少年則可能會發生運動遲緩、帕金森氏症式的僵直、手足徐動（athetosis）的運動過度症候群。當病程持續進展，病人會出現心智功能變慢、情緒化、幼稚行為；一些病人會以「童心未泯」來掩飾疾病所造成的幼稚行為。威爾森氏症是因為銅累積在體內而造成的，銅的累積會導致精神或神經性症狀以及肝臟疾病。威爾森氏症可以藉由檢驗（lab test）的方式來確定，也有藥物能夠幫忙減少銅的吸收，或排除體內過多的銅。此疾病甚至可能需要肝臟移植手術。此外，威爾森氏症的病人要避免直接喝自來水，因自來水可能來自銅製水管，也需避免攝取某些食物，如：巧克力（Carl et al., 2014）。

∞ 進行性上眼神經核麻痺症

▌進行性上眼神經核麻痺症的症狀學

進行性上眼神經核麻痺症（PSP）是**下皮質、動態、不可逆**的障礙。此疾病經常會與帕金森氏症混淆，有時候被稱為是帕金森氏症附加症候群（Parkinson's plus）。進行性上眼神經核麻痺症源於腦部上眼神經核 tau 蛋白異常，會影響姿勢、認知及眼球運動。此疾病是藉由腦部上眼神經核的神經纖維糾結（neurofibrillary tangle）來確認，相關症狀說明如下：

- 進行性上眼神經核麻痺症是罕見的腦部疾病，會出現嚴重的步態與平衡問題，且這些問題將持續存在。因為病灶位於負責眼部動作協調的部位，故最明顯的症狀是眼球無法上、下、水平移動。病人也會出現中軸僵直（axial rigidity，頸部及軀幹肌肉僵直）、跌倒等問題。

- 病人經常會跌倒，且可能無法妥善運用預防跌倒的措施。

- 由於進行性上眼神經核麻痺症的症狀和帕金森氏症相似，所以經常被誤診。病程早期的步態不穩定和眼球動作困難，則與路易氏體失智症及帕金森氏症相似。初始症狀包括：冷漠、健忘、思考緩慢、憂鬱、無法運用已習得的知識。進行性上眼神經核麻痺症的存活期，在診斷後可能只有 3 至 5 年；帕金森氏症則約為 15 至 20 年。

- 進行性上眼神經核麻痺症可能會有假性延髓麻痺（pseudobulbar palsy），伴隨面部及下巴抽搐、流涎、過度的腭咽反射、吞嚥障礙等。

- 病人在病程早期就會出現輕微的認知功能改變。除了常見的額葉執行功能障礙外，再來就是健忘、心智功能緩慢、冷漠。病人的心向轉移及分類能力（categorization）也會受損。此外，訊息提取、記憶、知識習得等功能，都可能出現問題。病人說話的音量可能會很小，並出現吶吃。此外，閱讀、書寫、口語表達的流暢度可能都會出現困難（Carl et al., 2014; Cummings, 2003; Eggenburger & Vanek, 2010）。

- 早發性的跌倒、失禁、吞嚥障礙，可能是早逝（early mortality）的徵兆。肺炎是典型的致死原因。

- 一般來說，進行性上眼神經核麻痺症的吞嚥障礙，主要是口腔期（oral stage）的吞嚥問題：食團過早溢出（premature spillage）、舌頭動作協調不佳是常見的狀況。咽部期（pharyngeal stage）問題，則包括軟腭上抬困難、會厭谿積聚（pooling in valleculae）及會厭軟骨彎折（epiglottic inversion）出現問題。吞嚥障礙也與認知困難有關，通

常是執行功能的問題所造成（此類病人可能在心向轉移、語言流暢度等任務表現不佳），其介入治療會依據病人的認知狀況來擬定代償策略（Carl et al., 2014; Cummings, 2003; Eggenburger & Vanek, 2010）。

▌ 進行性上眼神經核麻痺症的神經精神症狀

進行性上眼神經核麻痺症的神經精神症狀，主要是額葉功能障礙，相當高比例的病人會出現去抑制行為及冷漠的狀況，出現焦慮和憂鬱的比例則較低。相較來說，帕金森氏症病人常會出現憂鬱、幻覺、妄想；而進行性上眼神經核麻痺症病人則有更多去抑制行為及冷漠的狀況。進行性上眼神經核麻痺症病人睡覺時經常醒過來，快速動眼期較短。進行性上眼神經核麻痺症病人對治療的反應普遍不佳；儘管如此，對於一些病人來說，情緒問題雖不是他們的主要症狀，使用三環抗憂鬱劑（tricyclic antidepressant）可能會有所改善；某些病人使用多巴胺受體促進劑（dopamine receptor agonist）也可能會有幫助。然而，阿茲海默症所使用的乙醯膽鹼酯酶抑制劑並不適用，因為可能會使得進行性上眼神經核麻痺症的運動症狀加劇，並且影響到活動度。低劑量的 amitriptyline (Elavil) 與 bromocriptine (Parlodel) 能夠改善動作功能。抗憂鬱劑可用來治療病人的憂鬱狀況，如：trazodone (Desyrel)。然而，對於進行性上眼神經核麻痺症的症狀，levodopa 則可能沒有效果。此外，這些藥物使用的時間點，以及病人的食道動力（esophageal motility）、咽部會厭谿積聚等問題是否會影響藥物吸收，在復健過程中都應納入考量（Eggenburger & Vanek, 2010; Yorkston et al., 2004）。

∞ 腦皮質基底核退化

▌ 腦皮質基底核退化的症狀學

腦皮質基底核退化（CBD）的病人一般會出現失用症、運動不能，其出現的帕金森氏症候群症狀，特徵是伴隨肌張力不全的不對稱僵直，以及局

部反射的肌躍症（myoclonus）。最先出現的症狀是認知功能障礙，接著是肢體不對稱的笨拙動作。腦皮質基底核退化常見的運動症狀為：肢體單側僵直、意想運動性失用症（ideomotor apraxia）、姿勢不平衡、運動遲緩、肢體單側肌張力不全、顫抖、肢體不對稱的笨拙動作。在肌張力不全的姿態出現之前，肌躍症可能早就發生了。另外，約有 50% 的病人會出現異肢感（alien limb sensation）。此疾病最常被誤診為進行性上眼神經核麻痺症。腦皮質基底核退化病人的肌躍症狀多為局部的，通常會發生在手臂。在病人自主動作時，肌躍的症狀最為明顯。病人的意想運動性失用症會讓空間組織及動作排序出現困難，故難以遵從指令並完成動作。此外，假性延髓麻痺、吞嚥障礙、吶吃也可能會出現（Mendez & Cummings, 2003）。

腦皮質基底核退化的病人約有 40% 會出現失智症，可能會發生精神運動性遲緩（psychomotor retardation）、缺乏病識感、學習困難，也可能會有視覺－運動困難，即使在視覺引導下，病人的動作規劃仍會出現困難。病人在認知層面的問題，可能同時合併皮質及額葉下皮質損傷所造成的障礙。病人會有明顯的執行功能問題，如：語言流暢度、卡片分類（card sorting）等任務出現困難。接近 50% 的病人，可能出現布洛卡氏區（Broca's area）、跨皮質運動型（transcortical motor）、命名困難等相關失語症狀（Frattali et al., 2000; Pillon et al., 1995）。

用來治療腦皮質基底核退化的藥物，包括 levodopa 及多巴胺促進劑，然而，病人對於這些藥物的反應普遍不佳。Clonazepam (Klonopin) 可能會運用在有運動性顫抖及肌躍症的病人身上。疼痛性的局部肌張力不全可注射肉毒桿菌緩解（Jacobson, 2007）。姿態性低血壓可藉由睡覺時把頭抬高、穿彈性襪、服用藥物等方式處理；可使用的藥物包括：fludrocortisones (Florinef)、clonidine (Catapres)、indomethacin (Indocin) 等（Carl et al., 2014）。

℃ 多重系統退化症

多重系統退化症（MSA）包括：夏崔症候群（SHY Drager syndrome，當自律神經明顯失調時）、偶發性**橄欖體橋腦小腦萎縮（olivopontocerebellar**

atrophy，當主要症狀與小腦相關時）、黑質紋狀退化（striatonigral degene-ration，當帕金森氏症候群症狀明顯時）。

▌多重系統退化症的診斷

目前，多重系統退化症的診斷具有高特異性（specificity）、低敏感度（sensitivity）。此疾病經常被診斷為帕金森氏症，或進行性上眼神經核麻痺症。若要診斷為多重系統退化症，須包含至少六種以下所列的常見症狀：成人階段偶發、自律神經失調、帕金森氏症候群、小腦徵象、對 levodopa 的治療沒有反應、錐體徑路症狀、眼睛無法向下凝視、上眼神經核麻痺，以及認知功能正常。在與帕金森氏症之間進行鑑別診斷時，多重系統退化症的病人會出現自律神經失調，其病程發展較為快速。多重系統退化症病人的發病年齡也比較早，約在 50 至 55 歲間。此外，相較於特發性（idiopathic）帕金森氏症，多重系統退化症的病程進展來得快速許多。因此，病人經常在發病後的 5 年內就需要使用輪椅。多重系統退化症通常僅導致認知功能輕度減損，然而執行功能可能仍會出現問題，例如：自由回憶（free recall）、路徑描繪測驗（trail making task）、語言流暢度等測驗出現異常。快速動眼期障礙與憂鬱也相當常見。遺憾的是，此疾病的治療通常僅能緩解症狀（Cummings, 2003）。

不同疾病對病人的認知功能、情緒或其他面向的影響不盡相同。Miyoshi 與 Morimura（2010）將六種可能造成認知衰退的疾病／失智症進行比較，請參見表 1-1。

結語

臨床復健專業人員應該要意識到，精確的診斷是後續有效評估的基礎，治療計畫也將由此開展，故而瞭解造成失智症背後的原因及相關病程發展非常重要。同時，也應釐清病人是否有任何潛在的神經精神症狀，以免影響到治療介入的成效。

表 1-1　失智症類型的比較（Miyoshi & Morimura, 2010）

疾病	障礙／認知功能	情緒	非認知面向
血管型失智症（VaD）	執行功能	憂鬱	性格改變
阿茲海默症（AD）	記憶	憂鬱	性格改變 妄想
額顳葉型失智症 （FTD）	語言 執行功能	憂鬱 **情感增盛** （**hyperthymia**）	性格改變
帕金森氏症（PD）	類似於下皮質型失智症、路易氏體失智症的認知／語言功能表現	憂鬱	運動遲緩
路易氏體失智症 （DLB）	記憶／語言	憂鬱	視幻覺 妄想
進行性上眼神經核麻痺症（PSP）	類似於下皮質型失智症的認知／語言功能表現	憂鬱	性格改變

附註

譯註 6 所提及之爭議，作者回覆信件原文如下：

"The amyloid hypothesis has been the predominant theory for Alzheimer's for several decades. In the past few years, however, concerns have been raised through the scientific community questioning the validity of some of the images included in several published studies. Some researchers have suggested that several of the images may demonstrate evidence of tampering. Articles regarding this concern can be found in the *Annals of Neurology, Journal of Neuroscience*, and the journal, *Brain*. The questioning of the images may or may not change the conclusion of the role of the amyloid hypothesis in Alzheimer's development. Continued phase three clinical trials need to be completed before definitive statements can be made. As of this writing, the amyloid hypothesis remains the most acknowledged model of Alzheimer's disease development." (12 September, 2022)

專家推薦

　　身為精神科醫師及門諾醫療體系的失智照護聯合服務中心主任，深深感受到家屬對於自己所愛的親人診斷為失智症時心中的疑慮與急切，若病人又合併嚴重精神行為症狀（behavioral and psychological symptoms of dementia, BPSD），家屬常會擔心精神藥物的效果及副作用，權衡時更是兩難，會希望知道如何是最好的照顧？如何能延緩退化？我認為，最適合這個家庭的照護模式，就是最好的照顧。相信讀者閱讀本書後，必能獲得以上所有問題的答案。

王迺燕／門諾失智照護聯合服務中心主任

門諾醫院身心科主治醫師

Chapter 2

記憶與失智症

Peter R. Johnson, Ph.D., CCC-SLP

本章將著墨於記憶功能的評估及治療架構。面對失智症病人時，臨床專業人員應評估其記憶功能；記憶功能的評估有助於設定治療目標、執行治療計畫、作為基準線檢視治療成效、設計代償策略、提供與家屬討論的方向（Sander, 2007）。只有在足夠瞭解記憶系統的損傷及留存狀況時，臨床專業人員才能為失智症病人擬定有效的介入方法。人類的記憶系統包括：感覺記憶（sensory memory）、工作記憶（working memory）、陳述性記憶（declarative memory）、非陳述性記憶（non-declarative memory）。這些記憶系統所呈現出來的功能表現，與神經解剖的位置及其完整性相關，也能夠反映出特定的疾病診斷與分期（Mahendra & Apple, 2007）。大腦中沒有任何一個區域能夠獨立控制整個記憶歷程；某個特定區域，可能涉及許多不同功能。舉例來說，顳葉（temporal lobe）在各種不同的功能運作時都會出現活化現象，如：語言理解、組織口語訊息、長期記憶、情意行為、性格、視／聽知覺、視覺／聽覺注意力（Berube, 2002; Carl et al., 2014; Vogel et al., 2000）。

杏仁核與海馬迴

杏仁核（amygdala）屬於邊緣系統（limbic system）的一部分，與情緒記憶（emotional memory）有關。情緒記憶能加強情節記憶（episodic memory），並減少學了就忘的情況（Emilien et al., 2004）。舉例來說，你突然發現明天要考試，但你完全沒準備，緊張的情緒一出現，正腎上腺素（norepinephrine）便釋放到邊緣系統，提升了注意力、記憶力，讓你能夠盡全力準備考試。

　　海馬迴（hippocampus）位於顳葉，也屬於邊緣系統的一部分，除了對於短期記憶非常重要外，也和長期記憶、空間定位的功能有關。海馬迴與內側顳葉（medial temporal lobe）對於儲存情節資訊非常重要。海馬迴是許多疾病發生時最先受到損傷的區域，如：阿茲海默症（Alzheimer's disease），因此，阿茲海默症病人的情節記憶功能會出現問題。內側顳葉、額葉、海馬迴受到損傷的病人，可能會有失憶症（amnesia）（Carl et al., 2014）。海馬迴所涉及的記憶功能相當廣泛，如：回想記憶（recall memory）、再認記憶（recognition memory）、語意記憶（semantic memory）、情節記憶等（Emilien et al., 2004）。右側海馬迴和視覺訊息的回憶有關，左側海馬迴則和口語訊息有關；因此，若把癲癇反覆發作病人的右側海馬迴移除，可能會導致病人難以回憶起與視覺相關的訊息（Parente & Harriman, 2003）。

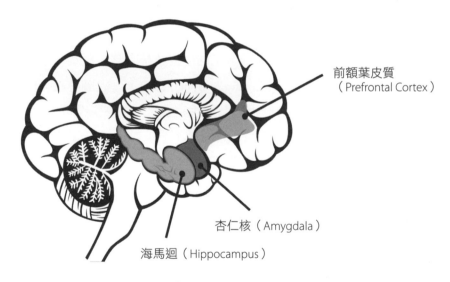

圖 2-1｜腦中的海馬迴與杏仁核

資料來源：本章作者修改於 Google.com 以「images of hippocampus」搜尋之圖片

頂葉

　　當頂葉（parietal lobe）出現損傷，記憶的留存與提取會受到影響。頂葉

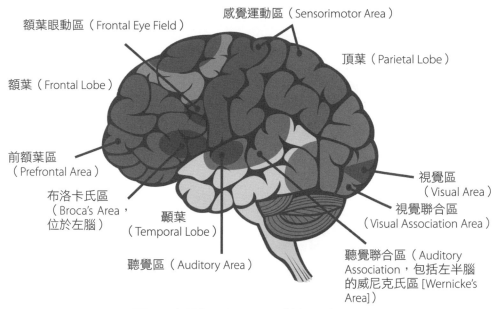

額葉眼動區（Frontal Eye Field）

感覺運動區（Sensorimotor Area）

頂葉（Parietal Lobe）

額葉（Frontal Lobe）

前額葉區（Prefrontal Area）

布洛卡氏區（Broca's Area，位於左腦）

顳葉（Temporal Lobe）

聽覺區（Auditory Area）

視覺區（Visual Area）

視覺聯合區（Visual Association Area）

聽覺聯合區（Auditory Association，包括左半腦的威尼克氏區 [Wernicke's Area]）

圖 2-2｜認知－語言－記憶相關腦區

資料來源：本章作者修改於 Google.com 以「images of brain」搜尋之圖片

不同部位的損傷，可能影響到不同的記憶功能。舉例來說，左側頂葉－顳葉損傷，會影響到口語訊息的短期記憶留存；右側頂葉－枕葉損傷，則會影響到非口語訊息的短期記憶留存。頂葉與枕葉（occipital lobe）的交界處若受到損傷，會影響到短期記憶，病人可能無法記得視覺相關的訊息，但能夠回憶起聽覺相關的訊息（Parente & Herrimann, 2003）。

額葉

額葉（frontal lobe）所涉及的功能相當廣泛，如：問題解決、衝動控制、記憶功能、運動功能等。此外，還包括了其他功能，如：表達性語言、面部表情、精細上肢動作、運動鏈結（motor chaining）。從區域上來看，右側額葉負責處理非語言活動；左側額葉則負責語言功能。時間感也是額葉的功能之一，標記過去和現在，負責組織和排序；當額葉出現損傷，會導致**前向性**（anterograde）及**回溯性**（retrograde）失憶症，可能會出現順向干擾

（proactive interference）的狀況，即舊的資訊會混淆並干擾新的資訊，造成學習困難。不僅如此，額葉損傷可能會使病人出現冒險行為、不遵守規則、關聯性的學習能力降低、說話重複、無法解析周遭環境所回饋的訊息。額葉也和執行功能、長期的情節記憶、空間定向能力有關（Brown, 1972; Carl et al., 2014; Drewe, 1975; Emilien et al., 2004; Kuypers, 1981; Leonard et al., 1988; Parente & Herrimann, 2003）。

記憶的歷程

記憶的歷程（process of memory）第一步為**編碼**（encoding），是將所學習資訊進行處理的過程，也是形成記憶的基礎。學習時，進行深度的編碼非常重要；對於所學習資訊的編碼程度愈深，更容易將相關訊息儲存下來，喚起記憶的機率也愈高。編碼過程中，有許多可能會造成影響的變因，例如：感覺記憶功能缺損、注意力缺損、聽覺／視覺缺損、額葉損傷。編碼的機制可簡可繁：簡單的編碼可以是單純地重複練習；複雜的編碼則可能涉及組織訊息的能力。為新訊息進行編碼最有效的方法，是將新訊息和已經學過的資訊相互連結。「臨床專業人員的職責，即是幫助病人在編碼時建立足夠深刻的訊息，確保能夠將其儲存下來，並可提取出來。」（Carl et al., 2014, p. 17）接著，形成記憶的第二步為**儲存**（storage），是將資訊留存下來以供將來運用。儲存和編碼彼此之間相互影響。記憶的最後一步為**提取**（retrieval），指的是將儲存的資訊提取出來，而這些資訊通常儲存於長期記憶中；某些記憶測驗稱之為延宕回憶（delayed recall）。若想要提取回憶，可以運用與記憶中同樣的訊息來協助，例如，選擇題可能會比申論題來得容易；選擇題可以靠著辨識（recognition）來選擇答案，而申論題則會需要回想來作答。然而，記憶的關鍵性功能並非辨識，而是**回想**（recall）。這也是為什麼我們會讓記憶損傷的病人練習類似填字遊戲的活動；因為填字遊戲需要運用到回想的能力。此外，懷舊（reminiscence）回憶的能力，在失智症病程晚期才會受到影響。各個領域的臨床專業人員，應盡可能在治療活動中運用懷舊的元

素，例如：行走訓練、日常生活活動、吞嚥障礙治療等皆可將其納入。懷舊的活動像是按下回憶的按鈕、開啟記憶的大門，當講述懷舊的故事時，會運用到腦部所有的區域。編碼、儲存、提取的歷程彼此之間相互影響，並且將資料有意義地組織在一起。若新資訊能與原有的長期記憶連結，病人便更加有機會能夠回想起來（Sander, 2007）。

記憶系統有不同的模式，如：感覺記憶、工作記憶、陳述性記憶、非陳述性記憶，這些模式和不同神經解剖部位所負責的功能有關（Mahendra & Apple, 2007）。「臨床復健專業人員必須要能充分瞭解不同的記憶系統，才能為每位病人選擇最合適的治療介入方式。」（Carl et al., 2014, p. 17）

記憶系統：不同的模式

∞ 感覺記憶

感覺記憶是儲存時間最短的記憶類別，會在原始刺激一結束後，即留存感覺相關的資訊，但若沒有受到注意，很快就會消失。感覺記憶包括了兩種主要功能：**處理功能**（processing）、**注意力**（attention），兩者對於後續的記憶歷程活動來說皆相當重要（Carl et al., 2014）。

第一種功能為**處理功能**，可分為三個層面：

1. **處理速度**（processing speed），指的是病人對視覺或聽覺刺激的反應速度。處理速度若過慢，會影響到訊息編碼的能力。舉例來說，想像我們在課堂上一邊聽講、一邊同時理解的時候，會需要一定程度的訊息處理速度。某些疾病會改變處理速度，進而影響到訊息處理的程度（部分或全面），例如：閱讀障礙、語言障礙、注意力不足／過動症、讀寫障礙、創傷性腦傷、腦中風、額葉損傷、路易氏體失智症、帕金森氏症、阿茲海默症（Carl et al., 2014; Johnson, 2013; Wiig et al., 2008）。

2. **知覺速度**（perceptual speed），結合了「反應」（response）與前所

提及的「處理速度」。舉例來說，學生在課堂中聆聽老師講述，涉及的是「處理速度」；但是，當這位學生一邊聆聽老師講課，同時又做筆記，如此便合併「反應」，構成了「知覺速度」。故而，知覺速度會受到處理速度相當大的影響（Carl et al., 2014; Johnson, 2013; Wiig et al., 2008）。

3. **認知速度**（cognitive speed），結合了「認知負荷」（cognitive load）與前所提及的「知覺速度」。認知負荷關乎操作任務時的負載能力，如：心向轉移任務便會加重認知負荷。心向轉移（shifting set）是在兩種不同的概念／刺激之間，交替轉換思考的能力。我們在聽老師講述課程的時候，盡可能地保持在最佳的認知負荷狀況，才能夠讓我們在課程中持續**專注**。若在上述的功能層面出現障礙，保持專注會變得極度艱鉅，因此臨床復健專業人員在提供治療時，需要將「認知速度」納入治療計畫的主軸（Carl et al., 2014; Johnson, 2013; Wiig et al., 2008）。

第二種功能為**注意力**，也可分為三個層面：

1. **持續性注意力**（sustained attention），讓我們在聽課的時候不會睡著，涉及了網狀系統（reticular formation）、腦幹、額葉等區域。

2. **選擇性注意力**（selective attention），讓我們能夠聚焦在特定的地方（例如：聚焦在簡報投影片上），涉及到大腦的顳葉／頂葉等區域。

3. **轉移性注意力**（shifting attention）為最高階的注意力形式，能夠在不同的資訊片段之間交替轉換注意力，涉及到額葉的活動（Carl et al., 2014; Johnson, 2013; Levin, 1990; Wiig et al., 2008）。

∞ 工作記憶

工作記憶是記憶的第二種形式，也稱作短期記憶（short-term memory）、工作注意力（working attention）、動態記憶（active memory）。許多學者會進一步區分短期記憶和工作記憶之間的差異：短期記憶不會主動處理資訊；

工作記憶則涉及了暫存、處理資訊。工作記憶可視為暫時性的儲存區，用來運作暫存的資料。工作記憶也稱作「工作注意力」，是為了強調感覺記憶（特別是「注意力」）與工作記憶之間密切相關；換句話說，注意力對於短期記憶而言非常重要，若注意力廣度（attention span）不足，短期記憶功能也會出現問題。因此，臨床專業人員在針對病人的工作記憶進行介入之前，可能需要先改善病人的注意力（Carl et al., 2014; Johnson, 2013; Sohlberg & Mateer, 2008）。

　　「工作記憶的模式就像是一位執行長，負責監督及協調。執行長將近期內接收到的訊息重複利用（維持所要執行的任務），並且將注意力聚焦於任務上，減少會與之競爭的其他訊息。」（Carl et al., 2014, p. 18）舉例來說，如同作家沉浸在自己的寫作當中時，像是與外在隔絕一樣，摒除了外界的干擾。

　　海馬迴是處理短期記憶／工作記憶的主要器官，為蟲蛹形、位於顳葉。左側海馬迴主要涉及語言記憶（verbal memory），右側海馬迴則涉及視覺記憶（visual memory）。左側海馬迴與聽覺－音韻迴路（auditory-phonologic loop）有關，如：學生在考試時，想要藉由反覆默讀來回憶起上課的筆記；某些學生在背誦戲劇台詞時，也會不斷低聲複誦來幫助自己記憶。右側海馬迴也被稱作視覺－空間畫板（visuo-spatial sketchpad），如：學生在考試時，會以視覺想像的方式，在腦中出現筆記的畫面並從中找到答案（Carl et al., 2014; Emilien, 2004; Johnson, 2013）。

　　海馬迴的大小因人而異，會根據所需要負荷的工作量不同而有所變化。舉例來說，相較於一般人，計程車司機因為要記住大量的街道路線，其海馬迴可能較大；另一方面，憂鬱症的病人，其海馬迴會萎縮，因而變得比較小（Sapolsky, 2001）。

　　情節緩衝區（episodic buffer）是一個可以讓語言及視覺資訊得以短暫儲存的系統，或者，當資訊超出迴路或畫板的負載時，也可暫存於此；然而，此暫存系統容量有限（Emilien, 2004）。中央執行（central executive）的功能會負責控制情節緩衝區，其效能根據額葉的完整性而有所不同。此外，前額

葉區域和產生情緒的「感覺－處理系統」（sensory-processing system）有關；
下顳葉、頂葉、布洛卡氏區構成「聽覺－音韻迴路」；枕葉－頂葉皮質則構
成「視覺－空間畫板」（Bayles & Tomoeda, 2007; Carl et al., 2014; Emilien,
2004; Johnson, 2013）。

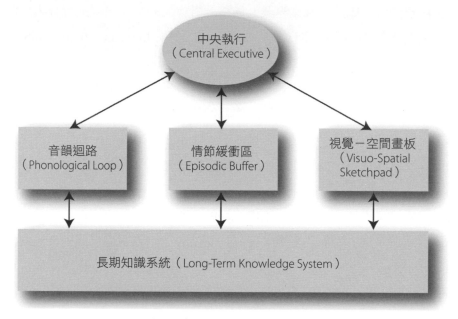

圖 2-3｜工作記憶運作模式

資料來源：Baddeley, A. (2000). The episodic buffer: A new component of working memory.
Trends in Cognitive Sciences, 4(11), 417-423.

⚮ 陳述性記憶

　　陳述性記憶一般認為在本質上涉及皮質，和內側顳葉、海馬迴、額葉有
關（Emilien, 2004）。陳述性記憶系統有許多類型，包括：語意記憶、情節
記憶、詞彙記憶（lexical memory）。

　　語意記憶是陳述性記憶的第一種類型，涉及經年累月所學習到的事實、
概念，例如：詞彙、拼音、九九乘法表。這些資訊大部分都不受情境影響，
舉例來說，歷史事實（像是獨立紀念日的日期）並不會因為人在廚房或在客
廳而有所改變。相同地，文法概念也不會因著情境不同而有所改變。額顳葉

型失智症、血管型失智症的病人，其語意記憶功能可能會出現障礙（Carl et al., 2014; Cone, 2005, 2007; Sander et al., 2007）。

情節記憶是陳述性記憶的第二種類型，與自傳、情節、情境等記憶有關。本質上來說，情節記憶是回想過去事件的能力。情節記憶也仰賴語意記憶，並與其交互影響。舉例來說，瞭解高爾夫球的規則，屬於語意記憶；回想上次打高爾夫球的狀況，則屬於情節記憶。海馬迴對於情節記憶、時間／空間記憶來說相當重要。情節記憶功能衰退的病人，其時間／空間記憶功能也可能出現問題，如：去飯廳時迷路。陳述性記憶的形式會根據情境而有所差異，舉例來說，我們可能都有類似的經驗：在廚房的時候，想到應該要去飯廳拿某個東西，但真的到了飯廳，卻忘記我們該拿什麼。此時，如果我們再走回廚房，可能就會想起來了。阿茲海默症病人可能特別容易在此類型的記憶出現問題。「阿茲海默症病人，其情節記憶衰退的表現為話題維持困難、聽覺理解變差、語句破碎等問題。」（Carl et al., 2014, p. 19）然而，阿茲海默症病人的**非陳述性記憶**系統則可能沒有受到明顯影響（如：程序記憶），所以在發音、文法、社交用語等面向仍保有一定的能力（Bayles & Tomoeda, 2007; Carl et al., 2014; Casper, 2007）。

詞彙記憶是陳述性記憶的第三種類型，整合語音及語意，判斷一連串的字母是否能夠組合成詞彙，並儲存詞彙的知識（Mahendra & Apple, 2007）。情節記憶、語意記憶、詞彙記憶這三種記憶型態彼此之間會交互影響。當病人有命名困難、亂語、詞彙能力不佳的問題時，其詞彙記憶功能也可能出現困難（Bayles, 2007; Casper, 2007）。

✪ 非陳述性記憶

非陳述性記憶系統經常被稱為**程序記憶**（procedural memory），常見於動作任務中，例如：開車、編織、摺毛巾。程序記憶能夠協助習得動作任務及發展認知技能（如：拼圖）（Mahendra & Apple, 2007）。「程序記憶也稱為動作記憶、技能記憶、內隱記憶；涉及小腦、新皮質、基底核之間的連結，新紋狀體則會調節此類的學習型態。」（Carl et al., 2014, p. 19）阿茲海

默症病人，經常保留了非陳述性記憶功能；亨丁頓氏症病人，則可能在非陳述性記憶（程序記憶）出現困難。這又再次提醒了我們：每種障礙類別都有其各自的獨特性，不應該僅用「失智」統括所有的障礙類別（Cone, 2008; Sohlberg, 2011）。程序記憶是少數不需要意識（consciousness）的記憶系統。此外，程序記憶也不受正常老化影響。因此，我們所採用的治療介入方法（如：間時提取；詳見第十一章的介紹），對於阿茲海默症病人來說，即可能需要依賴非陳述性記憶系統（程序記憶）來進行學習（Brush & Camp, 1998; Carl et al., 2014; Cone, 2007; Sander et al., 2007; Sohlberg et al., 2011）。

非陳述性記憶也可能藉由**促發**（priming）的方式出現；我們經常會被自己的經驗所促發。如果我們最近經常聽到某件事，該事件可能會比較容易被促發，並較快回想起來。促發是一種內隱、不需意識的反應能力，能夠對於近期接觸過的某種刺激或類似刺激，產生概念性或知覺性的反應（Mahendra, 2007）。舉例來說，「概念性促發」（conceptual priming）可能發生在我們聽到一個詞後，出現某種概念。「知覺性促發」（perceptual priming）則可能會發生在第一次看到某個詞或相似的詞時，直接把這個詞念出來（Bayles & Tomoeda, 2007）。促發之所以能夠成功，是因為藉由新皮質後區（posterior neocortex）的調節，以及下皮質結構（基底核）的協助，並不像陳述性記憶還需要仰賴內側顳葉。「一般來說，刺激的本質決定了皮質的活化區域。視覺刺激涉及下顳葉；聽覺刺激涉及右側與左側的聽覺皮質。左側的聽覺皮質處理音韻訊息，右側的聽覺皮質則處理說話者的聲音訊息。」（Bayles & Tomoeda, 2007; Carl et al., 2014）

非陳述性記憶系統也可能會以**制約反應**（conditioned response）的方式呈現。內隱記憶由簡單特徵關聯（simple feature association）與制約過程（conditioning process）所組成，包括古典制約（classical conditioning）與情緒學習（emotional learning）（Squire, Knowlton, & Musen, 1993）；意即刺激即會引發反應。舉例來說，在音樂的刺激下，可能會引發許多行為，如：跳舞。此外，小腦對於運動制約非常重要，故小腦損傷可能會影響到制約反應（Bayles & Tomoeda, 2007）。

　　習慣（habit）也可歸類在無意識、不斷重複的例行性行為範疇裡。「這些習慣常規（routine），**由紋狀體（striatum）所調節**，某一個行為會促使後續一連串的行為發生，構成鏈結。」（Bayles & Tomoeda, 2007; Carl et al., 2014; Mahendra & Apple, 2007; Sander, 2007）

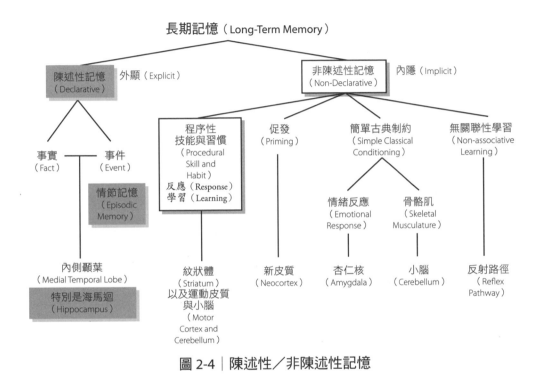

圖 2-4｜陳述性／非陳述性記憶

記憶訓練的考量：後設認知

　　後設認知（metacognition）指的是能夠觀察並評估自己認知歷程的能力，可分為三個面向：自我覺察（self-awareness）、自我監控（self-monitoring）、自我控制（self-control）。後設認知也可視為預測（predict）結果的能力。舉例來說：積木以「藍－紅－綠－綠」的顏色順序排列，受試者不會被要求回想顏色的順序，而是請他們**預測**自己是否能夠回想起顏色的

順序。又例如，要求受試者在 5 分鐘內完成 7 個連續的活動，並請受試者預測自己是否可以在時限內完成。

對於臨床復健專業人員來說，評估病人的後設認知能力並安排相關治療活動非常重要。許多臨床復健專業人員會為病人製作人生故事書（memory book），希望能夠改善其記憶；但是，病人並不覺得自己有記憶或認知的問題，因此便將人生故事書束諸高閣、棄而不用。若病人對自身行為的自我覺察或監控能力不佳，治療的進展將會相當有限（Ferbinteanu, Kennedy, & Shapiro, 2006）。

結語

「感覺記憶」有兩種功能：注意力、處理功能。「工作記憶」涉及了資訊的處理，同時也相當仰賴注意力，因此也稱為工作注意力。「陳述性記憶」由語意記憶、情節記憶、詞彙記憶所構成；「非陳述性記憶」即程序記憶，可能源自於促發、制約反應、習慣。「後設認知」指的是能夠觀察並評估自己認知歷程的能力。

Chapter 3

失智症的分期

Peter R. Johnson, Ph.D., CCC-SLP

　　對於失智症病人而言，除了正確且精準的診斷之外，「失智症分期」（dementia staging）也同樣重要。失智症病人在不同階段的表現和反應會不一樣，需要有相對應的復健方案。我們可以運用整體退化量表（*Global Deterioration Scale*，簡稱 GDS）[8] 作為失智症分期的工具。「分期」（staging）有助於臨床專業人員建立個別化復健方案的架構，還可預測病人的認知功能變化，協助追蹤病程的進展。透過觀察並瞭解病人目前所呈現的狀況來進行分期，或許是最佳的方式。每個人都是獨特的，所經歷的失智問題不同，其病程進展也有所差異（Genesis Rehab Services, 2006; Reisberg et al., 1982）。

第一階段

　　整體退化量表（GDS）將功能表現分為七個階段。第一階段（GDS 1）為正常階段，溝通能力、移動能力、行為表現、記憶功能、日常生活活動（activities of daily living，簡稱 ADLs）之功能尚符合日常需求，整體功能如同正常成人。整體退化量表的第一階段等同於艾倫認知階層（Allen Cognitive Levels）6.0。阿茲海默症病人主觀感受及客觀證據皆未出現明顯記憶缺損，在出現明顯記憶缺損之前，通常來說可維持正常功能約 50 年，功能上的對應年紀如同一般成年人（Genesis Rehab Services, 2006; Reisberg et al., 1982）。

8　譯註：本章評估工具的華文翻譯名稱，僅提供讀者參考用，並非正式授權華文翻譯名稱，亦不代表該評估工具已有華文版本，特此說明。

第二階段

第二階段（GDS 2）經常被稱為「老化性認知階段」（age-related cognitive stage），健忘（forgetfulness）是這個階段的特徵。處於此階段的人主觀上常會抱怨自己的記憶出現困難，但並沒有記憶功能缺損的客觀證據。他們也經常主訴自己有尋詞困難，然而其溝通互動、移動能力、行為表現、日常生活活動等功能通常仍符合需求。老化性記憶障礙（age-associated memory impairment，簡稱 AAMI）的狀況大致發生在 40 歲至 50 歲間，這個階段的衰退特徵是工作記憶（working memory）功能變差（正常老化所致），可能會開始比較依賴程序記憶（procedural memory）。因此，他們會更常仰賴生活儀式及常規（ritual and routine），舉例來說：隨著年紀增長，某些人可能總是坐在沙發的某一側。造成老化性記憶障礙的主要原因是缺少心智上的刺激（mental stimulation），而處於第二階段的人並不一定會確診為阿茲海默症（Cone, 2005）。整體退化量表的第二階段等同於艾倫認知階層 5.6，此階段會持續約 15 年（Genesis Rehab Services, 2006; Reisberg et al., 1982, 1984, 1986）。

第三階段

第三階段（GDS 3）的特徵為輕度認知障礙（mild cognitive impairment，簡稱 MCI），也被稱為阿茲海默症的早期混淆階段（early confusion stage）。在這個階段，已經可以藉由量化的臨床評估發現記憶力和專注力的缺損。透過深入晤談，可以得到病人記憶缺損的客觀證據，病人可能會有尋詞／命名困難（anomia）和文字理解的問題，也可能出現自我中心的行為。第三階段與前一階段間的區別在於「記憶損傷」的程度，其他的認知功能則無明顯差異。第三階段的病人與輕度阿茲海默症的病人相較時，兩者的記憶功能可能沒有明顯差異，但阿茲海默症病人在其他不同認知功能的表現上相

對較差。因此，輕度認知障礙病人的退化速度看似比一般成人來得快，但仍不及阿茲海默症病人的退化速度（Peterson et al., 1999）。

第三階段的病人在一些高度要求且犯錯容忍度低的環境中（如：職場）可能會遭遇到困難。因此，在這個階段的病人可能會出現否認和焦慮的情緒。同事可能會有所察覺，且對其不理想的工作表現頗有微詞。第三階段病人的肢體移動能力尚符合日常需求，也能夠獨立生活。整體退化量表的第三階段等同於艾倫認知階層 5.4。阿茲海默症病人估計能夠維持在這個階段約 7 年，功能上的對應年紀如同青年（Casper, 2007; Genesis Rehab Services, 2006; Reisberg et al., 1982, 1984, 1986; Rush Alzheimer's Disease Center, 2004）。

第四階段

第四階段（GDS 4）為輕至中度失智症（mild to moderate dementia），也被稱為阿茲海默症的晚期混淆階段（late confusion stage）。如同前一階段，第四階段的病人在臨床晤談時，已經能夠藉由量化的評估發現許多問題。他們不太清楚近期發生的事件，也可能忘記自己過去的事。連續相減的算數（如：連續減 7），可能因為專注力的問題而出現困難。獨自旅行和處理個人財務的能力變差，對於環境的定向感可能會需要外在的線索提示。問題解決能力也會受到影響，需要不斷地在試誤中（trial and error）修正。如果病人有動機學習，還是能夠在多次重複下習得新的資訊。

此階段的病人需要在旁人的協助下，才能完成工具性日常生活活動（instrumental activities of daily living，簡稱 IADLs），如：財務計畫、社交計畫（像是為客人籌備晚宴）。病人在日常生活中，會需要他人每日訪視並提供必要的支持才能獨立生活。固定的日常作息、習慣常規，對於病人的幫助非常大（請參見第八章）。病人或許可以例行性地執行任務，不過會漏掉某些部分，舉例來說：刷牙時，他們可能只刷牙齒，卻忘了漱口；整理儀容時，忽略看不到的部位，如：後腦杓；穿衣時，可能倒過來穿或穿反，或在穿衣的動作順序上出現錯誤。

　　第四階段的病人會被環境中的視覺提示所吸引，例如：鮮明且高對比的顏色。因此，他們的衣著可能會變得色彩鮮豔、搭配奇特，或者妝容過濃。此階段的病人還能夠獨立完成基本的日常生活活動（activities of daily living，簡稱 ADLs），如：穿衣、吃飯；然而，在自我照顧上會漏掉細節，例如：在如廁時，可能會忽略了部分步驟，需要口語的提示才能完成，而像這樣如廁的問題，會讓病人的自尊心嚴重受損。此外，會陰部自我照護的狀況也不佳（Casper, 2007; Genesis Rehab Services, 2006; Reisberg et al., 1982, 1984, 1986; Rush Alzheimer's Disease Center, 2004）。

　　病人可能會吃太快或吃太慢，而讓一起用餐的人感到不悅，他們也經常會抱怨食物。由於病人的自我安全意識不佳，故安裝安全設備可提高病人的安全性。他們容易忽略細節，可能會忘記拐杖或助行器，也會忘記為自己的輪椅煞車。然而，只要藉由熟悉的地標提示，他們還是能夠找到正確的路線。病人可能會發現自己的膝蓋關節卡卡的；走路時，軀幹可能會比較僵硬而無法旋轉（Casper, 2007; Genesis Rehab Services, 2006; Reisberg et al., 1982, 1984, 1986; Rush Alzheimer's Disease Center, 2004）。

　　病人能夠使用口語來表達自己的需求，不過可能會出現尋詞／命名困難。雖然有大量的口語表達，但比較常以自我為中心，甚至會出現虛構的情節（confabulation），並認為自己沒有任何錯誤；其閱讀理解能力也會受限。病人環顧四周的掃視能力會隨著病程的進展變得愈來愈差，在這個階段的最後，視線範圍可能只剩下 90 至 120 公分左右。病人可能會否認自己的問題，並感到生氣和焦慮，可能會常常說：「你說這樣不對，但我就是這樣做的！」或「我這樣才是對的！」憂鬱在此階段可能會益發明顯（Genesis Rehab Services, 2006; Reisberg et al., 1982, 1984, 1986; Rush Alzheimer's Disease Center, 2004）。

第五階段

第五階段（GDS 5）是中至中重度的失智症（moderate to moderately severe dementia），此階段的病人需要旁人的協助才能夠繼續生存。病人已經沒有辦法正確回憶起自己過往每個階段的生活經驗，也可能對時間和地點失去定向感，但他們或許還記得生命中對於自己或重要他人的重要事件。基本上，他們只活在當下。第五階段也被稱為「忙碌的階段」（busy stage），病人會一直不斷地踱步、遊走、抓取、伸手，或玩弄物品。他們可能會感到混淆並漫無目的地行動。此階段的病人通常無法長時間維持意念，記不得自己要完成的任務，可能也無法記起目前生活的種種，如：親近家族成員的姓名、電話號碼、地址、學校名稱等，但他們通常可以記得配偶或者孩子的名字。雖然他們對於時間和空間的定向感開始出現混淆，但保留了部分關於自己及重要他人的相關記憶。此階段的病人在算數上會出現嚴重困難，例如：無法從 40 開始連續減 4，或者從 20 開始連續減 2。他們或許能夠遵循部分指令，但在離開相關情境後便無法做到。通常來說，此階段的病人若沒有旁人的協助，他們便無法生存（Genesis Rehab Services, 2006; Reisberg et al., 1982, 1984, 1986; Rush Alzheimer's Disease Center, 2004）。

他們會出現一些不斷重複的動作，像是玩弄物品或四處遊走。病人可能以為他們的年紀在 20 歲到 40 歲之間，或者以為自己正在執行某個任務，因此他們會出現不斷尋找的行為。如果照顧者對病人來說並不熟識，他們可能變得疑神疑鬼或焦躁不安。他們不知道自己身在何處，所以可能也害怕獨處。病人可能會不斷地詢問：「我的媽媽在哪裡？」「我現在應該要去哪裡？」「你知道去辛辛那提的火車在哪裡搭嗎？火車快來了，我上班要遲到了！我應該要從這個門出去嗎？我要去哪裡？這裡是辛辛那提嗎？」此外，也常出現不適當的性猥褻動作，這與病人的妄想有關。憂鬱也相當常見（Genesis Rehab Services, 2006; Reisberg et al., 1982, 1984, 1986; Rush Alzheimer's Disease Center, 2004）。

　　第五階段病人的溝通能力受到嚴重影響，病人可能無法命名某些物品。他們幾乎失去完成任務的概念，需要頻繁的口語提示來逐步完成任務。在提供直接示範的情境下，病人遵循指令的表現較佳（Genesis Rehab Services, 2006; Reisberg et al., 1982; Rush Alzheimer's Disease Center, 2004）。病人會出現嚴重的尋詞／命名困難，可能與詞彙能力受損有關，他們的描述會不斷地圍繞某個事件，但始終無法講出確切的詞彙。在說故事時，他們可能才剛開始說，思緒就會中斷，無法把故事講完。病人說出的句子之間可能沒有關聯或出現亂語（jargon），即便聽者難以理解，但他們仍然會不斷地說。一般來說，他們可能仍然可以命名熟悉的物品名稱，但無法回答過於細節的問題。他們說出的話往往難以理解。若溝通夥伴能避免使用抽象的詞彙、代名詞、複雜的故事，將有助於和此階段的病人溝通（Genesis Rehab Services, 2006; Reisberg et al., 1982, 1984, 1986; Rush Alzheimer's Disease Center, 2004）。

　　第五階段的病人在日常生活活動中會需要大量的協助，如：選擇合適的衣服、如廁；然而，他們通常會抗拒別人的照顧。他們需要以結構化的方式來更換衣物、保持清潔。病人或許可藉由視覺提示／可預測的結果等方式來學習相關流程，但卻無法類化到新的情境中。

　　雖然，此階段的病人能夠執行相對具體的任務或社交活動；但無論是如廁或者挑選衣服，都需要旁人的協助。病人可能會不喜歡洗澡而拒絕洗，也可能沒辦法完成某些日常任務，例如：刷牙時，可能刷到一半就突然停下來；穿衣時，也可能會將衣服反過來或倒過來穿。此外，他們可能會穿上自己所有的衣服，或者完全脫光光。病人也可能無法依序完成任務；然而，卻可以藉由仍保留下來的程序記憶功能，完成例行的任務，如：摺毛巾、簡單拼圖。

　　第五階段的病人無法獨立規劃或組織任務。此外，他們也沒有辦法注意到錯誤，或者解決問題，且缺乏自身安全意識。進食過程會遇到困難；病人可能會玩弄食物、從別人的盤子拿走食物，也可能會把玩桌上的擺飾、將擺飾拿來吃，或者到處找食物來吃。用餐時，需要持續將病人的注意力導回到目前的進食活動上。在這種狀況下，安排進食的認知－進食復健方案將會有

所幫助（參見第七章）。

第五階段的病人在進食前需要事先布置、調整環境，他們可能會需要持續的口語提示才會開始進食。如果沒有持續提醒病人喝水或吃飯，可能會發生脫水、體重減輕的狀況。此階段的病人在進食過程中很容易分心，或被外在刺激影響而有過度反應，如果在進食場所附近有其他聲音或活動，病人的注意力很可能會被轉移而盯著別處，完全忘了繼續進食。

第五階段（以及第六階段）的病人能夠維持再認記憶（recognition memory），但無法回想（recall）。病人的程序／習慣記憶較可能會被保留下來。此外，病人雖然還能夠記得過往，但無法記得近期的事件。他們容易分心，維持話題有困難，也可能會有視知覺和嗅覺功能的缺損（Casper, 2007; Genesis Rehab Services, 2006; Rush Alzheimer's Disease Center, 2004）。

第五階段（或在失智症病程中期）的病人不喜歡被限制，他們喜歡走來走去，但可能會因為移動能力受限，走路時無法移動或旋轉頭部、頸部、軀幹，因此沒辦法環顧周遭的環境。這些病人難以自己停下步伐，所以在走路的時候容易絆倒，也可能如同帕金森氏症病人一樣有起步的困難。

第五階段的病人，可能因為無法了解安全注意事項、障礙物或複雜的狀況，屬於跌倒的高風險族群。他們也可能無法意識到自己需要幫助。對於這些病人，需要注意及預防的高風險問題，包括：意外、中毒、被尖銳物品刺傷、逃家等（Genesis Rehab Services, 2006; Rush Alzheimer's Disease Center, 2004）。病人可能會用自己的雙手直接把玩物品，或使用異於常人的方式來抓握物品。他們可能會覺得冷，且需要較長的時間來適應調節。一般來說，病人無法維持同一個動作超過一分鐘（Genesis Rehab Services, 2006; Reisberg et al., 1982, 1986; Rush Alzheimer's Disease Center, 2004）。阿茲海默症病人在這個階段估計能夠維持約 18 個月，功能上的對應年紀約為 5 至 7 歲。病人的視野可能會受限在 30 至 35 公分左右，因此，許多病人的行為反應失控，可能是因為專業或非專業照顧者不瞭解病人的視野已受到限制，卻不斷在其視野範圍之外給予指令或要求回應所導致（Rush, 2004; Genesis Rehab Services, 2006; Reisberg et al., 1982, 1984, 1986）。

第六階段

　　到了第六階段（GDS 6）時，病人的認知功能已達到中重度至重度衰退（moderately severe to severe cognitive decline），也被稱為「感官階段」（sensing stage）。病人可能已經無法思考，僅藉由感官來感受外在和內在的刺激，外在刺激出現時，只會有反射性的回應。此階段的病人可能會喜歡粗大動作的肢體活動，如：搖擺。他們可能不知道如何使用物品。基本上，病人處在低功能狀態（low functioning），其行為多是為了尋求舒適。

　　第六階段的病人對於近期發生的事件，大部分都沒有印象。他們也許對自己的名字會有反應，但可能忘記配偶的名字（Genesis Rehab Services, 2006; Reisberg et al., 1982, 1986; Rush Alzheimer's Disease Center, 2004）。一般來說，病人對於周遭環境發生的事毫無覺察。他們或許可以區分熟悉與陌生的人。注意力測驗中，不論從 10 倒數回 1，或者從 1 數到 10，對他們而言都有困難。對於自己過去的生活可能也只有模糊的印象。

　　在失智症病程較晚期的時候，病人說話的清晰度會變得非常差，可能會說話含糊不清、前後不連貫，類似失語症的表現。他們也已經無法遵循絕大多數的口語指令。這些病人因為周邊的視野受到限制，可能只會對站在他們正前方的人有回應。一般來說，病人的注意力廣度（attention span）不佳，且容易被移動的物體吸引而分心。病人靠著觸覺和他人建立連結。此外，他們可能會回應簡單的是非問題，對於說話者聲音的語調或肢體語言通常比較有反應。因為程序記憶功能被保留，當出現與某首歌曲相關的訊息時，他們常常就能唱出那首歌。此階段的病人對音樂或重複性的韻律，可能會有反應。

　　此階段的肢體移動能力方面，病人應可站立、行走、坐直等。他們仍具有翻正反射（righting reflex），但平衡感不是非常理想，其步態不斷改變的狀況可能相當明顯。此外，他們會歪向某一側走路，害怕跌倒。高功能的「感官階段」病人可能會漫無目的地走來走去，或是前後搖擺；低功能的病人，可能只會以做鬼臉或瞥視來回應。失智症病程晚期的病人多數喜歡粗大

動作的肢體活動，且不具任何目的性（Genesis Rehab Services, 2006; Reisberg et al., 1982, 1984, 1986; Rush Alzheimer's Disease Center, 2004）。

　　對於此階段的病人來說，在協助下還是有機會能夠自己進食，特別是無需餐具、可以直接用手拿來吃的食物（finger food），對他們來說更加容易。到了此階段更晚期時，病人或許還是可以使用杯子喝東西；而進展到此階段末期時，因為仍有吸吮反射，病人可能還能夠使用吸管喝東西。基本上，此階段的病人已經無法自己著裝或扣鈕扣；然而，他們或許還能在照顧者提供照護時，自己站立、移動四肢、維持姿勢，來減輕照顧者的負擔。進入此階段晚期時，可能會出現夜間失禁，接著在白天也會有失禁的情形。除了經常性的失禁外，病人也會需要協助著裝、清潔會陰、移位至馬桶。病人可以自己抓住安全抓桿，讓照顧者比較省力輕鬆。

　　病人到了此階段晚期會出現性格和情緒的改變，包括：強迫症候群、幻覺、妄想等。病人也可能會到處遊走、翻找物品，他們會想要尋找熟悉的東西，拒絕所有陌生的物品。在這個階段，病人一般來說已經喪失「自我」。阿茲海默症病人，估計能夠維持在這個階段約 30 個月；功能上的對應年紀在第六階段的初期約為 5 歲，到了末期則為 24 至 36 個月齡（Genesis Rehab Services, 2006; Reisberg et al., 1982, 1984, 1986; Rush Alzheimer's Disease Center, 2004）。

第七階段

　　到了第七階段（GDS 7），認知功能極重度衰退（very severe cognitive decline）。此階段的病人已經喪失絕大部分的語言功能；說話時，可能只剩下少數幾個不清楚的字詞，主要以喊叫或呻吟的方式來表達。

　　在這個階段，病人的肢體移動能力還足以在床上翻身、抬起身體的某些部位，但基本上已經喪失了運動功能，大腦沒有辦法傳達指令使身體做出動作。病人會開始出現皮膚損傷、攣縮、喪失吞嚥功能。

　　病人的日常生活活動需要完全依賴他人，包括進食。若進展到更嚴重的

階段，可能會使用管灌的方式來攝取營養。

　　病人可能會出現攻擊行為（如：打人），且已經無法起身行走、微笑、坐起。此階段已經處於無意識狀態。功能上的對應年紀在第七階段初期約等同 15 個月齡，到了末期則約為 4 至 12 週齡（Genesis Rehab Services, 2006; Reisberg et al., 1982; Rush Alzheimer's Disease Center, 2004）。

Chapter 4

艾倫認知階層的實際應用

Patrice S. Platteis, MBA, OTR/L、Peter R. Johnson, Ph.D., CCC-SLP

概述

艾倫認知階層篩檢（Allen Cognitive Level Screens-5，簡稱 ACLS-5）[9]是由職能治療師 Claudia Allen 所發展，其階層的設計，旨在「提供可快速量測學習潛能、整體認知處理功能、行為表現能力之方式」（Allen et al., 2007, p. 10）。這些階層能為病人的行為、認知能力進行系統化的評分，並依照功能表現予以分級。艾倫認知階層是基於研究與臨床經驗所發展而成，本章將討論如何把艾倫認知階層運用到我們日常所照護的認知衰退病人。照顧者或臨床專業人員在提供服務或治療時，為病人所設定的目標經常不是高估病人的能力，不然就是低估病人的程度，這些都可能會導致失智症病人過度失能（excess disability）、沮喪、憤怒，或出現一些負面的行為反應。如果能夠有效地運用艾倫認知階層，便能引導臨床專業人員和照顧者更適切地幫助病人，提升病人的表現、功能、生活品質。艾倫認知階層透過觀察病人在日常功能性活動（functional activities of life）中的行為表現，以評估病人的認知處理功能（cognitive processing）。當病人處理訊息的過程中出現問題，職能表現也會受到影響。因此，為確認病人現階段的認知階層，臨床專業人員可以觀察病人在「認知」（cognition）、「功能表現」（performance）、「處理」（process）等不同面向的行為，評估項目一般包括（但不限於）：

9　譯註：本章評估工具的華文翻譯名稱，僅提供讀者參考用，並非正式授權華文翻譯名稱，亦不代表該評估工具已有華文版本，特此說明。

- 遵循指令
- 維持注意力
- 調控
- 命名
- 高層次認知功能（如：複製模型）
- 精細動作、抓握
- 知覺功能（如：空間定向、主題背景區辨、視覺－運動能力）
- 處理功能（如：自我修正、開啟／終止活動）（Bertrand, 1997）

艾倫認知階層

　　艾倫認知模型分為六個艾倫認知階層（Allen Cognitive Levels，簡稱 ACL），每個階層有各自的樣態（mode），譬如階層一包括不同的樣態：ACL 1.0、ACL 1.2、ACL 1.4 等。階層愈高表示功能愈佳；樣態的分數會隨任務複雜度而有所增加。以下將進一步介紹各個階層。六個艾倫認知階層如下：

　　階層一：自發性動作
　　階層二：姿勢性動作
　　階層三：操作性動作
　　階層四：目標導向活動
　　階層五：獨立學習
　　階層六：計畫性活動（Bertrand, 1997）

◑ 階層一：自發性動作

　　階層一是自發性動作（automatic action），此階層關乎生存及保護機制，多為原始反射（primitive reflex）。從 ACL 1.0 到 ACL 1.8 的進程，類似於嬰兒出生後第一年的發展歷程（Genesis Rehabilitation Services, 2006）。階層一各個樣態所呈現的功能，如下所示：

ACL 1.0：遇到刺激有縮回的動作

ACL 1.2：對刺激有反應

ACL 1.4：能指出受到刺激的位置

ACL 1.6：能在床上移動

ACL 1.8：能將肢體抬起（Bertrand, 1997）

階層一的病人，藉由感官刺激才會出現回應，對於有害的刺激會出現縮回的動作。這些病人只剩下非口語反應，可能僅會對身體內部疼痛、外在刺激（如：觸覺）有所反應，需要完全依賴他人才能夠生存，此階層的時間約莫持續 2 年。對照整體退化量表（*Global Deterioration Scale*，簡稱 GDS）相當於第七階段（GDS 7），認知功能極重度衰退（Genesis Rehabilitation Services, 2006）。根據美國聯邦醫療保險（Medicare）指引，此階層屬於完全協助（total assistance）階段。

⚭ 階層二：姿勢性動作

階層二是姿勢性動作（postural action），此階層的病人會嘗試控制自己的粗大動作，如：坐、站、走、運動等。病人可能會喜歡有節律性的動作，如：擺動。由於軀幹控制及平衡能力的缺損，導致病人有安全上的疑慮，具有高度跌倒風險。然而，病人能夠注意到本體感覺的提示；他們可以走路、自己進食、尋求外在的感覺刺激及觸碰、克服地心引力來做出動作等。他們能夠接收到感覺的輸入，且多數以非口語的方式溝通。許多在這個階層的病人，視野會受到侷限，視野範圍通常只有 30 至 35 公分左右。對照整體退化量表相當於第六階段（GDS 6），認知功能重度衰退（Genesis Rehabilitation Services, 2006）。

根據美國聯邦醫療保險指引，此階層落在重度協助（maximal assistance），且需要持續的口語、視覺、觸覺等提示。階層二各個樣態所呈現的功能，如下所示：

ACL 2.0：克服地心引力

ACL 2.2：站立並出現翻正反應（righting reaction）

ACL 2.4：行走

ACL 2.6：行走至特定位置

ACL 2.8：運用欄杆或扶手來支撐（Bertrand, 1997）

❷ 階層三：操作性動作

　　階層三是操作性動作（manual action），此階層的病人會去抓取物品，起先抓握的能力還不穩定，但在經過練習後便能成功達成。他們喜歡把玩物品以及不斷重複動作，專注於手指對掌（finger opposition）、協調性的手部大動作，但這些操作性動作也可能使病人感到混淆。

　　階層三的病人可參與知覺性活動，例如：分類不同的顏色、形狀、大小，或將物品排成一列。病人可能會注意到自身動作的因果關係。當病人在手中操作物品時，手上的動作可以持續一分鐘以上。

　　此階層病人的視野約莫 35 公分左右。他們可能會日夜顛倒，也無法識別危險。對照整體退化量表相當於第五階段（GDS 5），認知功能中重度衰退。根據美國聯邦醫療保險指引，等級落在中度協助（moderate assistance），需要持續的口語提示，間歇式的視覺及觸覺提示。階層三各個樣態所呈現的功能，如下所示：

ACL 3.0：能抓握物品

ACL 3.2：能分辨物品

ACL 3.4：能操弄物品持續一段時間

ACL 3.6：能注意到動作對物品產生的影響

ACL 3.8：能運用物品來完成活動（Bertrand, 1997）

❷ 階層四：目標導向活動

　　階層四是目標導向活動（goal directed activity），此階層的病人能夠聆聽並遵循指令。若病人的功能落在此階層的中間階段，病人可能只需要每日的

追蹤確認或輕度協助，便能獨立生活。病人不僅能夠遵循指令，也會提出問題，如：「然後呢？」

他們能夠將數個動作串連起來，一個動作接一個動作地完成活動任務。此階層的病人會特別在意自己所擁有的事物。對照整體退化量表，大致等同於第四階段（GDS 4），但同時包含了第五階段（GDS 5），故某些向度的認知功能為中度衰退，某些則為中重度衰退。

根據美國聯邦醫療保險指引，此階層落在輕度協助（minimal assistance），需要間歇式的口語提示。階層四各個樣態所呈現的功能，如下所示：

ACL 4.0：在短時間的活動中，自己按照步驟依序完成

ACL 4.2：區辨活動中不同的部分

ACL 4.4：完成目標

ACL 4.6：環顧四周並察看

ACL 4.8：記憶新的活動步驟（Bertrand, 1997）

❷ 階層五：獨立學習

階層五是獨立學習（independent learning），此階層的病人能夠調整精細動作，嘗試並探索新的行為。病人清楚知道社交規則與人際關係，也能夠意識到行為的後果，並重視自己的安全。

對照整體退化量表，此階層大致等同於 GDS 第二階段（GDS 2）與第三階段（GDS 3），極輕度及輕度的認知功能衰退。根據美國聯邦醫療保險指引，ACL 5.4 的病人需要從旁適時的協助（standby assistance），ACL 5.6 或功能更好的病人則可獨立生活。階層五各個樣態所呈現的功能，如下所示：

ACL 5.0：學習改善動作／行動的成效（自我修正）

ACL 5.2：學習優化動作／行動的細節

ACL 5.4：自我引導學習

ACL 5.6：考量社會標準

ACL 5.8：諮詢他人意見（Bertrand, 1997）

✑ 階層六：計畫性活動

階層六是計畫性活動（planned activity），處於此階層的人能夠進行抽象及象徵性思考，意識到自己行為可能產生的結果，並會為了「更大的利益」採取行動。對照整體退化量表，大致等同於 GDS 第一階段（GDS 1），無認知功能衰退（Genesis Rehabilitation Services, 2006）。

功能表現

建議讀者可以閱讀由 Claudia Allen、Tina Blue 與 Catherine Earhart 合著的 *Understanding Cognitive Performance Modes* 這本書，該書中描寫不同階層／樣態病人在以下活動中的實際功能表現：

✑ 日常生活活動（activities of daily living，簡稱 ADLs）

- 進食
- 盥洗及修飾儀容
- 沐浴
- 穿衣
- 如廁

✑ 功能性移動能力（functional mobility）

- 移位
- 行走
- 治療性運動
- 感覺－動作技能

✑ 工具性日常生活活動（instrumental activities of daily living，簡稱 IADLs）

- 休閒

- 社交計畫
- 個人計畫

該書中也會根據病人在不同 ACL 的能力表現，列出功能性目標來進行討論。治療方法也依照上述功能表現的各個面向分別說明，其中包括了許多自我照顧的活動：用餐、口腔清潔、盥洗及修飾儀容、穿衣、沐浴、如廁。該書也囊括其他治療方法，如：現實導向、溝通、輔具、照顧者訓練。此外，也有相當詳盡的安全注意事項。

我們接著更深入討論艾倫認知階層 ACL 4.6。在這個階層的病人即使有其他的共病症，也能夠藉由每日的追蹤確認以及極少的協助下獨立生活。以下節錄自 *Understanding Cognitive Performance Modes*（Allen, Blue, & Earhart, 1998）書中的內容，並針對 ACL 4.6 的功能表現，進行概要描述：

▌ 進食──ACL 4.6

在要求下，病人會調整自己吃飯的速度，但可能沒辦法一直維持。他們也會嘗試用各種方式來打開特殊容器，或者試著更有效率地使用餐具把食物切成塊狀，但最終可能都無法成功。病人可能會願意改變食物的選擇或者調整飲食。他們能夠望向坐在桌子對面的人與其交談，或者找到想要的食物（Allen et al., 1998, p. 99）。

▌ 盥洗及修飾儀容──ACL 4.6

病人會自己盥洗及修飾儀容，但是可能會想要改變原有的方式，例如，病人會想要改變髮型或妝容的風格。他們會環顧四周並察看環境中可用來盥洗及修飾儀容的物品，並嘗試新的產品或工具，但很多時候可能會因為動作計畫出現困難而無法有效地使用某些工具（如：牙線、睫毛夾）。他們也會想要幫自己剪頭髮或染頭髮，但效果往往不盡理想（Allen et al., 1998, p. 99）。

▌沐浴──ACL 4.6

病人可能會思考並調整自己沐浴的頻率，例如：如果天氣比較熱，或者活動比較多的時候，洗澡頻率會變高。當他們在盥洗時，會察看周遭環境，或在架子上尋找沐浴用品，也會願意嘗試使用新的或不熟悉的產品。他們也可能發展出新的洗澡順序，如：在沐浴空間中，預先把所需用品擺放在隨手可及的地方；為了安全，洗完澡會在淋浴間把身體擦乾，然後在浴室清洗浴巾及其他用品（Allen et al., 1998, p. 99）。

▌穿衣──ACL 4.6

病人能夠在抽屜或櫃子裡找到衣物，為自己常穿的衣服搭配不同的鞋子、襯衫、珠寶首飾等，但可能不會在意整體搭配是否合適，也不覺得自己奇裝異服。病人可能會穿上過緊的衣服，如：縮水的褲襪或毛衣。病人可能也會丟掉某些飾品，因為穿戴這些飾品需要用到精細動作，像是：珠寶的扣環、服飾扣件、皮帶扣、絲襪等。然而，病人或許能夠執行某些需要空間概念的技巧，如：扣好副木的繫帶、圍圍巾、打領帶等（Allen et al., 1998, p. 99）。

▌如廁──ACL 4.6

病人可能會在視線可及的範圍內察找，看看是否能夠找到需要的東西，如：衛生紙、擦手紙、給皂機、公共廁所的標誌，但如果物品並非接近視線高度或在視線範圍內，病人可能會找不到。當旁人建議減少衛生紙或擦手紙的用量並說明理由後，他們可以欣然接受（Allen et al., 1998, p. 100）。

▌功能性移動能力──ACL 4.6

相較於 ACL 4.4，此階層的病人能夠以較快的速度學會移位的步驟順序。在經過重複的指導後，病人能夠正確使用輪椅的煞車。他們需要頻繁的口語提示，來協助調整動作；讓此階層病人使用移位滑板時，需要確認病人

的安全性、預計擺放的位置，並考量空間上的安排（Allen et al., 1998, p. 100）。

由於病人的記憶功能相對較佳，故能夠學習如何使用標準的助行器或者前輪助行器。他們可以自行調整助行器的位置以及推進時需要的力量，但若要能夠類化，還是需要頻繁的提示。病人也需要在重複的口語提示及指導下，才能夠順利避開環境中的障礙（Allen et al., 1998, p. 100）。

▋ 休閒──ACL 4.6

我們可以藉由改變活動的型態，或運用病人熟悉的工具，來設計個別化的活動；此階層的病人能夠參與具體、簡單的遊戲，對於熟悉的遊戲，甚至能夠運用策略。因此，過去精熟橋牌的病人，若記憶功能尚佳，還是有辦法玩橋牌（但可能需要仰賴其他人來幫忙記牌或記花色）（Allen et al., 1998, p. 101）。

上述所提及的內容，可幫助我們理解為病人進行「階層分級」的效用，並藉此推估病人可能會出現何種樣態的表現。接下來，我們該怎麼進行分級呢？

如何為病人分級

欲判定目前病人功能的階層，可採用以下三種方式：

1. 正式評估：使用艾倫認知階層篩檢（ACLS-5）及艾倫診斷模組（Allen Diagnostic Module，簡稱 ADM）（Earhart, 2006）。

2. 依觀察回推對照：觀察日常生活活動（ADLs）、工具性日常生活活動（IADLs）和其他職能表現，並對照**艾倫認知階層**（ACL）來確認病人所屬的功能階層。

3. 使用本章末的表 4-1：將艾倫認知階層（ACL），與整體退化量表（GDS）、Rancho 認知功能階層、整體評估量表（GAS）、美國聯

邦醫療保險肢體功能協助需求程度百分比、美國聯邦醫療保險認知功能協助需求程度百分比等進行比較。

ꝏ 正式評估

評估艾倫認知階層時可運用兩種工具：(1)艾倫認知階層篩檢（ACLS-5）與(2)「餐墊測驗」（Placemat Test）。ACLS-5 常被稱為「皮革測驗」（Leather-lacing Test），而餐墊測驗在艾倫診斷模組（ADM）的正式名稱為「帆布餐墊測驗」（Canvas Placemat）（Earhart, 2006）。

在施測艾倫認知階層篩檢時，受試者需要注意聽及注意看，觀察施測者如何將皮繩以不同的方式縫在皮件上；其中有三種不同的縫法，並會逐步增加難度。許多研究都曾使用過這個篩檢方法（Allen et al., 2007; Josman & Katz, 1991; Josman & Bar-Tal, 1997; Kehrberg, Kuskowski, Mortimer, & Shoberg, 1992）。儘管如此，艾倫認知階層篩檢並不算是標準化評估工具。

艾倫診斷模組（ADM）是由 Earhart 所發展，指導手冊中提到「在 1992 年，Claudia Allen 為了協助臨床工作繁重的治療師，發展出手作流程及配件組作為評估的工具，用以確認艾倫認知階層篩檢（ACLS-5）的結果，於病人的各樣態表現中進行活動分析（Allen, Earhart, & Blue, 1992），作為設計手工藝活動、執行流程、確認評分標準的基礎。」（Earhart, 2006, p. A8）

換句話說，艾倫診斷模組是用來驗證艾倫認知階層篩檢的篩檢結果。艾倫診斷模組包括了 34 種「標準化」的手作活動，按照一定程序來準備、執行、給予指導語。其中詳細的「評分標準」提供評分者需要觀察的特定行為，這些需要觀察的行為是按照艾倫認知階層來分級，並製表詳列不同認知階層中相對應的行為表現。

Earhart 和 Allen 與美國手作工藝公司（S & S Arts and Crafts）合作，設計了 34 個手工藝活動。艾倫診斷模組中列出每個手工藝活動的訂購序號，可對應到公司型錄中的商品編號。有許多人（特別是男性），不太願意接受艾倫認知階層篩檢中需要縫編皮革的測試，但手工藝的美好在於：無論是誰，總是能夠在這 34 個手工藝的評估活動中，找到自己喜歡的項目。

雖然，艾倫診斷模組原本的設計，是用來驗證艾倫認知階層篩檢的篩檢結果，但本章作者也會直接單獨使用這些手工藝活動，來瞭解病人的認知功能階層。

我們在前面已經舉例討論了艾倫認知階層 ACL 4.6，大家應該還記得此階層的病人只需要極少的監督或每日的確認，在稍有協助的生活環境中就能夠獨立生活。以下為艾倫診斷模組中階層 ACL 4.6 的手工藝評估活動：

- 帆布餐墊測驗（表現最佳的狀況為階層 4.6）
- 遮陽帽測驗（Visor）（表現最佳的狀況為階層 4.6）
- 泡棉鈕扣書籤（Foam Button Bookmark）（表現最佳的狀況為階層 4.6）
- 皮革鑰匙圈（Leather Key Fob）（若病人能在 15 至 30 分鐘內完成，能力為階層 4.6）

「帆布餐墊測驗」是一個相當好的評估方式，能夠概括描繪出所觀察到的行為，並判別病人的功能階層。評估一開始會先給病人看一個已經完成的範本。第一個任務是按照評估者的示範，將帆布四周邊緣的線逐一抽出，直至近似範本大小的尺寸。

評估時，會觀察病人是否不需要任何進一步的指導，就能完成任務；或者，病人會停下來，要求再示範一次；抑或病人需要持續地給予提示，才能夠完成。最後，病人把不同形狀的布片擺好，黏到帆布上，就完成餐墊。

擺放不同形狀的布片，涉及空間知覺、形狀和顏色分類、主題背景區辨等能力，以及一連串認知－知覺、視覺－運動的任務。根據艾倫認知階層，為病人評估及分級的判斷標準在於：病人是否能複製樣式、將不同形狀以正確的方向擺放、挑選正確的尺寸與顏色等等，甚至，使用多少膠水，也是評估分級的一部分。

這些評估其實都相當有趣，病人也經常不知道自己正在被測試。此項評估的指導語，不只能評估病人的認知表現，也能瞭解他們的視覺－空間技巧、視覺－運動技巧、遵循指令的能力，以及測驗當中與評估者溝通互動的能力。

∞ 依觀察回推對照

依照觀察回推對照（working backward），也是有效判斷病人能力的方法之一。*Understanding Cognitive Performance Modes*（Allen, Blue, & Earhart, 1998）此書中，依艾倫認知階層清楚地描述了日常生活活動（ADLs）、工具性日常生活活動（IADLs）、功能性移動能力、移位、休閒活動等功能表現。其中的溝通、現實導向等部分，非常適合語言治療師使用，在觀察中回推並對照病人的能力。

職能治療師可以在剛開始幾次的治療介入中，觀察病人的功能表現，並將病人的行為對照認知功能表現的階層與樣態。舉例來說，當職能治療師在幫助病人練習盥洗及修飾儀容時，若病人表現出如下的行為，是屬於哪一個認知功能階層？

若病人：

- 可以啟動並依照熟悉的順序完成動作，像是：梳頭髮、刮鬍子、剪指甲、洗臉。
- 盥洗及修飾儀容時，工具需要在視線內且伸手可及之處（此為「準備」層面的協助）。
- 沒辦法規律地在恰當的時間自己開始盥洗或修飾儀容。
- 在刮鬍子或梳頭髮時，會遺漏頭部的後方及側邊。
- 在刷牙時，會忽略牙齒上的菜渣沒有刷到。
- 在使用剃刀時，會割傷自己。
- 僅能在沒有變動的狀況下，執行例行的活動（即認知彈性較差）。

上述病人的行為節錄自 *Understanding Cognitive Performance Modes*（Allen, Blue, & Earhart, 1998），這位病人的認知功能應屬於 ACL 4.0。病人會需要極少量預備階段的協助，並仰賴口語提示來維持其自我照顧活動的穩定性、知道現在幾點幾分、注意到盥洗或修飾儀容時被遺漏的區域。此階層的病人可能不太會注意到自己的安全問題。

℃ 與其他分級工具相互對照

　　臨床復健專業人員可以將艾倫認知階層，與不同的認知、失智症分期工具比較。本章末的表 4-1 將不同的認知評估工具與艾倫認知階層進行比較，包括了：Rancho 認知功能階層（*Rancho Levels of Cognitive Functioning*）、整體評估量表（*Global Assessment Scale*，簡稱 GAS）、整體退化量表（*Global Deterioration Scale*，簡稱 GDS）、Reisberg 阿茲海默型失智症階層（*Reisberg's Stages of Dementia of the Alzheimer's Type*，簡稱 Stages of DAT）、美國聯邦醫療保險肢體功能協助需求程度百分比、美國聯邦醫療保險認知功能協助需求程度百分比。

　　若我們評估了一位病人，他的功能表現落在整體退化量表的第五階段（GDS 5），我們可以在表格裡找到整體退化量表 5 的欄位，然後向左對照，就可以知道此病人的艾倫認知階層為 4.0。若參閱 *Understanding Cognitive Performance Modes*（Allen, Blue, & Earhart, 1998）書中 ACL 4.0 的部分，就能夠知道此階層的病人在認知功能上需要 42% 的協助。

　　處於這個功能階層的病人需要 24 小時的監控。該書中提到，在日常生活活動中運用精細動作來操作物品時，需要 8% 的肢體協助；書中還依據病人能力列出了相對應的功能性目標及治療方法。

　　治療方法包括了自我照顧：用餐、口腔清潔、盥洗及修飾儀容、穿衣、沐浴、如廁；移動能力則分為移位、行走、運動治療、感覺－運動技巧；工具性活動，如：社交計畫、個人計畫等。此外，也涵蓋了現實導向、溝通、輔具、照顧者訓練等不同面向的治療方法，以及安全注意事項。每一階層都有相對應的內容，能夠幫助臨床復健專業人員依據艾倫認知階層（ACL）以及整體退化量表（GDS），設計精準的治療介入計畫。

實務應用

꩜ 日常協助層級

對於以人為本、強調個別化的照護機構來說，艾倫診斷模組（ADM）的評估結果，能夠幫助其工作人員瞭解新進住民所需的協助程度。一般來說，機構護理師會在訪視復健中心時，評估病人是否有入住機構之需求；護理師會回顧醫療紀錄，瞭解目前護理及復健治療的狀況，填寫相關表格，決定病人需要協助的程度。

大部分的照護機構會把協助程度分為四或五級，不同的級別可能會需要不同的費用。協助的層級可分為：

- 第一級：藥物處置。
- 第二級：包括第一級，加上 1 至 2 種日常生活活動需要協助。
- 第三級：包括第一級，加上 2 至 3 種日常生活活動需要協助。
- 第四級：包括第一級，加上 3 至 4 種日常生活活動需要協助。
- 第五級：包括第一級，加上至少 4 種日常生活活動、行走需要協助，需要每 2 小時確認一次狀況等。

許多時候，機構護理師可能會低估新進住民需要協助的程度。病人在復健中心時所表現出來的能力，可能會因為到了新的環境而有所變化，甚至需要更多的協助，其錯估的結果可能會影響到住民或機構的安全。

當確認了病人的狀況適合入住機構，臨床復健專業人員會遵循醫囑，為病人建立職能檔案，並確認何種手工藝活動適合病人。接著，藉由認知功能階層評估，瞭解病人目前的認知功能階層為何，舉例來說：帆布餐墊測驗完成後，就能夠依據病人的表現確認其認知功能階層。此時，若護理與復健兩個部門之間能夠密切合作，便可達到雙贏的局面，如：

- 照護機構人員能夠確認住民所需要的協助程度，並清楚地向家屬解釋。

‧ 可以提高新進住民入住機構時的安全性，避免跌倒或其他的意外發
  生。
‧ 新進住民入住機構之前，復健團隊成員已事先評估過。

功能維持計畫

　　使用本章末的表 4-1，結合整體退化量表（GDS）和艾倫認知階層
（ACL），有助於設計功能維持計畫（functional maintenance program，簡稱
FMP）。功能維持計畫應將病人的認知功能納入考量，其目的在於：復健的
過程中，讓照顧者能夠獲得他們所需的技巧，幫助病人維持復健療效，使病
人達到最高的認知功能階層及最佳的生活品質。

　　此外，也應該提供照顧者相關的指引，如：提供安全注意事項、列出目
前病人所具備的能力（依據艾倫認知階層）。若病人在生活上的功能表現有
所改變，功能維持計畫就應該要隨之更新。

　　病人可能會因為藥物、環境改變、與室友或其他住民的關係、疾病狀態
改變、胰島素濃度變化、心煩的事情、恐懼或悲傷等心理因素，導致認知功
能變差；病人也可能因為更換藥物、季節轉換、與家庭成員或室友的和解、
轉移至新的機構、疾病病程變化，而使得認知功能變好。

　　功能維持計畫除了確認病人所屬的艾倫認知階層外，還需要列出病人的
能力、計畫目標、其他特殊說明等。功能維持計畫的目標在於提供跨專業團
隊精準、有效的指引。讀者可以參考 *Understanding Cognitive Performance Modes*
（Allen, Blue, & Earhart, 1998）一書中所提供功能維持計畫的範例。

結語

　　艾倫認知階層列出了病人在不同認知功能階段中相對應的行為，可作為
臨床復健專業人員的指引，用以確認病人的功能階層，使得復健治療目標更

加聚焦，也讓機構照護人員瞭解病人需要協助的程度。討論病人的能力時，可以分為三個面向：

- 病人能做到什麼（what the person can do）
- 病人願意做什麼（what the person will do）
- 病人有可能做什麼（what the person may do）

「病人能做到什麼」指的是病人於艾倫認知階層的能力；「病人願意做什麼」指的是病人願意接受，且與病人自己有關的事情；「病人有可能做什麼」指的是還有哪些可能性，例如判斷病人的社交能力是否足以參與某些活動。此外，臨床專業人員還是需要詢問病人，他們自己想要做些什麼。

艾倫認知階層囊括了病人行為的所有面向。臨床復健專業人員在擬定治療計畫以前，需要先瞭解病人所有面向的能力。艾倫認知階層可參照並結合整體退化量表（GDS）來進行評估，為不同功能階層的病人提供最佳的治療處置。除此，評估時也可一同對照其他量表，如：Rancho 認知功能階層、整體評估量表（GAS）、美國聯邦醫療保險認知與肢體功能協助需求程度百分比。

表 4-1　各評估量表與艾倫認知階層的對應比較表

艾倫 認知階層 (ACL)	美國聯邦 醫療保險 認知功能協助 需求程度(%)	美國聯邦 醫療保險 肢體功能協助 需求程度(%)	Rancho 認知功能 階層	整體退化 量表 (GDS)	整體評估 量表 (GAS)	Reisberg 阿茲海默型 失智症階層
0.8	100	100% 肢體協助	I		10-1	7F
1.0			II			
1.2	98		III			
1.4		75% 肢體協助				7E
1.6	92					7D
1.8		50% 肢體協助； 100% 口語、視覺、 觸覺提示				
2.0	84		IV	7		7C
2.2						7B
2.4	78					7A
2.6	75					
2.8						6E
3.0	64	75% 口語、視覺、 觸覺提示	V		20-11	
3.2					30-21	6D
3.4	54			6	40-31	
3.6	50				50-41	
3.8		50% 口語提示； 25% 視覺及觸覺提示				6C
4.0	42		VI	5	60-51	6B
4.2						6A
4.4	34				70-61	5
4.6			VII	4		4
4.8	25	25% 口語提示			80-71	
5.0						
5.2	18				90-81	3
5.4		從旁適時協助		3		
5.6	10	0	VIII	2	100-91	2
5.8						
6.0	0			1		1

資料來源：改編自 HeathED. In-service on Allen Cognitive Levels. Comparison of Various Medical Scales Hand-out. www.health-ed.com.

Chapter 5

藥物與失智症

Lynette Carl, PharmD, BCPS

監控藥物的效果

　　臨床復健專業人員經常照護許多認知損傷的病人，並需瞭解認知、記憶問題會如何影響病人的學習、行為以及復健療效；然而，臨床復健專業人員對於「藥物」在病人認知、記憶、行為等層面所產生的效果卻經常不全然瞭解。本章將回顧一些基本概念，包括：藥物的效果、影響認知和學習的常見用藥，以及藥物治療如何改善認知功能。

　　神經系統負責控制不同類型的肌肉，包括：隨意肌群（如：腿部肌群－走路）及不隨意肌群（如：下消化道蠕動－推送食物）。中樞神經系統由腦與脊髓組成，是認知學習、行為產出的重要中介，且調控由周邊神經系統回傳的內、外在刺激訊息，產生適當的反應。在中樞與周邊神經系統中，神經傳導物質（neurotransmitter）具有化學傳訊功能（chemical messenger），負責神經之間的溝通。神經傳導物質不僅控制中樞神經系統的活動（如：認知、學習、行為、調控運動功能），同時也影響周邊神經系統的種種反應（如：心率、血壓、血管與腸胃系統中不隨意平滑肌的功能、隨意骨骼肌的功能）。許多病人出現認知功能損傷，原因是神經傳導物質的運作發生病理性的變化，如：失智症、精神病、憂鬱症、帕金森氏症。因此，我們可以使用藥物矯正神經傳導物質的濃度，達到整體平衡，藉此改善病人的認知功能（Carl et al., 2014; Ciccone, 2002; Gadson, 2006; Malone, 1989）。

　　由於身體疾病或藥物非預期副作用的影響，可能造成認知功能或心智狀態的改變，因此，我們在評估認知功能受損的病人時，需要排除造成認知或

心智功能改變的可逆性因素。常見的因素包括急性感染，如：泌尿道感染，還有低血糖、缺氧、脫水、電解質異常、手術處置、藥物或酒精急性戒斷、非預期的藥物副作用。「譫妄」（delirium）也可能是由藥物所引發的認知功能障礙，通常源自腦中神經傳導物質濃度的改變，如：多巴胺增加、乙醯膽鹼降低、皮質醇（cortisol）增加、血清素增加、γ-胺基丁酸（gamma amino butyric acid，簡稱 GABA）降低（Carl et al., 2014; Ciccone, 2002; Gadson, 2006; Malone, 1989）。

　　許多病人的疾病狀態會造成認知損傷，可能進而影響到復健的療效。舉例來說，心臟疾病、呼吸系統疾病、糖尿病、精神疾病的病人等，都可能會出現認知功能受損。臨床復健專業人員若能瞭解不同的疾病狀態與何種型態的認知損傷有關，進而選擇最合適的治療方法，將有助於擬定復健治療計畫。許多復健病人服用的藥物，其中至少會有一種可能影響到病人的認知、記憶、學習。由於藥物可能會影響到復健的療效，我們在擬定照護計畫時，確認病人的用藥史至關重要。臨床復健專業人員在擬定照護計畫前，也應詢問病人是否正在使用非處方藥物、草藥治療，抑或其他替代性療法，如：順勢療法（homeopathic therapy）。每次復健治療課節開始前，也需詢問病人最近用藥是否有所改變。當確定了病人的用藥狀況後，便可以將其納入考量，必要時對復健治療進行調整，以優化治療的成效（Carl et al., 2014; Ciccone, 2002; Gadson, 2006; Malone, 1989）。

影響藥物效果的因素

　　為了能夠更準確地評估藥物對病人認知及處理功能的影響，以及該影響是否會使得復健效果大打折扣，我們需要知道哪些藥物最可能影響認知、記憶、運動功能、行為。當藥物被吸收後會傳遞至我們身體裡的目標，稱之為受體（receptor），藉由兩者的結合以產生療效。故而，我們應瞭解藥物效果的相關概念，包括：藥物治療效果、藥物副作用、與其他藥物的交互作用（Blumenthal & Garrison, 2011; Carl & Johnson, 2006; Carl et al., 2014）。

　　大部分的藥物不只會和目標受體結合來達到預期療效，也會與身體中其他有此受體的部位結合，因此可能會導致副作用（不良影響），像是疲倦（fatigue）或鎮靜（sedation）。藥師能夠提供該藥物常見副作用的資訊；病人、家人及照顧者應注意新加入藥物常見的副作用，並瞭解在藥物劑量改變時，這些副作用可能會反覆出現。副作用的嚴重度經常與起始劑量相關，所以在服用新藥物時，可考慮先從較低劑量開始，再慢慢把藥物提升至能夠達到預期效果的劑量。口服藥物中，最常見與藥物劑量相關的副作用是鎮靜與噁心（nausea），而鎮靜經常和認知及記憶損傷有關。一般來說，病人開始服藥的 5 到 7 天內就能夠開始耐受藥物所引起的副作用；如果副作用沒有緩解，可能就需要諮詢開處方的醫師，確認是否需要降低劑量。或者，也可以諮詢藥師，請藥師評估可能由藥物引起的副作用、交互作用等，將有助於與開處方的醫師討論如何調整藥物（Blumenthal & Garrison, 2011; Carl & Johnson, 2006）。

　　臨床復健專業人員在安排復健治療課節之前，應把藥物效果納入考量，藉以提高病人的參與程度、提升治療成效。舉例來說：臨床復健專業人員可以將帕金森氏症病人的物理治療安排在藥物發揮療效的時段，以控制顫抖及僵直的狀態。必要的時候，病人於復健運動之前可以先服用速效止痛藥物，能夠提升病人運動練習的參與程度；在此之前，臨床復健專業人員需要瞭解長效及短效止痛藥物效果作用的時間。若在病人服用利尿劑（用來治療水腫或高血壓）之後立刻開始復健治療，治療過程可能會因病人頻尿或尿急而一直中斷。另外，臨床復健專業人員要特別注意，病人所服用的藥物可能會和某些物理治療的方法相互影響，例如：高血壓病人經常會服用血管擴張的藥物，由於他們的血壓已經藉由藥物降低，若再接受水療桶（whirlpool）的治療可能會讓血壓降得更低，如此可能造成腦部血液灌流量不足，增加跌倒及認知受損的風險。此外，藥物的改變、劑量的調整，都可能是造成病人出現新症狀的原因。因此，在擬定復健治療計畫前，諮詢藥師並瞭解病人所服用的藥物相當重要（Carl & Johnson, 2006; Carl et al., 2014; Ciccone, 2002; Gadson, 2006; Malone, 1989）。

　　年齡會影響體內藥物的吸收程度以及排除速率，而藥物濃度、治療效果也都因此受到影響。新生兒、嬰幼兒、兒童、青少年的成長過程中，肝臟的代謝速率和腎臟的排除速率會隨著長大而改變，藥物代謝排除的速率及程度也會隨之改變；故而，劑量需要適時調整才能確保治療效果、避免副作用發生。另一個會出現藥物副作用的高風險族群，即是我們在復健場域中經常會遇到的年長者。多數年長者罹患一種或多種慢性疾病，經常會需要服用數種藥物來控制。65 歲以上的年長者，6 位中就有 5 位服用至少一種藥物，而其中幾乎有一半的年長者服用三種以上的處方藥。藥物的副作用更常出現在患有心臟、呼吸系統、肝臟或腎臟疾病的年長者身上。成人隨著年紀漸長，藥物的代謝及腎臟的排除功能會變得愈來愈沒有效率；因此，相較於年輕成人，年長者所需要的藥物劑量可能比較低，也就是說使用較低的劑量就足以維持預期的藥物濃度；若年長者服用的劑量沒有調降，很可能會導致副作用與毒性問題，也會影響年長者的服藥順從性，阻礙了復健治療的進展（Blumenthal & Garrison, 2011; Carl & Johnson, 2006）。Beers 準則（www.americangeriatrics.org）列出了不建議用於年長者的藥物，因為這些藥物若用於年長者，可能會產生相當棘手的副作用（Campbell-Taylor, 2001; Carl & Johnson, 2006; Ciccone, 2002; Gadson, 2006; Malone, 1989）。

　　一種藥物影響另一種藥物的效果，就是所謂的**藥物交互作用（drug interaction）**。照顧者應注意藥物間的交互作用可能會導致副作用，尤其是當病人服用超過四種以上的藥物時，更可能出現問題。將近 50% 的人平常就會服用非處方藥物或草藥，這可能會影響處方藥物的效果。病人服用的藥物愈多，藥物之間交互作用發生的可能性就愈高。當合併一種或數種處方藥，並與非處方藥、草藥、營養保健食品一起服用時，也可能會出現藥物交互作用。另外，藥效也可能受到食物（食物與藥物的交互作用）或服藥時間的影響而有所改變（Carl et al., 2014; Niles, 2001; Ross & Kenakin, 2001; Wilkinson, 2001）。

神經傳導物質與認知功能

藥物可藉著改變中樞神經系統中神經傳導物質的濃度，影響認知、記憶、運動功能、行為等。神經傳導物質具有化學傳訊功能，依其在受體位置的濃度，控制神經組織之間的訊息傳遞，增加或減少神經系統的活動（Blumenthal & Garrison, 2011; Carl & Johnson, 2006; Carl et al., 2014）。

興奮性神經傳導物質（activating neurotransmitter）用來**促進**腦部神經傳導及活動，包括：**乙醯膽鹼（acetylcholine）**、**麩醯胺酸（glutamate）**、**組織胺（histamine）**、多巴胺（dopamine）、**腎上腺素（epinephrine）**、**正腎上腺素（norepinephrine）**和**血清素（serotonin）**。若疾病與神經傳導物質的缺乏有關，可用藥物來提升其濃度，進而改善認知功能。多數情況下，認知能力不會馬上改善。中樞神經系統裡的神經傳導物質需要時間重新達到平衡，數週後認知能力才能產生改變。常見的疾病包括：失智症（與乙醯膽鹼缺乏、麩醯胺酸不平衡有關）、注意力不足／過動症（與正腎上腺素、多巴胺的濃度改變有關）、憂鬱症（與血清素和正腎上腺素濃度不足有關）、精神病（與多巴胺濃度過高有關）、帕金森氏症（與中樞多巴胺的缺乏有關）。舉例來說：憂鬱症病人的正腎上腺素和血清素濃度經常比較低，故而產生憂鬱的症狀，使用抗憂鬱的藥物治療可以提升這兩種（或其中一種）神經傳導物質的濃度。某些抗憂鬱藥物，如：paroxetine (Paxil)[10]，只提升血清素的濃度；而amitriptyline (Elavil) 則可以提升正腎上腺素和血清素兩者的濃度（Carl et al., 2014; Ciccone, 2002; Gadson, 2006; Malone, 1989）。

抑制性神經傳導物質（inhibiting neurotransmitter）能夠**減少**腦中神經訊息的傳遞，包括 γ-胺基丁酸（GABA）及**甘胺酸（glycine）**。焦慮、失眠、癲癇等問題可能是因為中樞神經系統的神經傳導過度所致，故使用藥物來提升 GABA 的效果，減緩神經傳導的速度，可以減少癲癇發作，或提升鎮靜效

---

10 譯註：本章藥物學名首字採英文小寫，商品名首字採英文大寫，以供讀者區辨。

果，進而舒緩焦慮或失眠的症狀，這些藥物包括了：lorazepam (Ativan)、diazepam (Valium)、temazepam (Restoril)（Carl et al., 2014; Ciccone, 2002; Gadson, 2006; Malone, 1989）。

ಲ 組織胺

組織胺是很重要的神經傳導物質，能夠在中樞及周邊神經系統產生效果。在中樞神經系統中，組織胺管控了體內功能的平衡狀態（homeostatic function）及高階的腦部活動，包括：調節睡眠循環、晝夜節律、攝食節律、免疫反應、學習、記憶、液體攝取、體溫等。組織胺會抑制食慾，提升警醒度。組織胺除了能在中樞產生效果外，也能在全身各個部位運作，和四種不同的受體進行交互作用，然而臨床上使用藥物則較多與第一型、第二型組織胺受體相關。第一型組織胺受體（histamine-1 receptor）與過敏時的發炎反應有關。感染或過敏發生時，肥大細胞（mast cell）會移動到發炎的區域，釋放組織胺提升免疫反應。嚴重過敏時，組織胺可能會在支氣管平滑肌、血管平滑肌產生作用，導致支氣管痙攣或低血壓。第二型組織胺受體（histamine-2 receptor）則會在胃部作用，調節消化過程中胃酸的釋放（Carl et al., 2014）。

用來阻斷組織胺活化的藥物稱為抗組織胺（antihistamine）或組織胺受體拮抗劑（histamine antagonist）。第一型組織胺受體拮抗劑（histamine-1 antagonist）用於控制過敏反應，屬於第一代（傳統）藥物，能夠在中樞神經系統產生效果（例如：鎮靜）；也能作用於中樞神經系統的處理歷程，調控噁心、嘔吐、失眠、流涎、平衡問題，包括：clemastine (Tavist)、chlorpheniramine (Chlor-Trimeton)、brompheniramine (Bromphen)、diphenhydramine (Benadryl)、hydroxyzine salts (Vistaril, Atarax)、meclizine (Antivert)、promethazine (Phenergan)、cyproheptadine (Periactin)、scopolamine (Trans-scop)。第二型組織胺受體拮抗劑（histamine-2 antagonist）能夠減少胃酸分泌，用來治療消化性潰瘍、心口灼熱（火燒心），這類藥物如：famotidine (Pepcid) 及 cimetidine (Tagamet-HB)（Brown & Laiken, 2011; Carl et al., 2014）。

第一代的第一型組織胺受體拮抗劑（抗組織胺藥物）作用在蕈毒鹼類受體（muscarinic receptor）會抑制乙醯膽鹼，進而產生強烈的抗膽鹼（anticholinergic）反應，可能會降低認知功能；第二代抗組織胺藥物則不具有抗膽鹼的作用，像是 loratadine (Claritin)和 fexofenadine (Allegra)。需要注意的是，許多不需要處方箋即可購買的藥物含有第一代抗組織胺，如：Tylenol p.m.；而這些藥物在 Beers 準則（因考量藥物相關毒性反應，建議年長者不應服用的藥物清單）裡面都有列出。

∞ 乙醯膽鹼

乙醯膽鹼是與記憶及認知相關的主要神經傳導物質，藉由與膽鹼受體結合來調控神經活動。這些受體在調節認知功能的過程中相當重要，如：維持注意力。膽鹼性神經元（cholinergic neuron）負責調控睡眠、警醒、動機、獎賞、刺激、認知處理、對疼痛的感知。乙醯膽鹼能夠促進睡眠時的快速動眼期（rapid eye movement，簡稱 REM）。近期發現，乙醯膽鹼失調可能是造成憂鬱症（depression）的主要原因。膽鹼系統（cholinergic system）會在海馬迴作用，對於記憶與學習尤其重要，是以基底前腦膽鹼系統（basal forebrain cholinergic system）的功能喪失，為造成阿茲海默症病人大腦神經退化的重要因素，海馬迴、杏仁核、新皮質的功能通常會受到嚴重的影響；膽鹼性神經（cholinergic nerve）的退化會發生在阿茲海默症病程早期，也是認知能力喪失的重要因素。一般來說，治療阿茲海默症的藥物主要用來提高腦部的乙醯膽鹼濃度。此外，橋腦中的膽鹼性神經元則為丘腦、中腦、腦幹提供膽鹼性神經調控（Carl & Johnson, 2006; Carl et al., 2014; Emilien et al., 2004; Iversen, 2009）。

乙醯膽鹼也會作用於周邊神經系統，如：與蕈毒鹼類受體結合，調節平滑（非隨意）肌的功能；與尼古丁受體（nicotinic receptor）結合，調節骨骼（隨意）肌的功能。乙醯膽鹼也是副交感神經系統（parasympathetic nervous system）主要的神經傳導物質，調節消化時所需的腺體功能及分泌物（例

如：口水），並促進腸胃蠕動、排尿、性行為、排便等功能（Carl & Johnson, 2006; Carl et al., 2014; Emilien, 2004; Iversen, 2009）。

∞ 麩醯胺酸

麩醯胺酸是作用於 N-甲基-D-天門冬胺酸（N-methyl-D-aspartate，簡稱 NMDA）受體上的神經傳導物質；記憶、運動、感知等功能需要 NMDA 受體的作用。在學習和記憶的時候，麩醯胺酸的濃度會升高並且和 NMDA 受體結合，但是過度刺激麩醯胺酸的受體時，會引起過量的鈣離子進入神經元內以及分解酶（catabolic enzyme）的活化，如：核酸酶（nuclease）、蛋白酶（protease）、磷脂酶（phospholipase），導致缺氧、缺血、神經絲的磷酸化異常、神經元受到破壞，因而干擾學習與記憶。

∞ 血清素

位於中樞的血清素作用包括：調節心情、影響睡眠功能、認知、感知、記憶、溫度調節、動作、性行為、荷爾蒙分泌、食慾等。血清素分布在海馬迴、杏仁核等區域，這些區域與焦慮及心情有關。若血清素功能失常會出現各種不同的行為障礙，例如：思覺失調症、恐懼症、偏頭痛、睡眠障礙、強迫症、憂鬱症、創傷後壓力症候群（posttraumatic stress disorder，簡稱 PTSD）。除了在中樞神經系統的作用外，血清素也是周邊神經系統重要的神經傳導物質。血清素、乙醯膽鹼、多巴胺為調節腸道功能的三種主要神經傳導物質。許多藥物可用來提升血清的活性，如：抗憂鬱劑，抑或用來治療偏頭痛的 triptan 類藥物 sumatriptan (Imitrex)。另外，也有藥物是用來阻斷血清素的作用以治療噁心和嘔吐，如：ondansetron (Zofran)（Carl et al., 2014; Ciccone, 2002; Gadson, 2006; Malone, 1989）。

∞ 正腎上腺素

正腎上腺素主要分布在邊緣系統和下視丘，也遍布大腦的所有區域。中樞神經系統的正腎上腺素可調節體溫、飢餓、口渴、情緒、行為、嗅覺、記

憶、心情、對壓力的反應，同時也作用於杏仁核，促進注意力和反應力。正腎上腺素也是周邊神經系統交感神經中主要的神經傳導物質，作用為調節身體「戰或逃」（fight or flight）的反應。在周邊神經系統的正腎上腺素上升時，會有心率加快、血壓上升、呼吸加速、瞳孔擴張、焦慮、失眠的效果。通常會使用提升正腎上腺素的藥物來治療憂鬱症；此外，這些藥物會降低食慾，也可以用來作為減重藥物（Carl & Johnson, 2014; Emilien, 2004; Iversen, 2009）。

多巴胺

中樞神經系統中的多巴胺可調節動作、認知、獎賞反應。多巴胺和乙醯膽鹼（膽鹼性）路徑皆負責提供運動控制，以及影響認知及高層次功能。舉例來說，在內側顳葉（medial temporal lobe）中的多巴胺神經元涉及感覺訊息的編碼及提取；杏仁核中的多巴胺與提升學習表現相關；前額葉皮質（prefrontal cortex）的多巴胺則影響多項功能，包含：注意力、監控感覺刺激的時間順序、將刺激轉換為提示、建構抽象概念、依據刺激物重要性來安排優先順序、改善工作記憶等（Carl & Johnson, 2006; Carl, Gallo, & Johnson, 2014; Emilien, 2004; Iversen, 2009）。

藥物與認知功能

藥物的預期或非預期效果可能會影響病人的認知與記憶功能、學習與復健成效，以下將介紹不同類型藥物及其可能造成的影響。

治療失智症的藥物

失智症病人的中樞神經系統中，內源性乙醯膽鹼的濃度會逐漸降低。基底前腦膽鹼系統損傷是阿茲海默症病人神經性退化的重要因素之一。阿茲海默症病人在病程早期會出現膽鹼性神經的退化，海馬迴、杏仁核、新皮質的膽鹼性神經功能經常出現廣泛性的嚴重損傷，造成認知能力喪失。丘腦、中

腦、腦幹也受到橋腦中的膽鹼性神經元所調控。此外，不同類型的失智症可能是因為不同的神經傳導物質異常，像是路易氏體失智症（dementia with Lewy bodies）因嚴重缺乏多巴胺，所以會出現帕金森氏症的症狀，如：僵硬、肌張力不全（dystonia）、顫抖（Boothby & Doering, 2004; Defilippi et al., 2002; Ho & Chagan, 2004; Hilas & Ezzo, 2012; Mancano, 2004）。

　　雖然藥物無法治癒阿茲海默症或其他類型的失智症，但能延緩疾病的進程、減少症狀、改善生活品質，以及延後需要安置在護理之家的時間。確立診斷後，應及早開始接受治療，盡可能地保留病人的認知功能。乙醯膽鹼酯酶抑制劑（acetylcholinesterase inhibitor）是用來治療阿茲海默症及路易氏體失智症的基礎藥物，透過抑制乙醯膽鹼被分解，來增加乙醯膽鹼供大腦使用，以提升記憶功能。使用這些藥物可以改善認知及運動功能，然而，由於乙醯膽鹼酯酶抑制劑會出現劑量效應（dose response），所以增加劑量的過程應緩慢漸進，採逐步調整至最大劑量，以避免胃腸相關的副作用。最常見的副作用包括了嘔吐、腹瀉、腹痛、頭暈、厭食等，如果無法忍受副作用，藥物治療需要暫停至少一週，並嘗試其他替代藥物；若治療中斷超過一週，就需要從原先的劑量再次嘗試，逐步調高劑量。此外，這些藥物也需要和食物一同服用（Defilippi et al., 2002; Shirley, 2002; Sucher & Mehlhorn, 2007; Taylor, 2011; Wick, 2008）。

　　常見的乙醯膽鹼酯酶抑制劑包括以下三種：donepezil (Aricept) 與 galantamine (Reminyl) 這兩種藥物的作用時間短，rivastigmine (Exelon) 的作用時間則可長達 10 個小時。需要注意的是，因為抗膽鹼藥物會與上述藥物相互拮抗，所以應該避免同時使用。此外，這些乙醯膽鹼酯酶抑制劑藥物在開始服用後，一般來說其效果可維持至少 2 年；如果在服用 1 至 2 年後藥效不顯著，治療可先暫停 4 週；若在這 4 週內病人的行為沒有任何變化，應先暫停服用該藥物，或者考慮其他治療方式（Defilippi et al., 2002; Shirley, 2002; Sucher & Mehlhorn, 2007; Taylor, 2011; Wick, 2008）。

　　另外，如前所述，麩醯胺酸的異常會影響到學習與記憶，使用 memantine (Namenda) 此藥物能夠調節麩醯胺酸在腦中 NMDA 受體上的作用，故在中

度阿茲海默症病人的治療中，乙醯膽鹼酯酶抑制劑可能會和 memantine (Namenda) 一起使用。memantine（Namenda）也會用來改善輕度阿茲海默症病人的認知、整體功能、行為，此藥物可視狀況單獨使用，或與乙醯膽鹼酯酶抑制劑合併使用。開始服用長效（extended-release）劑型時，起始劑量為每日 7mg，然後每週增加 7 mg，最高劑量上限為每日 28mg（Boothby & Doering, 2004; Defilippi et al., 2002; Ho & Chagan, 2004; Hilas & Ezzo, 2012; Mancano, 2004; Shirley, 2002）。

影響乙醯膽鹼效果的藥物（抗膽鹼藥物）

乙醯膽鹼對於記憶和認知功能具有重要性，故阻斷乙醯膽鹼作用的藥物可能會嚴重影響病人的認知功能。這類型藥物稱為抗膽鹼藥物（anticholinergic），會阻斷中樞和周邊膽鹼性神經的作用。膽鹼受體分布在節前及節後的自律神經（pre and post ganglionic autonomic nerve，如：蕈毒鹼類受體）、骨骼肌上的運動終板（motor end plate，如：尼古丁受體），以及中樞神經系統的其他突觸（synapse）。抗膽鹼藥物會降低失智症藥物的療效，並可能造成鎮靜、肌肉不協調、認知功能受損等，尤其年長者特別容易受到影響。長時間服用抗膽鹼藥物會增加認知功能損傷的風險，並影響復健成效。

抗膽鹼藥物會造成口乾（xerostomia）、便秘、尿滯留、胃腸蠕動變慢、胃液或唾液分泌減少。藥物引發的吞嚥障礙可能是因其抗膽鹼效果所致，例如：口乾而難以啟動吞嚥，或者，因為藥物影響到食道橫紋肌或平滑肌，進而抑制了蠕動功能（Katzung, 2012; Skidgel, Kaplan, & Endos, 2011; Sylvia & DiPiro, 2011）。

另外，許多藥物除了原本預期的療效外，也同時具有抗膽鹼的副作用。舉例來說，三環抗憂鬱劑（tricyclic antidepressant，簡稱 TCA）類藥物 amitriptyline (Elavil) 雖然能夠藉由提高正腎上腺素和血清素的濃度，有效治療憂鬱症及神經痛，但是也會造成抗膽鹼的副作用，如：口乾、鎮靜、混亂、心律不整，以及提高癲癇發作的風險（Katzung, 2012; Skidgel, Kaplan, & Endos, 2011; Sylvia & DiPiro, 2011）。

∽ 治療憂鬱症的藥物

在美國，憂鬱症每年影響 1,500 萬人，是 15 至 44 歲成人失能的重要原因，也是兒童及成人自殺的主因。

未經治療的憂鬱症可持續 9 個月之久，並且約有 50% 的憂鬱症病人 5 年內會復發。一般來說，憂鬱症和中樞神經系統的血清素及正腎上腺素的失衡有關，其中一部分人也會出現多巴胺濃度的改變。成人憂鬱症的症狀包括：悲傷、絕望、失去感受喜悅的能力、罪惡感、退縮、睡眠和食慾紊亂、性慾降低、精神運動性遲滯（psychomotor retardation）、認知及溝通功能受損；兒童和青少年的症狀則包括：易怒、敵意、失去對遊戲的興趣、哭泣、尖叫、逃家、衝動、魯莽行為、學業表現變差、食慾及睡眠障礙，到青春期時可能出現自殺的企圖。這不僅影響到兒童和青少年的成長，還可能因為難以專注、動機低落而影響到課業表現及社交功能，並導致自尊低下，提高了自殺的風險。罹患憂鬱症的青少年經常會出現進食障礙，如：神經性厭食症（anorexia nervosa）、神經性暴食症（bulimia nervosa）。此外，治療憂鬱症之前需要先排除雙極性疾患（bipolar disorder，又名躁鬱症）的可能性。當青少年或年輕成人有藥物濫用、焦慮症、遺傳易感性基因、心理社會壓力時，其自殺風險也較高。這些人在剛開始服用抗憂鬱劑時，自殺風險會大幅提升，因此抗憂鬱劑會出現黑盒警示（black box warning）提及該風險。高達 50% 的年輕憂鬱症病人曾企圖自殺，死亡率逼近 8%（Carl & Johnson, 2006; Carl et al., 2014; DeBattusta, 2012; O'Donnell & Shelton, 2011; Scharf, 2012; Teter, Kando, & Wells, 2011）。

憂鬱症與神經傳導物質的失衡明顯會影響到認知和學習，而抗憂鬱劑即是用來解決正腎上腺素和血清素的失衡。某些抗憂鬱劑甚至會提升中樞神經系統的多巴胺功能，改善情緒、動機、行為，以及復健治療中所需要的認知及學習能力。興奮劑藥物治療（stimulant therapy）常用來幫助那些自閉症類群障礙症及注意力不足／過動症的學習障礙者，這類藥物包括 mixed amphetamines (Adderall)、methylphenidate (Ritalin)、atomoxetine (Strattera)，會增加中樞神經系統中多巴胺和正腎上腺素的濃度（Carl & Johnson, 2006; Carl,

Gallo, & Johnson, 2014; DeBattusta, 2012; O'Donnell & Shelton, 2011; Scharf, 2012; Teter, Kando, & Wells, 2011）。

目前有四種抗憂鬱藥物，根據其作用機制區分為：

1. 單胺氧化酶抑制劑（monoamine oxidase inhibitor，簡稱 MAOI）能夠減少正腎上腺素和血清素的代謝，提升其濃度，包括：phenelzine (Nardil)、tranylcypromine (Parnate)、isocarboxazid (Marplan)、selegiline (Emsam)。這些藥物可能會有危及生命的風險，或出現藥物交互作用，所以特別只會用在難治型憂鬱症（recalcitrant depression）及創傷後壓力症候群（PTSD）的治療上。服用這些藥物的病人一定要避開其他可能提升正腎上腺素和血清素濃度的藥物，以免發生血清素症候群（serotonin syndrome）、高血壓危象（hypertensive crisis）。飲食也要有所限制，避免攝入高濃度的酪胺（tyramine），其常見於陳年乳酪、肉、啤酒、葡萄酒等。

2. 三環抗憂鬱劑（TCA）能夠提升神經突觸的正腎上腺素和血清素，包括：imipramine (Tofranil)、amitriptyline (Elavil)、doxepin (Adapin, Sinequan)、desipramine (Norpramin)、nortriptyline (Aventyl, Pamelor)、protriptyline (Vivactil)。

3. 選擇性血清素再吸收抑制劑（selective serotonin reuptake inhibitor，簡稱 SSRI）僅會提升血清素的濃度，因此可以避免許多其他抗憂鬱劑可能發生的藥物交互作用及副作用，包括：paroxetine (Paxil)、sertraline (Zoloft)、fluvoxamine (Luvox)、citalopram (Celexa)、escitalopram (Lexapro)、trazodone (Desyrel)、nefazodone (Serzone)。

4. 非典型或選擇性血清素及正腎上腺素再吸收抑制劑（atypical or selective serotonin and norepinephrine reuptake inhibitor，簡稱 SSNRI）可以抑制血清素、正腎上腺素、多巴胺的再吸收，包括：buproprion (Wellbutrin)（阻斷多巴胺，常用於戒菸），以及 venlafaxine (Effexor)、duloxetine (Cymbalta)（兩者皆用來治療神經病變性疼痛）（Carl & Johnson, 2006; Carl et al., 2014; DeBattusta, 2012; O'Donnell &

Shelton, 2011; Scharf, 2012; Teter, Kando, & Wells, 2011）。

抗憂鬱劑與其他中樞和周邊神經系統的受體結合時，可能會產生許多副作用。若改變中樞神經系統中乙醯膽鹼、組織胺、正腎上腺素、血清素、多巴胺、GABA 的濃度，可能會導致認知問題、鎮靜、躁動、癲癇、睡眠障礙等；若改變周邊神經系統中乙醯膽鹼、腎上腺素的濃度，則可能會影響到鈣、鈉、鉀離子進出細胞，因而導致姿態性低血壓、心律不整、癲癇、平衡問題、頭暈、噁心、嘔吐、口乾等副作用。因此，相對於單胺氧化酶抑制劑（MAOI）或三環抗憂鬱劑（TCA），我們一般會優先使用選擇性血清素再吸收抑制劑（SSRI）或選擇性血清素及正腎上腺素再吸收抑制劑（SSNRI）這兩種類型的藥物，以減少藥物副作用及交互作用（Carl & Johnson, 2006; Carl et al., 2014; DeBattusta, 2012; O'Donnell & Shelton, 2011; Scharf, 2012; Teter, Kando, & Wells, 2011）。

雖然這些藥物具有良好的耐受性，但仍應避免藥物交互作用所導致的血清素症候群，也就是血清素濃度過高而出現腸胃症狀（如：腹部絞痛、脹氣、腹瀉）、神經性症狀（如：顫抖、肌躍症、呐吃、反射增強）、身心症狀（如：狂躁、精神錯亂、躁動、視觸幻覺）、自律神經症狀（如：高血壓、體溫過低、流汗）。血清素症候群甚至可能會危及生命。若要避免藥物交互作用，則不可同時服用會增強血清素的藥物（如：抗憂鬱劑）及其他提升血清素濃度的藥物，如：tramadol (Ultram)、meperidine (Demerol)、linezolid (Zyvox)、sumatriptan (Imitrex)，也不建議同時使用治療偏頭痛的天然藥草，如：聖約翰草（St. John's Wort）、S-腺苷甲硫胺酸（s-adenosylmethionine，簡稱 SAMe）（Carl & Johnson, 2006; Carl et al., 2014; DeBattusta, 2012; O'Donnell & Shelton, 2011; Scharf, 2012; Teter, Kando, & Wells, 2011）。

近 20% 的人，在突然停用抗憂鬱劑時會發生戒斷症候群（discontinuation syndrome），如：感冒症狀、失眠、噁心、平衡問題、感覺紊亂、過度警覺、躁動、無故哭泣、易怒等。嚴重時可能會出現精神病、僵直症（catatonia）、嚴重的認知損傷（Carl & Johnson, 2006; Carl et al., 2014; DeBattusta,

2012; O'Donnell & Shelton, 2011; Scharf, 2012; Teter, Kando, & Wells, 2011）。

治療帕金森氏症的藥物

帕金森氏症的主要病因為神經傳導物質濃度出現異常。帕金森氏症病人的中樞神經傳導物質多巴胺嚴重缺乏，中樞乙醯膽鹼的活動相對增加；黑質（substantia nigra）出現病變，其向新紋狀體（neostriatum）及蒼白球（globus pallidus）投射的神經元及神經纖維出現漸進式的退化。帕金森氏症病人通常會出現運動與非運動症狀。若多巴胺受體出現功能異常，可能會導致動作控制能力喪失，在確診後的 10 至 15 年內可能會出現嚴重的動作障礙。隨著帕金森氏症病程的進展，神經病變會擴及至皮質，進而出現帕金森氏症病人常見的行為及認知症狀。帕金森氏症的非運動症狀則可分為四類：認知、睡眠、感覺、自律神經症狀（Chen, 2002; Chen et al., 2009; Chen & Swope, 2007; Factor & Weiner, 2008; Kyle & Kyle, 2007; Lertxundi et al., 2008; Lew, 2007; Nelson et al., 2002; Standaert & Young, 2001; Weintraub et al., 2008a）。

大約 70% 的帕金森氏症病人起初的**運動**（motor）症狀為單側手腳在靜止時顫抖；其他的運動症狀，包括了運動遲緩（bradykinesia）、肌肉僵硬（muscle rigidity）、字體變小（micrographia）、姿勢不穩（postural instability）。病人姿勢不穩的狀況，包括如：身體前屈的姿勢、擺臂幅度減少、肌張力不全、小碎步（festination）、運動不能（akinesia）、動作僵住、頸部與軀幹一起轉動、拖步行走（shuffling gait）。**非運動**（non-motor）症狀包括了認知改變，如：反應速度變慢、容易疲累、失智症、精神病、焦慮、憂鬱、冷漠等。在確診後的 15 年內，高達 85% 的帕金森氏症病人認知功能受到影響，且其中 50% 的病人會合併失智症，其記憶、執行功能、語言流暢度（verbal fluency）、注意力、視覺空間能力等認知功能經常會出現問題（Marder & Jacobs, 2008）。睡眠問題也可能會影響到認知功能，包括：白天嗜睡、夜間失眠、睡眠障礙、睡眠呼吸中止、不寧腿症候群（restless legs syndrome）。感覺功能改變的相關症狀包括：嗅覺喪失（70% 至 100% 的病

人）、疼痛、感覺異常（paresthesia）、觸覺和視覺的對比能力受損等。自律神經症狀包括：姿態性低血壓、尿失禁、腸胃蠕動問題、吞嚥障礙、唾液分泌過多、發聲微弱、對冷熱感覺異常、性功能障礙等（Chen, 2002; Chen et al., 2009; Kyle & Kyle, 2007; Langston et al., 2007）。

帕金森氏症的用藥起初會從低劑量開始，然後慢慢增加至最低的有效劑量，其藥物治療目標在於矯正多巴胺和乙醯膽鹼的不平衡狀態；但是，用來治療帕金森氏症病人運動症狀的藥物可能會讓非運動症狀惡化。

抗膽鹼藥物會用來治療病程早期的顫抖症狀，但也可能會讓認知和學習能力變差或導致混亂，尤其經常發生在年長的病人身上。抗膽鹼藥物包括：benztropine (Cogentin)、trihexyphenidyl (Artane)、procyclidine (Kemadrin)，其副作用與所服用的劑量相關（如：劑量愈高，副作用愈明顯），包括：認知問題、姿態性低血壓、視力模糊、乾眼、口乾、昏睡、混亂、記憶損傷、心搏過速（tachycardia）、便秘、尿液滯留等。抗膽鹼藥物所引起的口乾和吞嚥問題，可能會讓帕金森氏症病人原本就有的吞嚥障礙更加嚴重。若要中斷這些藥物需要慢慢減低劑量，避免病人出現嚴重的躁動和混亂（膽鹼性症候群）（Chen, 2002; Chen et al., 2009; Kyle & Kyle, 2007; Langston et al., 2007）。

治療帕金森氏症病人的運動功能異常時，治療的主軸為提升中樞神經系統多巴胺濃度及其效果。提升多巴胺濃度的藥物包括：amantadine (Symmetrel)、levodopa-carbidopa (Sinemet)；直接和中樞多巴胺受體結合的藥物，如：pramipexole (Mirapax)；干擾多巴胺代謝的藥物，如：entacapone (Comtan)、rasagiline (Azilect)。含有 levodopa 的藥物如 levodopa-carbidopa (Sinemet) 是治療帕金森氏症運動症狀的「黃金標準」藥物，但隨著服用的時間變長，效果會變差。使用 levodopa-carbidopa (Sinemet) 治療 4 年之後，其效果會降低；經過數年後，即便改變劑量，症狀控制的效果也會變得不顯著。因此，為了使 levodopa-carbidopa (Sinemet) 的使用最佳化，經常會保留到病人真正需要時才開始服用；對於早期的症狀則會優先考慮使用其他的藥物。一旦服用後，藥物效果變差時會開始使用控釋劑型（controlled-release formulation）、增加劑量或頻率，或者加入其他藥物，降低多巴胺的代謝以提升其效果，例如：兒茶酚-O-甲基轉移酶（catechol-O-methyl-transferase，簡稱 COMT）抑制劑，如：entacapone (Comtan)，或單胺氧化酶 B（monoamine oxidase-B，簡稱 MAO-B）抑制劑，如：rasagiline (Azilect)（Chen, 2002; Chen et al., 2009）。

但是，多巴胺的濃度提高可能會出現運動功能障礙、身心問題、認知損傷等相關副作用，包括：異動症（dyskinesia）、手足舞蹈徐動症（choreoathetoid movement）、肌張力不全、肌躍症（myoclonus）、肌抽動症（tic）、顫抖；其他副作用還有：噁心、嘔吐、腹痛、便秘、腸胃出血、口乾、肝臟酵素升高、唾液／尿液／汗液顏色變深。隨餐服用藥物可以減少腸胃不適。處理帕金森氏症藥物所引起的腸胃道副作用（如：噁心、嘔吐、便秘、胃部排空變慢、胃食道逆流）相當具有挑戰性，因為，許多用於治療腸胃道症狀的藥物會阻斷多巴胺，干擾帕金森氏症藥物的治療效果，如：止吐劑 promethazine (Phenergan)、prochlorperazine (Compazine)，或促進腸胃蠕動的藥物 metoclopramide (Reglan) 會阻斷多巴胺的效果，帕金森氏症病人應避免使用。此時，血清素拮抗劑（serotonin antagonist）可作為替代性藥物，如：ondansetron (Zofran)（Fuh et al., 1997; Gallena et al., 2001; Lertxundi et al., 2008; Wood, 2010）。多巴胺濃度提高在認知方面的副作用，包括了注意力廣度（attention span）變差、頭重腳輕、思考異常；身心方面的副作用則包括：躁動、混亂、精神異常欣快、幻覺、睡眠障礙、精神病、性慾亢進（Chen et al., 2009; Faulkner, 2006; Iversen et al., 2009; Kyle & Kyle, 2007）。

多巴胺促進劑（dopamine agonist）包括：bromocriptine (Parlodel)、ropinirole (Requip)、pramipexole (Mirapex)、apomorphine (Apokyn)、rotigotine (Neupro)，其會直接刺激紋狀體的多巴胺，不需要酶的活化反應，而是直接與多巴胺受體結合，進而提升多巴胺的活性，能夠有效治療顫抖、僵硬、運動遲緩。多巴胺促進劑雖然不比 levodopa 來得有效，但是藥效能夠維持較久，紋狀體活動的波動也較少。一般會在帕金森氏症病程早期使用多巴胺促進劑，盡可能延後使用 levodopa 的時間。比起 levodopa-carbidopa (Sinemet)，

使用多巴胺促進劑治療帕金森氏症病程初期的病人，其發生異動症、動作僵住、藥效減弱的風險可減少五成（Chen et al., 2009; Kyle & Kyle, 2007）。使用多巴胺促進劑需要數週來逐步調高劑量，以避免出現與劑量相關的副作用，如：噁心、姿態性低血壓。此外，與 levodopa-carbidopa (Sinemet) 相較，多巴胺促進劑雖然降低了異動症的發生機率，但卻增加了身心副作用的可能性。多巴胺促進劑的副作用包括：水腫、頭暈、嗜睡、失眠、混亂、打哈欠、視幻覺、精神病、性慾亢進。在剛開始服用多巴胺促進劑的期間可能會出現姿態性低血壓。服用此類型藥物時，需提醒病人注意可能會出現「突然睡著」的副作用，應盡可能避免開車、操作器械、執行高空作業等（Carl & Johnson, 2006; Chen, 2002; Schwartz, 2003）。

entacapone (Comtan) 及 tolcapone (Tasmar) 是兒茶酚-O-甲基轉移酶（COMT）抑制劑。由於 COMT 抑制劑降低了多巴胺的代謝，進而提升了多巴胺的濃度和效果，因此可以延長 levodopa 的藥效。當 COMT 抑制劑和 levodopa 合併使用時，能夠提升運動功能，減少斷電期（off-time）[11]。需要注意的是，雖然如此一來多巴胺的濃度提高了，但也可能導致前述多巴胺增加所造成的副作用。另外，tolcapone (Tasmar) 具有引發肝臟毒性（hepato-toxicity）的高風險，所以會被當成第二線的藥物，只在病人對其他治療沒有反應時才使用（Chen, 2002; Chen et al., 2009; Standaert & Young, 2001）。

selegiline (Eldepryl, Zelapar) 與 rasagiline (Azilect) 等 MAO-B 抑制劑（MAO-B inhibitor）一般會在帕金森氏症病程初期當作單一治療藥物使用，目的在於延後使用 levodopa 的時間。MAO-B 抑制劑是藉由阻斷腦中多巴胺的分解，延長多巴胺的作用。由於 MAO-B 抑制劑只會改變多巴胺的濃度，因此較不會發生如治療憂鬱症的非選擇性 MAO-A 抑制劑（nonselective MAO-A inhibitor）的副作用，降低了和食物或藥物產生交互作用的風險，以及毒性問題（Fernandez & Chen, 2007）。於帕金森氏症病程初期使用 selegiline，除了可緩解症狀外，還能延後需要使用 levodopa 的時間、提升肢

---

11 譯註：即藥物無法產生效果，以致身體無法活動而僵住。

體活動能力、減少步態僵直的問題。若與 levodopa 合併使用，則可以降低 levodopa 所需的劑量，減少投藥之後療效減弱的現象。起始劑量為：每天一次，每次 2.5mg；然後逐漸增加到每天兩次，每次 5mg。同時，也需避免在中午十二點後服用此類藥物，以減少失眠或因為類安非他命代謝物（amphetamine-like metabolite）而產生「清明夢」（vivid dream）的狀況（Fernandez & Chen, 2007）。selegiline (Zelapar) 為快速吸收的口服錠劑，在服用 10 到 15 分鐘後即出現藥效。服用時應放在舌頭上待其慢慢融化，勿直接吞服或咀嚼，藥物成分會直接從舌頭吸收後進入血液，避開肝臟首渡代謝效應（first-pass hepatic metabolism）而增加了生體可用率（bioavailability），並降低類安非他命代謝物的濃度，以及減少相關的副作用。病人應在空腹時服用，並且至少在服藥前、後的 5 分鐘內避免攝取任何液體和食物（Antonopoulos & Kim, 2007; Chen, 2002; Chen et al., 2009; Fernandez & Chen, 2007）。

　　rasagiline (Azilect) 為第二代的 MAO-B 抑制劑，是 **MAO 的不可逆抑制劑**，在帕金森氏症病程初期可以單獨使用，後期則可合併其他藥物相互輔助使用。rasagiline 的藥物選擇性（drug selectivity）提高多巴胺的效果為 15 倍，也因其代謝物不具活性（inactive metabolite），可避免導致如 selegiline 的類安非他命副作用。rasagiline (Azilect) 的副作用包括了腹瀉、頭暈、嗜睡、口乾、感冒般的症狀、頭痛、關節疼痛、頭重腳輕、失眠、胃部不適、鼻塞等（Fernandez & Chen, 2007; Kyle & Kyle, 2007）。

　　若 selegiline 或 rasagiline 與 meperidine (Demerol) 合併使用時（尤其在高劑量的狀況下），可能會造成血清素症候群。使用 MAO 抑制劑最常見的副作用為高血壓危象，意指血壓異常升高；當出現頭痛、心悸、出汗、頭暈、頸部僵硬、胸悶、噁心或嘔吐時，就需要立刻測量血壓，也要再次確認所服用的藥物是否有任何的改變（Chen, 2012; Fernandez & Chen, 2007; Kyle & Kyle, 2007）。

∞ 治療帕金森氏症非運動症狀的藥物

接近 50% 的帕金森氏症病人會出現姿態性低血壓，即在身體姿勢改變時血壓降低，可能會有視力模糊、虛弱無力、頭重腳輕、昏厥等症狀。所有用來治療帕金森氏症的藥物，特別是提升多巴胺的藥物，都可能造成姿態性低血壓。姿態性低血壓的處置包括：穿彈性襪、避免體溫太高、避免突然改變姿勢、避免飲酒等。藥物治療則包括：fludrocortisone 每日服用 0.1mg 到 0.3mg、midodrine 每日 2.5mg 到 10mg，或 indomethacin (Indocin)（Chen, 2012; Chen et al., 2009; Wood, 2011）。

約有 60% 的帕金森氏症病人有泌尿功能問題，相關處置方式包括：行為治療、針對骨盆底的物理治療、薦神經刺激治療、膀胱擴張術等。藥物治療則可使用抗膽鹼藥物，如：darifenacin (Enablex)、solifenacin (Vesicare)、oxybutynin (Ditropan)、tolterodine (Detrol)。這些藥物可能會造成混亂、口乾、吞嚥障礙等副作用。

帕金森氏症病人若出現憂鬱的身心症狀，為避免如 MAO-A 抑制劑或三環抗憂鬱劑影響多巴胺濃度而出現副作用，較佳的治療藥物包括：選擇性血清素再吸收抑制劑（SSRI），如：paroxetine (Paxil)，抑或選擇性血清素及正腎上腺素再吸收抑制劑（SSNRI），如：venlafaxine (Effexor)。接受提升多巴胺藥物以治療運動症狀的帕金森氏症病人，其中約有 40% 會出現精神症狀。常見的精神症狀包括視幻覺或被害妄想症。然而，傳統用來控制精神症狀的相關藥物會阻斷多巴胺，干擾了提升多巴胺相關藥物（用來治療帕金森氏症運動症狀）的效果。處理上述狀況的方法為，針對那些會造成精神症狀的藥物予以停用或減少劑量。首先，應停用抗膽鹼藥物，並依照下列順序減少藥物劑量：MAO-B 抑制劑、amantadine、多巴胺促進劑、COMT 抑制劑、levodopa。之後，如果病人仍需要使用抗精神症狀的藥物，則應該使用對多巴胺影響較小的第二代藥物，如：aripiprazole (Abilify)、clozapine (Clozaril)。

許多帕金森氏症的病人會伴隨失智症。遺憾的是，用來治療帕金森氏症運動症狀的藥物，可能會導致認知損傷的惡化；而用來治療失智症的藥物，

與治療帕金森氏症運動症狀的藥物會產生拮抗作用。同樣地，可按照影響病人認知功能的可能性來依序停藥：抗膽鹼藥物、selegiline、amantadine、三環抗憂鬱劑、鎮靜劑、多巴胺促進劑、levodopa；另一個方法是將多巴胺作用劑（dopaminergic agent）降至最低有效劑量。短期使用乙醯膽鹼酯酶抑制劑，如：rivastigmine (Exelon)，不僅對認知功能有所幫助，效果還可長達約 6 個月，且不會影響運動功能（Chen & Swope, 2007; Marder & Jacobs, 2008; Weintraub et al., 2008c）。

高達 90% 的帕金森氏症病人會出現睡眠的問題。超過一半的人因為服用提升多巴胺的相關藥物，造成白天過度嗜睡。我們需要確保病人有良好的睡眠衛生（sleep hygiene），如：避免咖啡因的飲料、避免重金屬音樂、睡前避免運動；臥室只能用於睡眠，避免在臥室閱讀或看電視；避免在日間睡覺。此外，調整藥物的劑量可能對睡眠也有助益。焦慮可能跟運動症狀的波動有關，在使用抗焦慮的藥物前應先排除該原因。睡眠衛教的成效不彰時，使用抗焦慮的藥物能夠幫助舒緩焦慮，如：buspirone (Buspar)。提升褪黑激素（melatonin）等相關助眠產品也可能幫助病人睡眠（Carl & Johnson, 2006; Chen, 2009; Langston et al., 2007; Marder & Jacobs, 2008; Weintraub et al., 2008c）。

∽ 治療精神疾病的藥物

精神病（psychosis）是一種精神疾病，會出現思緒及人格混亂的狀況，與多巴胺濃度過高有關；過高的多巴胺濃度，可能會影響到對於刺激的敏感度，並出現扭曲的知覺。思覺失調症（schizophrenia）是其中最常見的精神疾病，影響美國 1% 的人口。思覺失調症和遺傳因子的組成有高度關聯性，若一等親患有思覺失調症，則患病風險會增加 10%；如果雙親都患有思覺失調症，風險則提高至 40%。相關風險因子還包括了藥物濫用。思覺失調症發病的年齡一般落在青少年晚期及三十歲出頭時，其生活失能的程度相當於四肢癱瘓。此外，思覺失調症病人罹患冠狀動脈疾病、吸菸、肥胖、糖尿病、血脂異常、高血壓和自殺的風險較高，平均壽命比一般人少 20%，而

這也和高達 50% 的自殺企圖、10% 自殺身亡的比例有關。相關的徵象與症狀包括：僵直症、正性症狀（妄想、幻覺、語無倫次和行為異常、激動不安）、負性症狀（情感平板、貧語症 [alogia]、失樂症、動機缺乏）、情緒症狀（焦慮、敵意、憂鬱、躁動）、認知缺損（短期記憶喪失、注意力缺失、執行功能障礙、工作記憶障礙、語意記憶障礙）、語言缺損（理解障礙、無法組織複雜語句、口語不流暢、貧語症、固持語、難以理解的新語症、節律障礙、鸚鵡式仿說、無法理解隱喻、離題、思考中斷、欠缺適當邏輯的音韻連結 [clang association]、語音清晰度不佳、不合宜的非言語溝通、緘默）（Carl & Johnson, 2006; Carl et al., 2014; Crismon & Buckley, 2011; Drayton, 2011; Meltzer, 2012; Meyer, 2011; Scharf, 2012）。

精神疾病症狀可能也會出現在雙極性疾患、憂鬱症、認知障礙、阿茲海默症與其他類型的失智症、自閉症類群障礙症、對立反抗症、行為障礙、譫妄。上述不同疾病的精神症狀，也會藉由抗精神病藥物來治療（Carl & Johnson, 2006; Carl et al., 2014; Crismon & Buckley, 2011; Drayton, 2011; Meltzer, 2012; Meyer, 2011; Scharf, 2012）。

神經傳導物質的不平衡狀態，包括：多巴胺濃度過高會導致正性症狀；血清素正向調控（up-regulation）偕同多巴胺不足會導致負性症狀；麩醯胺酸功能異常會導致精神混亂。抗精神病藥物主要是在阻斷中腦邊緣系統通道的多巴胺 D2 受體（Dopamine-2 receptor）（需要阻斷達 65% 才能改善正性症狀）。第一代或「典型的」抗精神病藥物包括：較高鎮靜效果、錐體外徑症候群（extrapyramidal symptom，簡稱 EPS）風險比較低的低效價（low potency）藥物，如：chlorpromazine (Thorazine)；以及較少鎮靜效果、錐體外徑症候群風險較高的高效價藥物，如：fluphenazine (Prolixin)、trifluoperazine (Stelazine)、haloperidol (Haldol)（Carl & Johnson, 2006; Carl et al., 2014; Crismon & Buckley, 2011; Meltzer, 2012; Meyer, 2011; Scharf, 2012）。

這些藥物主要在阻斷多巴胺，雖能有效改善正性症狀，但是對於負性症狀卻效果有限。對於精神疾病來說，負性症狀是造成失能的主因之一。阻斷在黑質紋狀體區域（nigrostriatal area）的多巴胺 D2 受體，可能使得負性症

狀更為嚴重，並影響認知功能。若在黑質紋狀體區域阻斷了 78% 的多巴胺受體，將導致非常嚴重的副作用——錐體外徑症候群及永久性的神經毒性，如：**遲發性異動症（tardive dyskinesia）**，而這些問題較常見於第一代藥物。錐體外徑症候群的症狀包括：假性帕金森氏症症狀（運動遲緩或運動不能、手臂搖擺幅度變小、面具臉、流口水、眨眼變少、說話輕聲單調、靜止時顫抖、四肢／頸部／軀幹僵直）。在服用抗精神病藥物後 1 小時內，部分的人可能會出現急性肌張力不全，包括：間歇或持續的疼痛性肌肉痙攣，眼睛、臉、頸部、喉嚨肌肉出現異常扭曲，背部肌肉收縮或弓曲（opisthotonus），頸部痙攣（如：頭部後仰 [retrocollis] 或頭部側轉 [torticollis]），也可能出現眼睛上吊（oculogyric crisis）、舌頭腫脹、舌頭前吐、張口不能（trismus）（Carl et al., 2014; Crismon & Buckley, 2011; Meltzer, 2012; Meyer, 2011; Scharf, 2012）。

遲發性異動症為一種運動過度症候群、不可逆的運動障礙，是由於多巴胺 D2 受體受到長期阻斷而引發的正向調控所造成，症狀包括：咂嘴、吸吮、噘嘴、舌頭外吐、舌頭不自主運動、手指或腳趾的徐動、軀幹緩慢地扭動。這些症狀在清醒時會比較明顯，睡著時則會減緩。這些運動障礙增加了吞嚥障礙、嗆咳、誤吸（aspiration）的風險。我們必須監控病人錐體外徑症候群的狀況，以避免遲發性異動症或其他的併發症出現。多數長期照護機構使用 *Abnormal Involuntary Movement Scale*（簡稱 AIMS）或類似的量表來進行監控（Carl & Johnson, 2006; Carl et al., 2014; Crismon & Buckley, 2011; Meltzer, 2012; Meyer, 2011; Scharf, 2012）。

第二代或「非典型」抗精神病藥物如：risperdone (Risperdal)、lurasidone (Latuda)、ziprasidone (Geodon)、aripiprazole (Abilify)、olanzapine (Zyprexa)、quetiapine (Seroquel)，較不會阻斷多巴胺，並且能提升血清素的濃度，進而更加有效地治療精神疾病的負性症狀及情緒症狀，降低病人的失能程度。比起第一代抗精神病藥物，第二代藥物造成錐體外徑症候群的風險也較低。然而，第二代抗精神病藥物也會和其他的受體結合而產生副作用：與 alpha-1 及 alpha-2 正腎上腺素受體結合，可能導致姿態性低血壓與心律不整；與第

一型組織胺受體結合，可能會增加鎮靜的作用、導致體重增加、認知及溝通功能受損；與第一型蕈毒鹼類受體（膽鹼性）結合，可能會增加鎮靜的作用、自律神經失調、平衡障礙、口乾或腸胃道蠕動異常造成的吞嚥障礙、性功能障礙。許多藥物可能導致體重大幅增加，因而提升了心血管疾病、糖尿病、血脂異常的風險（Carl & Johnson, 2006; Carl et al., 2014; Crismon & Buckley, 2011; Drayton, 2011; Meltzer, 2012; Meyer, 2011; Scharf, 2012）。

❻ 提升 GABA 效果的藥物

γ-胺基丁酸（GABA）是主要的抑制性神經傳導物質，位於中樞神經系統的神經元及突觸，涉及至少三分之一的大腦神經脈衝。GABA 與其受體結合後，氯離子通道（Chloride [Cl] channel）打開，引發細胞膜的過極化（hyperpolarization），因而降低興奮性（excitability）。GABA 的主要作用為：幫助鎮靜、舒緩焦慮、治療失眠、短效麻醉、預防癲癇、放鬆骨骼肌用以治療痙攣。抗焦慮劑（anxiolytic drug）可以提升 GABA 的效果。有些藥物能與 GABA 受體結合，可用於減少中樞神經系統的神經傳導，包括：苯二氮平類（benzodiazepine，簡稱 BZD）、巴比妥類（barbiturate）及乙醇（alcohol）。

癲癇是由於腦部的異常放電導致神經元細胞膜（neuronal membrane）不穩定，不穩定的原因可能來自鉀離子傳導（potassium conductance）異常、鈉／鉀／鈣的電位敏感型離子通道（voltage sensitive ion channel）異常、離子傳遞相關的 ATP 酶（ATPase）缺損。濃度過高的興奮性神經傳導物質可能會造成神經傳導過度，這些傳導物質包括：麩醯胺酸、天門冬胺酸（aspartate）、乙醯膽鹼、正腎上腺素、嘌呤（purine）、胜肽（peptide）、細胞激素（cytokine）、類固醇荷爾蒙（steroid hormone）。癲癇可能是腦部疾病所造成的，如：腦傷、腫瘤、感染、中風，其他可能的原因還有低血糖、低血氧、內分泌功能異常、營養不良所造成的電解質異常、酗酒、藥物。腎或肝衰竭而無法排除有毒物質或藥物的毒性，也可能造成癲癇，而這些有毒物質可能是藥物過量所造成，如：治療肺部疾病的支氣管擴張劑、治療糖尿病的

胰島素或口服降血糖藥、抗精神病藥物、抗憂鬱藥物、止痛藥物（特別是 tramadol [Ultram]、meperidine [Demerol]）、造成電解質流失的相關藥物（如：治療高血壓的利尿劑）。癲癇發作也經常來自於突然停用止痛藥物或酒精急性戒斷（Jarvis, Morin, & Lynch, 2008; Knudsen, 2008; Mai & Buysse, 2008; Matthew & Hoffman, 2009; Passarella & Duong, 2008; Sherwood & Rey, 2007）。

用來治療癲癇的藥物，一般是藉由提高抑制性神經傳導物質 GABA 的濃度，或是降低興奮性神經傳導物質（如：麩醯胺酸、天門冬胺酸）的濃度，或者藉由細胞運送幫浦來減少鈉或鈣在神經細胞之間的傳輸。癲癇的藥物會降低神經元的興奮性，因為抑制（放電）激發作用（anti-kindling effect），能夠減少癲癇的活動。需注意的是，如果癲癇未受到控制，發作會更加頻繁。為了預防認知損傷和提升正常腦部活動，需要有效控制及預防癲癇發作（Jarvis, Morin, & Lynch, 2008; Knudsen, 2008; Mai & Buysse, 2008; Matthew & Hoffman, 2009; Passarella & Duong, 2008; Sherwood & Rey, 2007）。

苯二氮平類（BZD）藥物是藉由增強 GABA 的作用來抑制神經傳導的藥物之一。BZD 類藥物經常用來治療癲癇，也能用來降低焦慮及改善失眠。此外，在臨床上也會拿來當作肌肉鬆弛劑，用於治療痙攣（Jarvis, Morin, & Lynch, 2008; Knudsen, 2008; Mai & Buysse, 2008; Matthew & Hoffman, 2009; Passarella & Duong, 2008; Sherwood & Rey, 2007）。

治療焦慮的 BZD 類藥物包括：alprazolam (Xanax)、chlordiazepoxide (Librium)、clorazepam (Klonopin)、diazepam (Valium)、lorazepam (Ativan)、oxazepam (Serax)。其他抗焦慮藥物如 buspirone (Buspar)，會藉由作用在 GABA 受體來治療焦慮，同時，相較於其他 BZD 類藥物，其依賴性的風險較低。Ativan 和 Valium 則用來治療持續長時間發作的癲癇重積狀態（status epilepticus）。長效型 BZD 類藥物經常用來協助酒精戒斷，如：Librium、Valium、Ativan。治療失眠的藥物也包括了各式 BZD 類藥物，如 estazolam (Prosom)、flurazepam (Dalmane)、quazepam (Doral)、temazepam (Restoril)、 triazolam (Halcion)、eszopiclone (Lunesta)、zaleplon (Sonata)、zolpidem (Ambien)。此外，短效型 BZD 類藥物 midazolam (Versed)，則常使用在短時間手術，用來執行暮光麻醉（twilight anesthesia），以達到半夢半醒的麻醉效果（Jarvis, Morin, & Lynch, 2008; Knudsen, 2008; Mai & Buysse, 2008; Matthew & Hoffman, 2009; Passarella & Duong, 2008; Sherwood & Rey, 2007）。

BZD 類藥物常見的副作用包括：頭重腳輕、噁心、嘔吐、反應速度變慢、認知損傷、伴隨肌肉無力之動作功能障礙、混亂、日間昏昏欲睡、頭痛、視力模糊、幻覺、妄想症、憂鬱、惡夢等，也可能影響到睡眠的第四階段及快速動眼期，而此階段對於成夢及鞏固資訊相當重要。BZD 類藥物也會因鎮靜效果、降低注意力致使病人無法專注進食，也可能造成共濟失調（ataxia）、肌肉不協調、口乾症，使得病人出現吞嚥障礙。長期使用 BZD 類藥物可能造成咽部期吞嚥障礙、環咽肌不協調、誤吸；咽部期的吞嚥障礙在停藥後會解除（Carl & Johnson, 2006）。

若長期使用 BZD 類藥物可能導致認知損傷，且影響中樞神經系統的程度隨年齡增加，若與酒精混用也會對中樞神經系統造成影響，這些風險經常被低估，較不建議長期使用。BZD 類藥物具有依賴或濫用的高度風險，若欲停藥，需採用漸進降低劑量的方式進行，以避免戒斷症狀。長期使用 BZD 類藥物會讓失智症的風險增加 50%（Jarvis, Morin, & Lynch, 2008; Knudsen, 2008; Mai & Buysse, 2008; Matthew & Hoffman, 2009; Passarella & Duong, 2008; Sherwood & Rey, 2007）。

∞ 影響葡萄糖濃度的藥物

葡萄糖（glucose 或 sugar）是讓大腦有效進行神經傳導的主要成分，且會影響認知功能運作。血糖（blood glucose 或 blood sugar）是細胞的能量來源，藉由血流來運送，能夠輕易地通過血腦屏障（blood-brain barrier）。大腦運作時會耗費大量的能量，需要仰賴葡萄糖作為能量的來源。但是因為大腦無法儲存葡萄糖，若要維持正常的功能則需持續地供應葡萄糖。若大腦缺

少葡萄糖會導致低血糖，使得認知功能受損，身體會處在「緊張」的模式，出現腎上腺素症狀（如：緊張、顫抖）以及中樞神經系統症狀（如：疲倦、混亂、心智功能運作緩慢）。正常健康（無糖尿病）成人的血糖濃度大致落在 70～110 mg/dl，飯後血糖會升高至約 140 mg/dl（Carl et al., 2014; Hanavan & Wynne, 2012; Kennedy, 2012; Powers & D'Alessio, 2011; Robinson & Wynne, 2012）。

　　低血糖發生的原因，可能是因為葡萄糖釋放到血液中的速度緩不濟急、葡萄糖消耗太快，或者過量的胰島素（insulin）釋放到血液中（如：使用治療糖尿病的藥物時）。血液中的葡萄糖濃度由胰臟、肝臟、腦、數種荷爾蒙調控。葡萄糖是由中樞神經系統之外的新陳代謝過程所提供，維持適當的葡萄糖濃度才能讓中樞神經系統保持有效的神經傳導及認知功能。為了維持足夠的葡萄糖濃度，需要攝取充足的營養；控制正常的葡萄糖濃度，則需要在升糖素（glucagon）和胰島素之間取得平衡，升糖素會在身體需要時將葡萄糖釋放到細胞中，胰島素則會在不需用到葡萄糖時，協助將之儲存在肝臟裡（Carl et al., 2014; Hanavan & Wynne, 2012; Kennedy, 2012; Powers & D'Alessio, 2011; Robinson & Wynne, 2012）。

　　葡萄糖濃度會影響認知、記憶、執行功能（executive function）、非執行功能（non-executive function）的表現。非執行功能指的是處理基本資訊的歷程（如：視覺及聽覺處理、動作技巧）；執行功能則涉及更高層次或更複雜的資訊處理歷程（如：推理、邏輯、計畫、問題解決）。美國航空暨太空總署（National Association of Space Administration，簡稱 NASA）曾經發表了一篇回顧性研究，研究對象為無糖尿病的飛行員，探討血糖對其非執行功能及執行功能之影響（如：感覺處理、精神運動功能、注意力、警覺性、記憶、語言及溝通、判斷及決策、複雜工作表現）。研究結果發現，當處於高度認知需求時會消耗腦中葡萄糖：血糖濃度較高的飛行員，認知功能的表現較有效率；而葡萄糖耐受力較佳的人，能夠有效率地使用葡萄糖，認知功能也較佳。對於正常血糖濃度的人來說，也能發現到葡萄糖具有提升記憶功能的效果，如：記憶留存能力較佳、健忘的狀況減少。陳述性記憶（declarative memory）功能也會隨著葡萄糖的攝取有所提升。相反地，低葡萄糖濃度會導致執行功能及非執行功能出現損傷，如：陳述性記憶、空間記憶、決策、反應時間、精細動作技能、計算能力、語言流暢度、視覺與聽覺處理、選擇性注意力、分散式注意力、持續性注意力、認知表現（Feldman & Barshi, 2007）。

　　近期有文獻及藥學研究探討糖尿病病人的認知功能表現，是否與葡萄糖濃度波動變化有關，或其受到短期及長期葡萄糖控制的影響為何。1995 年以前，用來治療糖尿病的藥物主要有兩種：第一種，對於無法製造胰島素的病人（第一型糖尿病），給予短效及長效胰島素；第二種，對於非胰島素依賴型病人（第二型糖尿病），給予磺醯尿素類（sulfonylurea）的口服藥物。無論是胰島素或磺醯尿素類藥物，都可能會造成嚴重的低血糖，影響認知功能，還可能會使得體重增加、提高心血管疾病風險。新型的長效胰島素能夠讓胰島素濃度一整天維持在穩定狀態，讓沒有進食的病人維持正常的血糖濃度，這類藥物如：glargine (Lantus) 與 detemir (Levemir)。較新型的短效胰島素則能夠在飯後更迅速地控制血糖、避免血糖快速上升，這類藥物如：lispro (Humalog)、aspart (NovoLog)、glulisine (Apridra)（Carl et al., 2014; Feldman & Barshi, 2007; Hanavan & Wynne, 2012; Kennedy, 2012; Powers & D'Alessio, 2011; Robinson & Wynne, 2012）。

　　糖化血色素（hemoglobin A1C 或 glycosylated hemoglobin）常用來監控長期（超過 3 個月）的血糖濃度是否維持正常。相當多的研究指出，控制糖化血色素不超過 6.5～7.0，能夠大幅改善健康狀況，避免因為高血糖（hyperglycemia）而造成的糖尿病併發症，如：神經病變、失明、中風、心肌梗塞、腎臟疾病等。此外，我們也需要避免因低血糖造成認知功能受損，新型磺醯尿素類藥物可以避免舊型同類藥物作用時間較長所造成的低血糖、低鈉（hyponatremia）、乙醇不耐（ethanol intolerance）等副作用，如：glipizide (Glucotrol)、glyburide (Diabeta, Micronase)、glimepiride (Amaryl)（Carl et al., 2014; Hanavan & Wynne, 2012; Kennedy, 2012; Powers & D'Alessio, 2011; Robinson & Wynne, 2012）。

　　治療第二型糖尿病（非胰島素依賴型）最大的進展莫過於 metformin

(Glucophage) 此藥物。metformin (Glucophage) 目前是糖尿病病人（腎臟功能正常）的第一線治療藥物，此藥物引發低血糖、體重增加、血脂異常的風險較低，也有報告顯示：比起使用其他藥物治療（包括：胰島素、磺醯尿素），使用 metformin (Glucophage) 的病人健康狀態較好，但可能會缺乏維生素 B12，進而出現認知損傷，故建議病人額外補充維生素 B12，降低認知受損的風險（Carl et al., 2014; Hanavan & Wynne, 2012; Kennedy, 2012; Moore, 2013; Powers & D'Alessio, 2011; Robinson & Wynne, 2012）。

　　許多治療糖尿病新型藥物的問世，是基於進食過程中葡萄糖負荷的正常生理機制所發展。我們已經瞭解許多神經荷爾蒙（neurohormone）是在消化運作過程中由腸胃道所分泌；因此，某些新型糖尿病藥物藉著提升這些神經荷爾蒙，如：腸泌素（incretin）、澱粉素（amylin）、類升糖素胜肽（glucagon-like peptide-1，簡稱 GLP-1），以減緩食物的吸收、增加飽足感、控制因進食而造成的葡萄糖上升，且不會出現低血糖。這類藥物包括：exenatide (Byetta)、liraglutide (Victoza)、sitagliptin (Januvia)、saxagliptin (Onglyza)。此外，後來出現的藥物，像是第二型鈉－葡萄糖轉運蛋白抑制劑（sodium glucose transporter [SGLT] type 2 inhibitor，簡稱 SGLT-2 抑制劑），可以減少葡萄糖被腎臟再吸收、降低血糖濃度，但不會出現嚴重的低血糖，也不會發生其他如磺醯尿素及胰島素引起的代謝相關副作用。另外，相較於舊型糖尿病藥物（胰島素、metformin [Glucophage] 或磺醯尿素類藥物），SGLT-2 抑制劑在控制高血糖或降低糖化血色素的效果相對有限，然而，單獨使用此類新型藥物，或與 meformin 及其他新型糖尿病藥物併用時，可避免低血糖可能造成的認知損傷，還能有效維持正常的血糖濃度（Carl et al., 2014; Hanavan & Wynne, 2012; Kennedy, 2012; Moore, 2013; Powers & D'Alessio, 2011; Robinson & Wynne, 2012）。

結語

　　臨床復健專業人員若能留意到藥物效果可能會影響病人的認知、行為、學習，為病人擬定專屬的治療計畫，其復健成效將更為顯著。藉由提供病人用藥衛教，監測復健過程中藥物可能出現的療效及副作用，為病人的復健治療進行適當的調整，聯絡開立藥物處方的醫師，共同討論可能影響復健成效的藥物副作用，我們才得以提供病人最佳化的復健介入（Carl & Johnson, 2006; Ciccone, 2002; Gadson, 2006; Malone, 1989）。

專家推薦

　　失智照護中，藥物治療為不可或缺的一環。本章除了說明失智症病人常見用藥的基本概念外，亦希望臨床專業人員留意會影響認知行為之藥物，使評估與復健更臻完善；同時能協助監測藥物可能出現的副作用，以期及時介入並調整用藥，盡可能地減少失智症病人承受藥物造成之額外傷害。

孫于婷／門諾醫院藥劑科臨床藥師

Chapter 6

認知障礙的評估

Peter R. Johnson, Ph.D., CCC-SLP

　　我們需瞭解在評估病人的認知功能時，所給予的刺激涉及大腦的哪一區塊，藉此提供病人後續的認知治療。舉例來說，如果病人正接受「視覺輸入」的測驗，可能刺激的區域是枕葉。某些測驗包含單一向度的刺激（如：印刷字體），可能需要使用到顳葉／頂葉，且特別涉及左半腦；若是雙向度的刺激（例如：不同的刺激同時出現，相互競爭認知資源），則涉及額葉／顳葉／頂葉等部位的活化，這些區域與執行功能有關，史楚普字色測驗（SCWT）即屬於此類型，隨後我們將有相關介紹（Carl et al., 2014; Wiig et al., 2008）。評估認知障礙時，臨床專業人員應盡可能地使用標準化測驗。一般來說，認知測驗包含了以下不同的層面，如：

- 問題解決
- 定向感
- 記憶力
- 注意力廣度
- 組織能力
- 執行功能
- 排序
- 心向轉移
- 空間定位
- 視覺區辨
- 語言接收與表達能力

簡明認知評定量表[12]
（BCRS）

簡明認知評定量表（*Brief Cognitive Rating Scale*，簡稱 BCRS）（Reisberg, 1988）是最早用來評估認知缺損的測驗之一，能夠確認失智症病人目前所處的階段。BCRS 是為退化性失智症病人所設計，可與整體退化量表（GDS）一起使用，經 BCRS 評估所得到的分數能夠對照 GDS 的分級。BCRS 分為五個面向：

- 專注力
- 近期記憶
- 過去記憶
- 定向感
- 日常功能與自我照顧

每個面向分為七個等級，對於每個等級的障礙程度都有明確的定義。舉例來說，如果病人的專注力是在正常範圍內，專注力的面向就會給「1 分」，以此類推，依據不同程度會給予不一樣的分數：

1 分：正常。

2 分：非常輕微，病人與自己過去 5 至 10 年比較，主觀感覺自己出現障礙。

3 分：輕度，需要藉由詳細的臨床晤談來確認。

4 分：中度，臨床上已經有明顯的障礙出現。

5 分：中重度，臨床評估後，發現已經有嚴重障礙。

6 分：重度，某些評估面向中仍有部分能力留存。

7 分：極重度，評估過程中，僅能夠誘發出少數留存能力。

12　譯註：本章評估工具的華文翻譯名稱僅提供讀者參考用，並非正式授權華文翻譯名稱，亦不代表該評估工具已有華文版本，特此說明。

整體退化量表
（GDS）

整體退化量表（*Global Deterioration Scale*，簡稱 GDS），是 Reisberg 博士於 1982 年發表，目前已於各界廣泛使用。GDS 分為七個階段，可與 BCRS 各個面向的七個評分等級相互對應。GDS 的七個階段是基於對阿茲海默症病人在行為、功能、認知等面向的觀察，並假設這些面向的損傷彼此相互依存、具有時序性及線性關係。研究也使用 GDS 與斷層掃描（解剖結構的改變）、正子掃描的影像（代謝活動的變化）相互比較，發現 GDS 和不同腦區與代謝活動之間具有關聯性。病人在入住機構（如：長期照護機構）之前，許多機構會先為病人的功能進行分級，以幫助護理人員及臨床復健專業人員決定安置病人的空間，並知道該如何設計活動及擬定復健計畫。當病人出現功能上的衰退時（如：跌倒），便會再次複評。若機構工作人員能夠理解不同分期之間的差異，將有助於察覺病人認知能力的衰退狀況，相關人員便能決定並安排可行的治療模式（Reisberg, 1982）。請參見本書的第三章、第四章相關內容說明。

輕度認知障礙篩檢
（MCI screen）

輕度認知障礙篩檢（*Mild Cognitive Impairment screen*，簡稱 MCI 篩檢）（Medical Care Corporation, 2015）也是常用於測試認知損傷病人的測驗。此測驗能有效區分老化性認知衰退（GDS 2）或輕度認知障礙（GDS 3）。MCI 篩檢涵蓋一系列關於記憶、符號流暢度（symbol fluency）、執行功能等能力的測驗，共有七大題。該測驗的作者發現在區別正常與輕度認知障礙時，MCI 篩檢的正確率達 97%。研究中也比較了 MCI 篩檢與簡短智能測驗（*Mini Mental State Examination*，簡稱 MMSE）：在區分正常與輕度認知障礙時，MCI 篩檢達到 97% 的正確率，MMSE 則是 30% 的正確率；輕度失智

症的偵測，MCI 達到 99% 的正確率，MMSE 則是 50% 的正確率。在 MCI 篩檢的網站上，提供詳盡的同儕審查文章列表，內容包括 MCI 篩檢的準確度與應用性（Cone, 2005; Medical Care Corporation, 2014）。

蒙特利爾認知評估
（MoCA）

蒙特利爾認知評估（*Montréal Cognitive Assessment*，簡稱 MoCA）（Nasreddine, 2005; Smith et al., 2007）包含數個測驗任務，能夠幫助判斷認知功能的改變，如：失智症、輕度認知障礙、正常老化等。測驗內容包括：命名、注意力、句子仿說、延遲性回憶、抽象概念、語言流暢度（verbal fluency）、視覺建構技巧、交替式路徑描繪。施測時間約需 10 分鐘，評估者依照指引為每一項任務評分並加總，總分為 30 分。研究結果發現，MoCA 可作為確認輕度認知障礙的工具，能夠有效偵測輕度認知障礙病人之敏感度達 83%。其中有 35% 的輕度認知障礙病人在 6 個月內確診為失智症；這些病人在一開始的基準評估時，MoCA 的得分均低於 26 分。研究結論發現，MoCA 是有效的篩檢工具，能夠偵測輕度認知障礙或輕度失智症。此外，對於那些已經確診為輕度認知障礙的病人，MoCA 也能夠幫助我們找出哪些人在 6 個月後可能會確診為失智症（Smith et al., 2007）。

認知語言快速測驗
（CLQT）

認知語言快速測驗（*Cognitive Linguistic Quick Test*，簡稱 CLQT）（Helm-Estabrooks, 2001）也是評估認知的工具，其評級區分為正常、輕度損傷、中度損傷、重度損傷；測驗分為五個層面：視覺空間技巧、記憶力、執行功能、語言、注意力，其施測約需 15 至 30 分鐘。此測驗適用於 18 至 89 歲疑似或確診為神經性損傷的病人（Carl et al., 2014）。CLQT 主要針對執行功

能及額葉功能進行評估，能夠有效確認神經性功能異常，也對認知功能的改變相當敏感，如：偵測早期阿茲海默症的認知損傷。此外，此測驗可定時用來監控藥物的效果或復健的成效，以作為療效的評估（Carl et al., 2014; Helm-Estabrooks, 2001; Wiig et al., 2008; York & Alvarez, 2008）。

史楚普字色測驗
（SCWT）

史楚普字色測驗（*Stroop Color and Word Test*，簡稱 SCWT）（Stroop, 1935）是評估額葉功能的測驗，包括：執行功能、注意力、自動化處理、反應選擇、心智彈性等，特別是聚焦在前額葉功能，以及反應抑制（response inhibition）功能的缺損。許多不同類型的障礙都可能與前額葉損傷有關，如：額顳葉型的失智症、創傷性腦傷、阿茲海默症等（Wiig et al., 2008）。SCWT 所建立的常模年齡為 15 至 90 歲，施測時間約需 5 至 10 分鐘。SCWT 是一項相當重要的篩檢工具，可用來評估病人在壓力下的腦部功能是否會出現障礙。SCWT 的部分測驗需要心向轉移的能力，可能會造成病人的壓力。舉例來說：受測者在看著黃色的方塊時（方塊下方寫著「黑色」），需要快速忽略方塊下「黑色」兩個字，並說出方塊的顏色「黃色」。若受測者的額葉功能出現損傷，在此測驗中快速轉換心向時會出現困難。SCWT 所提供的訊息相當寶貴，應納入認知功能測驗的套組中（Stroop, 1935; Wiig et al., 2008）。

路徑描繪測驗

路徑描繪測驗（*Trails Test*）（Lezak, Howieson, & Loring, 2004; Reitan, 1958）可評估病人的注意力、排序、其他類型的執行功能，同時也降低了語言能力、文化偏見、口語能力對測驗表現的影響。這個測驗分為 A、B 兩部分。在 A 部分，紙上有 25 個圓圈，每個圓圈裡都有一個數字，受測者需要

依照數字順序，由小至大把圓圈串連起來。在 B 部分，有些圓圈裡是數字（1 至 13），有些圓圈裡是英文字母（A 至 L），受測者需要依序且同時以「數字－字母」相互交替的方式把圓圈連起來。受測者會被要求愈快完成愈好，且在完成測驗前，筆不能夠離開紙張。A 部分的測驗平均完成時間為 29 秒，B 部分平均則為 75 秒（Corrigan & Hinkeldey, 1987; Gaudino, Geisler, & Squires, 1995; Lezak, Howieson, & Loring, 2004; Reitan, 1958）。

瑞佛米德行為記憶量表
（RBMS）

瑞佛米德行為記憶量表（*Rivermead Behavioral Memory Scale*，簡稱 RBMS）（Wilson et al., 1989）主要用於評估日常所需的記憶能力，舉例來說：「我把鑰匙放在抽屜裡」和「我把鑰匙放到哪裡了？」RBMS 主要聚焦在情節記憶（及空間／時間記憶）。許多阿茲海默症病人的情節記憶功能可能會出現困難，因此，RBMS 特別適用於阿茲海默症病人。RBMS 是 Barbara Wilson 博士許多年前發展的量表，歷經了時間的考驗。Efklides 等人（2002）的研究中，對 RBMS 與魏氏記憶量表（*Wechsler Memory Scale*）及日常記憶問卷（*Everyday Memory Questionnaire*）做了精闢的對照比較，有興趣的讀者可以參考。Wilson 等人（1989）則指出 RBMS 是簡短、可信、有效的日常記憶能力量表。

神經復健認知與溝通能力量表
（SCCAN）

神經復健認知與溝通能力量表（*Scales of Cognitive and Communication Ability for Neurorehabilitation*，簡稱 SCCAN）（Millman et al., 2008）包含了 8 種分量表，施測時間約需 35 至 45 分鐘，評估項目包括：定向感、記憶、口語表達、閱讀理解、口語理解、書寫、注意力、問題解決能力。此量表可用

來判斷是否有溝通及認知障礙、確認障礙嚴重度、擬定個別化的治療目標與計畫。SCCAN 可用來評估語言障礙或非語言障礙的各類病人，協助施測者擬定治療建議，並提供符合美國聯邦醫療保險（Medicare）或第三方支付所需的紀錄文件。

SCCAN 能夠準確區分具有神經性障礙診斷的病人及控制組個案，其敏感度為 98%，特異度可達 95%。此量表能夠根據病人的表現來區分不同的臨床族群。本量表的得分，與其他評估工具中同樣的認知測驗項目之間具有相關性；其再測信度及內部一致性均達顯著（Millman et al., 2008）。

失智照護環境與溝通評估工具
（ECAT）

失智照護環境與溝通評估工具（*Environment and Communication Assessment Toolkit for Dementia Care*，簡稱 ECAT）（Brush et al., 2012）能夠確認病人的能力，及其在環境中可能會遇到的障礙，並且明確地提供在環境中該如何介入或調整的方法，以改善病人的福祉及獨立性。ECAT 提供了超過 300 個具體的建議，除了介入方式的參考，還包括環境調整的方法。這份評估工具不但適用於機構共居的住民，也能運用於居家的病人。除了臨床復健專業人員之外，護理師、社工師、個案管理師或其他的失智照護專業人員，都可以使用這份測驗。

ECAT 的評估項目包括：時間／地點的提示、房間門牌標示、音量大小、路線規劃、能見度、對比、公共區域、社交環境等。ECAT 能夠協助臨床專業人員有效得知環境對於溝通的影響，並可依據評估結果進一步擬定治療介入計畫（Bruce et al., 2013）。

克勞迪雅‧艾倫評估

克勞迪雅‧艾倫評估（*Claudia Allen evaluation*）及其後續的治療模式，與艾倫認知階層（Allen Cognitive Levels，簡稱 ACL）密切相關。ACL 的分級中，初期為 4.2 至 6.0；中期為 3.0 至 4.0；晚期為 1.0 至 2.8。整體退化量表（GDS）的階段則順序相反：GDS 的階段一代表「正常」；而 ACL 階層一則是代表「極重度失智症」。因此，本書的第四章提供**與艾倫認知階層的對應比較表**，讓讀者能夠相互對照不同量表的分數。克勞迪雅‧艾倫評估涵蓋了各式日常生活活動（ADLs）的行為，如：進食、自我照顧、如廁、風險因子、坐起、移位、認知、安全性等。*Understanding Cognitive Performance Modes*（Allen, Blue, & Earhart, 1998）書中列出了所有的 ACL 階層並深入說明。舉例來說，作者首先點出每個階層認知功能所需協助的比例，然後再描述病人在該階層的功能表現，相應的功能性目標也於書中說明。最後，詳盡地討論所有日常生活活動的行為表現。克勞迪雅‧艾倫評估及其相應的治療模式建議，能夠提供臨床專業人員完整詳盡的資訊。

亞利桑那失智症溝通障礙評估
（ABCD）

亞利桑那失智症溝通障礙評估（*Arizona Battery for Communication Disorders of Dementia*，簡稱 ABCD）（Bayles & Tomoeda, 2007）包含 14 個分測驗，用來評估構成認知功能的五個要素，包括：心智狀態、語言理解、語言表達、語言記憶、視覺空間技巧。這 14 個分測驗為：心智狀態、重述故事－立即重述、重述故事－延遲重述、比較性問題、詞彙學習－自由回憶、詞彙學習－完整回憶、複述、物體描述、閱讀理解（詞彙）、閱讀理解（句子）、衍生性命名、概念定義、衍生性畫圖、形狀仿畫。此外，研究證實 ABCD 具有高再測信度及高效度。Bayles 等人認為，ABCD 是評估失智症相當優異的工具，應可納為評估之選項（Bayles & Tomoeda, 1998）。

功能性語言溝通評估
（FLCI）

功能性語言溝通評估（*Functional Linguistic Communication Inventory*，簡稱 FLCI）（Bayles & Tomoeda, 2007）是用來評估中度與重度失智症的標準化評估工具，同樣具有信度及效度。分測驗包括：打招呼、命名、回答問題、書寫、標誌符號與物圖配對、詞彙閱讀與理解、回憶過往事件、遵循指令、手勢、肢體語言、對話。FLCI 適合用來評估中度與重度失智症病人，可作為評估失智症病人的選項（Bayles & Tomoeda, 1998）。

結語

本章討論了許多失智症的評估測驗。首先，需先確認病人認知及肢體功能的分期。接著，依需求運用不同的工具為病人進行評估：SCWT 與路徑描繪測驗能夠確認病人額葉的功能，以及病人在治療時可能會遭遇的困難；RBMS 能用於評估日常的記憶能力；CLQT 及 SCCAN 更能用於評估不同向度的認知功能；ECAT 的特色在於，除了確認病人的功能表現外，還能評估由環境所造成的障礙。最後，藉由艾倫認知階層（ACL）讓臨床復健專業人員充分瞭解每一位病人的功能階層（及分期），並依此擬定個別化的功能性復健計畫。

Chapter 7

失智症的治療介入

Peter R. Johnson, Ph.D., CCC-SLP

關於失智症病人復健「治療」的價值，從過去以來一直受到質疑。這是因為一般認為「治療」（therapy）一詞隱含了治癒或減輕疾病的病因。然而，*Jimmo versus Sibelius*（CMS, 2013）這項和解協議讓侷限於以「**改善**」作為標準的想法出現了變化。原告對美國聯邦醫療保險（Medicare）之承包保險公司提出訴訟，起因為保險公司認為保險受益人「沒有復原／恢復的潛能」而拒絕理賠，但原告認為這並不合理；原告主張，保險受益人可藉由接受專業照護而避免或延緩病情惡化，並以此駁斥保險公司。最後，在這份和解書中明確指出，美國聯邦醫療保險「**從未**」以「**改善**」作為標準來決定受益人是否需要專業照護，並進一步說明：「即便受益人缺乏恢復的潛能，也不可以此作為拒絕給付的理由，而無視受益人醫療狀況所需的個別化評估、治療、照護、服務之合理性與必要性。然而，若受益人的照護需求可由非專業人員安全且有效地執行，便不在給付範圍內。」（CMS, 2013, p. 1）

因此，給付的關鍵問題在於保險受益人是否需要「**專業照護**」。若受益人需要藉由專業的照護來維持或延緩衰退，便可予以給付；也就是說，只要「專業」的復健治療能夠幫助病人維持目前的功能，便核可給付（CMS, 2013; Kander, 2013）。

治療技術

本章將介紹失智症常見的治療技術。Camp 及 Skrajner 在第十一章會再進一步討論零錯誤學習（errorless learning）、間時提取（spaced retrieval）、

蒙特梭利（Montessori）等其他治療技術。

　　治療失智症的重點，是對於**已經損傷的認知系統**，我們需要為其**降低負荷**。臨床專業人員應該要幫助病人運用功能相對完整的認知能力，並提供刺激來促發整個記憶系統，以產生**正向的**效果。換句話說，臨床專業人員不應繼續將負荷加諸於已經損傷的認知系統；反之，應該要幫助病人盡可能地運用**留存**的認知系統。此外，如我們在前面章節所討論的，不同疾病所造成的失智症症狀不一，且會出現不同型態的認知損傷。舉例來說，血管型失智症的病人可能在語意記憶會出現困難；然而，阿茲海默症病人則是情節記憶容易出現問題。此外，阿茲海默症病人的非陳述性記憶（如：程序記憶[procedural memory]）留存狀況較佳；因此，臨床專業人員在提供阿茲海默症病人介入處置時，應著重於留存的系統功能（尤其非陳述性記憶系統，如：程序記憶和促發功能）（Bayles & Tomoeda, 2007; Carl et al., 2014）。

關於注意力

　　要擬定有效的治療計畫，首要步驟是讓病人能夠「注意」當前的任務。舉例來說，多年前本章作者運用毛根扭扭棒與重度自閉症兒童互動時，治療的第一步驟即是讓兒童能夠注意到正在進行的任務（selective attention，選擇性注意力），然後再慢慢練習延長注意力的時間（sustained attention，持續性注意力）。其實，在運用所有的治療技巧之前（如：粗大／精細動作的模仿，或非口語及口語的模仿），都需要先提升選擇性注意力及持續性注意力。

　　「注意力」是把焦點放在特定的刺激物上（選擇性注意力），並持續一段時間（持續性注意力）。分配性注意力（divided attention）指的是在同一時間注意多種刺激。心向轉移（shifting set）即是將注意焦點從某個刺激轉移到另一個刺激。我們在制定治療計畫之前，需要將各種不同類型的注意力都納入考量。失智症病人通常都有注意力的問題，特別是在執行需要「分配性注意力」或「交替性注意力」（alternating attention）的任務時更是如此。若我們在執行某件任務時，同時又被要求做另外一件事，此時，與原本任務

相關的神經活化程度即會降低。舉例來說，若我們要求病人在行走過程中同時接受語言流暢度（verbal fluency）的測驗（如：說出一連串女性的名字），此時病人的注意力便無法維持（Uttam et al., 1993）。

　　失智症病程初期通常不會出現選擇性注意力或持續性注意力的問題。一般來說，輕度失智症的病人能夠執行需要持續性注意力的任務（數字記憶廣度的測驗）；然而，若環境中的刺激或目標物的特徵相似，病人在分辨時則可能會有困難，並導致混淆、回應時間變長、錯誤次數增加等（Bayles & Tomoeda, 2007; Bourgeois & Hickey, 2009）。

　　許多研究文獻指出，當任務涉及複雜工作記憶時，最主要的關鍵在於：注意力的控制能力——尤其在具有競爭性需求（competing demand）的情境中更為重要（Kane, Bleckley, & Conway, 2001; Engle, 2002）。換句話說，病人在工作記憶的表現，反映出其對於注意力的控制能力。

⌾ 注意力與認知功能

- 每個人對於注意力的控制能力，會影響其工作記憶（工作注意力）的表現。工作記憶的相關研究中，個體間注意力的差異是最受關注的重點之一。

- 諸多的認知活動中（包括問題解決能力），聚焦注意力的能力非常重要。在問題解決的過程中，良好的工作記憶能力能夠減少分心、控制注意力、縮小解決辦法的搜尋範圍（Baddeley, 2001; Barrett et al., 2004; Wiley & Jarosz, 2012）。

- 若由中央執行（central executive）（被認為是工作記憶的一部分）的角度來看，注意力的控制能力是控制處理歷程的關鍵性因素。

- 評估工作記憶功能時，評估的面向經常與注意力的控制能力有關。換句話說，對於中央執行及工作記憶功能來說，將注意力聚焦在某件事物上而不受外在或內在刺激所干擾相當重要（Barrett et al., 2004）。

- 中央執行是「有限的」注意力系統，負責將注意力的資源分配至特

定的儲存緩衝區，也稱為短期記憶（short-term memory，簡稱 STM）。短期記憶形成儲存資訊的空間，讓我們能夠暫時記得這些資訊（Baddeley, 2001）。

· 不同類別的神經退化性疾病會影響注意力，並導致不同的行為模式。舉例來說，阿茲海默症病人會出現分配性注意力及選擇性注意力的困難；帕金森氏症病人的選擇性注意力和持續性注意力較不受到影響；進行性上眼神經核麻痺症病人的持續性注意力較容易出現困難；路易氏體失智症病人的注意力會波動起伏，且時不時出現專注和警醒的問題（Bourgeois & Hickey, 2009）。

· 臨床專業人員在處理病人的認知障礙問題時，可以藉由改變資訊呈現的方式來提升病人的表現。訓練選擇性注意力時，提供外在特徵上有明顯差異的刺激物、減少選擇項目，都能降低訓練任務的困難度。此外，若能逐項呈現刺激物，而不是同時呈現，也能夠降低對於分配性注意力的要求（Bourgeois & Hickey, 2009）。因此，當臨床專業人員進行注意力訓練時，可考慮從「單一向度刺激」類型的任務（single dimensional stimuli task）開始訓練（Bayles & Tomoeda, 2007）。

· 臨床專業人員在訓練病人時，應控制任務的複雜度，考量其記憶廣度（memory span）並運用適合的素材，誘發病人主動參與來促進學習效果。舉例來說，在教導病人如何使用助行器時，也能夠同時運用助行器來訓練程序記憶。臨床專業人員可運用多模組刺激（multimodal stimulation）及不同的教材／訓練工具來幫助病人學習（Bayles & Tomoeda, 2007; Bourgeois & Hickey, 2009）。

某些訓練工具（例如：Sohlberg 與 Mateer 所設計的注意力處理訓練 [*Attention Process Training*]）涉及了不同類型的注意力，如：持續性注意力、工作注意力、選擇性注意力、抑制（suppression）、交替性注意力（Sohlberg & Mateer, 2008）。

　　此注意力訓練工具所立基的假設為：注意力是可藉由反覆刺激的方式活化其各個面向的功能，亦可單獨針對某特定認知功能進行訓練。注意力的主要面向包括：維持注意力、注意力廣度、儲存資訊的空間、轉換注意力、不被干擾而分心、提升處理速度、改善注意力時長。直接針對注意力的各個面向給予訓練，或許可增加技巧習得程度，改善注意力表現，並提升工作記憶功能（Bourgeois & Hickey, 2009; Sohlberg & Mateer, 2008）。

關於記憶廣度

　　記憶廣度相當重要，臨床專業人員應提供相關治療介入。記憶廣度會影響理解任務指令的能力，若病人的聽覺／口語資訊（auditory-verbal information）的記憶廣度較佳，其語言理解能力表現可能會較好。因此，設計治療活動時，需要充分瞭解活動任務中視覺與口語資訊所需的記憶廣度。評估記憶廣度時，除了採用數字記憶廣度的測驗之外，*Rivermead Behavioral Memory Scale*（簡稱 RBMS）提供了更加務實的測量方法──評估日常記憶，如：「我把夾克收進衣櫥裡了」和「我把夾克收到哪裡了？」（Bayles & Tomoeda, 2007; Wilson, 1989）。

電腦輔助介入

　　許多腦部相關的研究強調「用進廢退」（use it or lose it）的概念：為維持認知的功能，需要提供腦部刺激（Anthes, 2009; Kiefer, 2007; Medina, 2008; Restak, 2009）。運用電腦輔助提供刺激即為方法之一。近期已有許多電腦化的遊戲問市，以及刺激皮質功能的電腦化治療程式。

　　電腦化遊戲常見於平板、電腦、手機的 App。許多不同的遊戲之間可能只有呈現方式的差異，舉例來說：某些遊戲在開場時會有類似教練的角色出現，回顧使用者目前的進度並提醒需要繼續哪些任務，以達到預定目標。有一些 App 能夠偵測到使用者正處於停滯期，會讓使用者先輕鬆一下，再進

入更有挑戰性的任務（Mossman & Kasper, 2009）。

電腦化遊戲對腦部有幫助嗎？某些證據顯示電腦化遊戲可能有益於腦部。Restak 提及：「我們可以預期電腦化遊戲有以下的益處：增加反應的次數、提升手眼協調、提升手部的靈活性。此外，也能夠改善空間視覺能力、在 3D 立體空間的手部操作能力。最後，還能夠訓練分配及快速轉換注意力，在視覺上能夠同時間注意到更多的東西。」（Restak, 2009, p. 166）同前所述，能夠持續專注在一個任務上，對於復健來說非常重要。雖然電腦化的腦力遊戲尚未被證實能夠預防或延緩失智症，但也有研究發現腦力遊戲能夠提升反應的速度與短期記憶功能（Restak, 2009）。探討電腦輔助認知訓練及靜態平衡的研究也指出：「電腦輔助復健訓練是有效的介入方法，能夠改善年長者的認知功能及平衡能力。」（Lee et al., 2013, p. 1475）Kueider 等人（2012）將電腦化認知訓練運用於年長者，也有類似的效果。阿茲海默症病人若在接受藥物治療的同時，也接受電腦輔助認知介入，其表現比起單純接受藥物治療的病人來得好。

電腦化訓練的任務種類多元，包括：尋找物品、路線搜尋、寫字、閱讀、說話等。藉由電腦輔助的介入，阿茲海默症病人能更迅速地完成任務、更快地過關，使用程式時也較不需要旁人的協助。此外，他們對於視覺資訊的立即回想、地圖資訊的延宕回想等能力都有改善（Mahendra, 2005）。

Lumosity 是相當出名且具有爭議性[13]的訓練程式之一，原由神經科學家所設計，後續有不同的研究評估其效果。其中一個 Lumosity 的相關研究，是以乳癌病人為對象，特別是在化學治療之後，其思考和問題解決能力出現困難者。相關認知問題包括：工作記憶、多工處理、注意力、計畫能力、認知彈性；研究結果發現，認知訓練明顯改善了處理速度、口語能力、語言流暢度、認知彈性。病人也表示其計畫能力、組織能力、任務監控能力都有所改善（Kesler et al., 2013）。另外一個研究將 Lumosity 運用在輕度認知障礙

---

13 譯註：Lumosity 在後續的研究中，其效度具有爭議性，相關討論請參見本章末的補充說明。

的病人,並關注其認知表現的改善成效,受試者被隨機分派至認知訓練組和控制組(待排名單)。認知訓練組的受試者在不同任務中的認知功能表現都有所改善,且具有類化效果,尤其是視覺注意力的維持表現更佳(Finn & McDonald, 2011)。

除此之外,幾乎每日都有大量的電腦化遊戲問市,所以我們不可能詳盡介紹現今所有的訓練程式。因著平板電腦的出現,為注意力廣度的訓練及相關治療技巧,開拓了更多的可能性,現行已有許多針對注意力訓練所設計的App。以下將介紹一些電腦訓練程式或 App:

Lumosity:這款腦力遊戲其中一部分是針對注意力訓練,並測試記憶能力。此遊戲會讓使用者:回想物件的位置、回憶剛聽過的名稱、盡可能快速且準確地學習新的主題、同一時間掌握數個概念。「注意力任務」包括:將注意力維持在重要的任務上、使家中或職場的工作更加精準有效率、學習新事物時能夠專注、避免分心。「需要速度的任務」包括:時間壓力下進行決策、加速認知處理歷程、依照環境的變化進行調整、迅速反應。「需要彈性的任務」包括:清楚地溝通、擺脫框架的思考、避免錯誤、快速且有效地進行多工作業。最後,「問題解決型的任務」包括:複雜論題的拆解、快速且準確的估計、心算、選擇最佳行動對策。注意力的重要性不只在影響前述的工作記憶,還會影響處理的速度與彈性,這也就是為什麼臨床專業人員在為病人提供訓練之前,需先確認病人是否有注意力的困難;若病人的注意力出現問題,可能就會影響到記憶功能。

Brain Fitness:此款 App 是針對認知活動的五個面向所設計,包括:執行功能、空間技巧、注意力、語言、記憶。其假設為:想要改善大腦表現的最佳方法,就是練習需要記憶和思考的任務。

Brain Twister:此遊戲的目標為改善短期記憶。遊戲過程中任務會愈來愈困難。

Wii:能夠訓練使用者的動作及認知功能,也可改善手眼協調(Egolf, 2010)。

Captains Log:此訓練程式涉及 20 個以上的認知技能,包括:注意力、

視覺動作技巧、邏輯、概念記憶、工作記憶等，且對於許多不同障礙類別的病人也有助益，包括：注意力不足／過動症、失語症、腦傷、帕金森氏症、阿茲海默症（Captain's Log, 2014）。研究發現，使用者於 *Dementia Rating Scale Scores*（簡稱 DRSS）的分數在統計意義上有顯著改善，對於輕度至中度阿茲海默症病人的效果特別明顯。結合傳統認知復健與電腦化復健，能夠幫助病人維持認知功能（Eckroth-Bucher & Siberski, 2009; Egolf, 2010）。

Hasomed RehaCom Cognitive Therapy：已有許多針對不同病理的臨床實證研究，如：注意力不足／過動症、中風、思覺失調症、創傷性腦傷、多發性硬化症、老年族群。此程式是由德國治療師及專家們所研發，其復健臨床專業經驗超過 25 年，且有許多語言版本，包括：德文、西班牙文、英文、義大利文、法文、俄文、華文。許多國家都可取得此程式，在北美地區的獨家代理商為 Pearson。

其訓練模組包括：注意力、記憶、執行功能、視野範圍，並可細分為 20 個以上的訓練模組，舉例來說：注意力的訓練模組，包括警醒度、警覺性、空間注意力、選擇性注意力、分配性注意力；記憶的訓練模組，包括工作記憶、拓樸記憶（topological memory）、臉部記憶、字詞記憶、圖像記憶、語言記憶。

此程式具篩檢功能，能夠讓治療師瞭解病人的基礎能力（baseline），也會建議該由哪個程度的訓練模組開始，並產出詳細的結果報告（Hasomed, 2014）。

Constant Therapy：是專為改善腦傷病人（如：中風、創傷性腦傷）認知／語言障礙且依照理論架構所設計的治療程式。此程式的任務超過 60 種以上，涉及語言的部分包括：(1) 命名、(2) 理解、(3) 表達、(4) 閱讀、(5) 書寫；認知技巧的部分包括：(1) 注意力、(2) 執行功能與問題解決、(3) 心智彈性、(4) 記憶、(5) 視覺空間技巧。此外，還針對臨床專業人員與病人的不同需求，提供了不一樣的介面。

Constant Therapy 訓練會運用 iPad 來進行，病人表現的相關資料則會由該程式的系統進行分析。臨床專業人員可以登入「專業人員介面」來為病人

評估，並安排治療；病人也可以登入專屬的介面，練習治療活動。根據病人表現的相關資料（正確率、延遲程度），協助每一位使用者逐步調整難易度。當病人的正確率達到 85% 或更高時，任務便會進階到更高的難度，若數次治療課節中的表現正確率在 40% 或更低時，便會在相同範疇內調整為比較簡單的任務。由於此程式會測量每個任務及每次治療課節的正確率、延遲程度等，因此可詳細檢核每位病人在特定任務中的進步程度。治療依照標準化程序進行，會依序呈現每個階層的不同任務；只要病人有所回應，就會將正確率與延遲程度記錄下來。同時，會依據病人的語言及認知能力提供個別化的治療方案。

關於電腦化訓練

採用電腦化訓練之前，我們必須先確認下列事項：首先，評估病人的聽覺、視覺以及手眼協調能力。再者，病人也需要具備基本的認知能力，能夠正確使用電腦；當然，若之前曾有使用電腦的經驗更好。臨床人員需要先瞭解病人能力的基準線才開始正式教學，過程中可先為病人安排幾次嘗試性的練習。治療時，每週可安排數次短時間的治療課節。此外，也需要配合藥物作用的最佳時間來為病人安排治療時段（Bayles & Tomoeda, 2007; Mahendra, 2005）。

已有一些研究發現，腦力遊戲、電腦化教學能夠提升手眼協調、注意力、反應時間等能力，同時改善並維持學習效果；再者，所習得的技巧可類化到實際的日常生活活動中，所耗費的時間更短、所出現的錯誤降低；最後，病人需要的協助也愈來愈少。關於電腦化訓練的成效[14]，我們需要更多縱貫性的研究，並運用腦部造影進一步檢視病人認知技能的習得與維持狀況（Egolf, 2010; Finn & McDonald, 2011; Kesler et al., 2013; Mahendra, 2005）。

---

14 譯註：然而，也有研究結果認為，尚無足夠證據支持電腦化的腦力遊戲可顯著改善認知功能，其類化至日常活動的成效也有待商榷（Ballesteros et al., 2017; Hampshire, Sandrone, & Hellyer, 2019; Kable et al., 2017）。

認知功能輔助科技

認知功能輔助科技（assistive technology for cognition，簡稱 ATC）是藉著外在環境的支持，輔助病人的日常生活功能、執行功能、記憶功能、溝通功能、定向感。「ATC 介入可以輔助多種功能性活動，這些功能性活動所需要的認知技能非常多元，涉及複雜注意力、推論、前瞻性記憶、增強或抑制某種特定行為的自我監控能力、序列性處理能力。」（LoPresti et al., 2004, p. 5）藉由 ATC，傳統復健治療的流程能夠更有效率。ATC 可運用的範圍包括：提醒重要事項、警示照顧者、監控病人的表現、誘發溝通行為、代償感覺功能（Bayles & Tomoeda, 2007; LoPresti et al., 2004; Sohlberg, 2011; Zenetti et al., 2000）。

口袋大小的記憶輔助裝置能夠錄下並回放訊息，對於病人來說非常有幫助。舉例來說，病人去雜貨店之前，能夠事先錄下一些想要買的東西，然後到雜貨店時再播放出來提醒自己。這個方式通常適用於輕度至中度阿茲海默症的病人，輔助效果相當好（Bayles & Tomoeda, 2007; LoPrestili et al., 2004; Zenetti et al., 2000）。

生命故事影片（life history video）有助於減少病人的躁動，喚起病人過去的正向經驗。這些影片的目的在於：將病人生命中重要事件的回憶保留下來、安撫躁動的病人、協助照顧者／工作人員瞭解病人的生命故事、作為誘發病人談話的素材，例如：運用病人生命中重要事件的照片（婚禮、第一個小孩出生時），再配上屬於那個年代獨有的音樂。隨著科技的發展，製作生命故事影片已相當容易。當病人躁動時，照顧者可以播放生命故事影片，或許可以提供安撫的效果，幫助病人平靜下來（Bayles & Tomoeda, 2007）。

外在記憶輔助（external memory aid）已被相當多的研究證實其效用。大部分的研究中，受試者為重度記憶障礙的成人，其日常生活功能受到影響。研究中比較了「使用」與「未使用」外在記憶輔助之間的差異。參與研究的受試者多在儲存與提取資訊上有較明顯的困難，相較之下，對於儲存程序性

的資訊則較無困難。記憶障礙多數與注意力及工作記憶有關。不同的外在記憶輔助包括：日記，可改善情節記憶功能；手機，可作為輔助記憶的裝置；傳呼機（BB. Call），可作為日常計畫與協助記憶用的輔助工具。結果顯示，對於記憶損傷的病人來說，使用外在記憶輔助普遍來說都有相當不錯的正向效果（Sohlberg & Turkstra, 2007）。

情境模擬治療

　　情境模擬治療（simulated presence therapy）是治療失智症的方法之一。在治療時，請照顧者準備一些錄音檔，內容與病人過去生活中的正向經驗相關，可以是病人最難忘的美好回憶、嗜好、興趣、親人朋友的錄音，也可以請病人過去所認識的人錄音，分享和病人過去共同經歷的正向生命經驗。錄音檔會持續不斷、長時間地自動重播，必要時可讓病人戴上耳機以降低環境噪音。隨身腰包有助於病人不受空間的限制，可以隨意移動並持續聆聽錄音檔。情境模擬治療對阿茲海默症與創傷性腦傷病人的療效已獲得證實；此外，對於社交孤立、合併躁動狀況的病人也具有效果。然而，這樣的治療技術似乎較適用於具有一定溝通功能且長期記憶仍然留存的病人。中度至重度阿茲海默症且聽力功能尚可的病人，對於此療法的反應可能較佳。當然，病人需要能忍受長時間佩戴著耳機。此外，透過評估病人的語言情節記憶能力（如：回憶非常短的故事），也有助於判斷此療法是否適合。情境模擬治療還可合併提供照顧者教育訓練，讓照顧者瞭解如何使用此療法的技巧（Bayles & Tomoeda, 2007; Bayles et al., 2006; Sohlberg, 2007）。

認知－進食復健方案

　　我們可以藉由食物來促進病人的社交與溝通，有鑑於此，Select Medical Rehabilitation Services 發展「認知－進食復健方案」（cognitive rehabilitation-dining program）。這個方案的目的為改善病人進食與溝通的狀況，增加病人

的食物攝取及提升其社交溝通能力。若病人因為由口進食總量變少、溝通狀況不佳，且屬於體重減輕的高風險族群時，便可考慮使用此方案來進行治療；這些病人通常也會出現認知功能及注意力廣度變差的狀況。他們在護理之家時，可能多在房間內獨自用餐，而沒有和其他住民一起享用餐點。此方案目標為：藉由提高注意力及運用特定的技巧（如：間時提取），讓病人能夠安全由口進食，以及促進溝通行為。語言治療師、職能治療師等專業人員會擬定溝通、進食、認知策略、改變環境的技巧，由跨專業團隊共同執行。病人可能經由各種不同管道發現問題而轉介，如：社工、家人、營養、活動、護理、日常報告、品質指標報告、風險會議、*Minimum Data Set*（簡稱MDS，此為護理之家住民評估工具）等。病人會接受個別化的床邊吞嚥障礙評估（bedside dysphagia evaluation），並檢視目前的飲食狀況，評估口腔期及咽部期的吞嚥功能、牙齒狀況、誤吸風險等；此外，語言治療師也會評估病人的認知／溝通能力。職能治療的評估項目則包括：擺位、認知、以手就口的能力等。一般來說，也會使用簡明認知評定量表（BCRS），其得分可對應至整體退化量表（GDS）及艾倫認知階層（ACL）。臨床專業人員可依據病人所屬的艾倫認知階層（ACL）針對不同範疇的問題提供具體建議（Select Medical, 2007）。

「認知－進食復健方案」針對不同的問題建議相關介入策略，舉例如下：

▋ 失去定向感、健忘

· 建立簡單的生活習慣常規
· 維持環境的一致性
· 減少讓病人分心的事物（如：天花板的廣播喇叭）
· 簡化桌面布置
· 減少選項以利病人決策
· 鼓勵照顧者使用一步驟指令
· 監控食物及水分的攝取

· 確認藥物服用狀況

▌ 無法獨立進食

· 提供可以直接用手拿來吃的食物（finger food）
· 盡可能提供讓病人獨立的機會（注意：獨立程度可能會隨時改變）
· 善用輔助工具
· 避免讓病人在進食中還需要做任何決定
· 將食物切成小塊
· 提供逐步的指令
· 協助餵食（若病人已無法自行進食）
· 讓病人透過三明治來攝取肉類
· 讓病人使用杯子喝湯
· 確認藥物服用狀況

▌ 踱步徘徊

· 評估可能的原因
· 密切監督（使病人能夠專注在進食上）
· 確保進食足夠的熱量、避免體重減輕
· 讓病人一天 24 小時隨時可以取得食物
· 餐間提供高熱量補充品
· 給予雙倍的餐點
· 讓病人在進食前先休息
· 確認藥物服用狀況

▌ 攻擊行為

· 評估可能造成的原因
· 使用耐摔／防摔的餐具
· 使用吸盤把碗盤固定在桌上

- 病人躁動前先改變環境
- 一次提供一種食物
- 讓病人的座位面向牆壁
- 出現恰當行為時立即給予增強
- 病人出現攻擊或躁動行為時將其撤離
- 提供令病人安心的撫觸、歌曲、音樂
- 避免咖啡因
- 避免需要病人回應的交談互動
- 確認藥物服用狀況（Select Medical, 2007）

　　其他行為的變化也需要釐清其原因，並給予相對應的建議；這些問題行為包括：玩弄食物、吞嚥障礙、體重變輕、拒絕進食、持續咀嚼食物但不吞下、吃太快、吃太慢、忘記繼續吃／無法維持注意力、忘記吞嚥、拒絕坐著進食、無法清醒進食、不去餐廳、表現出恐懼及妄想、對他人吐口水等。

　　認知－進食復健方案主要是運用病人的「非陳述性記憶系統」（如：程序記憶）並予以強化。一旦病人的問題行為變少後，將以間時提取的技巧作為此治療法的主軸（Select Medical, 2007）。

活動介入方案

　　為機構設計活動或介入方案也是治療方法之一，可參考 Ellen Eisner 所著的 *Can Do Activities for Adults with Alzheimer's Disease*。此介入方法能運用在機構中（如：長期照護機構），並建立低階認知活動方案（low-level activities program）。負責執行活動的機構工作人員（如：該樓層的照顧服務員）會接受相關訓練，瞭解介入目標及治療程序。但許多時候，他們不會一開始就直接執行方案，而是先負責之前專業團隊介入後的成效追蹤；如此，他們能夠直接從病人身上獲得正向的回饋，並感受到治療成效。接著，不只是該樓層的照顧服務員，可能會有更多的機構工作人員願意一起加入，共同追蹤病

人的狀況，這將是機構所樂見的結果。此時，機構便可開始安排低階感覺活動。**低階感覺活動行事曆**（low-level sensory activity calendar）與一般機構常見的活動安排有所不同，會特別根據不同的認知階層安排特定的活動。舉例來說，行事曆安排可能會是：階層四的感覺刺激活動、階層五的感覺刺激活動、階層六的感覺刺激活動。譬如同樣是「賓果」（Bingo）活動，便會依需求調整修正為適合不同認知階層的方式。普遍而言，一般機構中的活動安排並不會為了這些低功能階層的住民特別設計；但此方案會針對不同的認知階層，設計符合住民能力與需求的活動。多年來，此方案已發展出多種的治療活動以符合低功能階層住民的需求，整體來說，此方案的介入成效頗佳（Eisner, 2001）。

照顧者溝通訓練

許多訓練方案都提及對失智症照顧者的衛教。FOCUSED（Ripich, 1995）是一套溝通技巧訓練方案，協助照顧服務員提供阿茲海默症病人更好的照護。這套訓練共有六堂課，每堂 2 小時。在課程中，會討論到阿茲海默症的分期、文化與種族的考量、照顧阿茲海默症病人時的人際溝通技巧、如何分辨一般健忘／憂鬱／阿茲海默症、阿茲海默症相關的溝通障礙等。FOCUSED 的策略簡述如下：

F（Functional, Face-to-face）：功能性、面對面的溝通

O（Orient）：導向主題

C（Continuity/Concrete）：維持主題、具體化的主題

U（Unstick）：移除溝通障礙

S（Structure）：交談中使用是非問句或選擇問句

E（Exchange-Encourage）：交流資訊－鼓勵互動

D（Direct）：運用直接、簡短、簡單的句子

FOCUSED 的訓練著重於調整照顧者使用的問句形式，所提供的照顧者

衛教是讓照顧者瞭解與阿茲海默症病人的溝通策略，使彼此的對話與溝通更有效，以維持病人的語言能力，進而減輕照顧者的負擔（Ripich, 1996; Zientz et al., 2007）。

然而，實際上在許多的照顧者訓練中，臨床專業人員經常只提供學術性的專業指導，對照顧者的效益相當有限。以語言治療師為例，語言治療師往往會講解許多肺炎的相關細節，但照顧者並不清楚何種狀況會造成誤吸（aspiration）。當照顧者無法理解注意事項的背後原因時，他們就難以在日常生活中實踐。當我們想要衛教學術性專業資訊時（如：誤吸、適當的餵食技巧），可以同時分享與長者相處的技巧；若能先讓照顧者在情感上產生連結，照顧者也會更願意進一步理解照顧長者的特定方法及其背後的原因。臨床專業人員或許也可以在訓練中強調：照顧時記得和長者有眼神接觸、從長者的前方來靠近他們、不要急著把飯餵完、餵食時避免與其他照顧者聊天等技巧。追根究柢，其實就是提醒照顧者從「心」出發來提供照護，打從心底對待病人如同自己最愛的阿嬤一般。

環境改變

「調整／改變環境」也是介入方法的一種。本書的第十章，或在 Brush 等人（2012）的著作中有更詳盡的介紹。失智症病人會因為溝通障礙而減少社會活動的參與，且出現愈來愈多社交退縮的狀況。溝通技巧的缺損可能會導致照護機構的長者與他們的照顧者之間溝通不良，因此增加長者的依賴程度，照顧者的壓力也愈來愈大。若照顧者在日常活動中過度地協助失智症病人，反倒可能造成病人出現過度失能（excess disability）及攻擊行為。照護機構的環境可能是另一個阻礙，若缺乏足夠的溝通支持環境，可能導致病人理解不佳、溝通不良；此外，也可能因為環境中充滿了過多的刺激（如：符號、聲音、氣味、周遭環境充斥不斷變動的事物等），讓失智症病人更難以專注在特定的提示上。例如，環境中原本用來輔助病人的設計（如：活動行事曆）可能因為字型太小、顏色對比不明顯而無法發揮應有的輔助效果。

　　照顧者應利用環境作為幫助失智症病人的工具，協助病人的溝通及日常生活活動。除了仰賴口語提示外，可嘗試使用環境提示，如：燈光、顏色、對比、符號，來提升病人的溝通能力及生活獨立性（Brush et al., 2012）。

　　我們可以藉由調整／改變環境，提升病人的溝通能力及功能獨立性：

- 減少背景噪音（如：電視、電器、嘈雜的音樂）
- 避免一次在病人餐盤中放太多食物、避免把所有食物都混在同一個碗中
- 避免刺眼的陽光或太亮的燈光
- 固定傢俱的位置
- 以視覺提示來協助引導方向及明示地點位置
- 運用顏色來吸引注意力及輔助訊息傳遞
- 運用視覺對比來凸顯物件

　　關於調整／改變環境的策略，*I Care*（Brush & Mills, 2014）一書中有更詳盡的討論。

居家環境安全

- 門鎖掛上鈴鐺、使用感應式自動開關之電燈或警示燈，或使用其他的警示系統提醒照顧者，病人可能已經走出家門。
- 在房屋的進出處裝置電燈或感應式電燈以提高照明度，確保病人能夠看得到路。
- 在每一層階梯的邊緣貼上反光片，讓每一層階梯看起來更加清楚。
- 移除家中樓梯的障礙物（如：墊子、花盆），以減少摔倒或絆倒的風險。
- 廁所加裝扶手，或加高馬桶座面，降低失智症病人及照顧者移位時的困難。
- 在浴缸的內外安裝扶手、止滑墊，以減少跌倒的風險。浴缸或淋浴間的邊緣可以貼上彩色的膠帶以提高視覺對比，讓病人容易注意到。

- 降低水溫、安裝防燙安全閥、移除浴缸或水槽的排水塞，避免燙傷或讓水滿溢出來。

- 偽裝、隱藏大門或出口區域，使病人不容易發現門口而開門出去，例如：遮掩門把或門鎖，把門的顏色漆成和牆壁一樣。或者，也可以在門口貼上「請勿進入」的字樣、拆掉門把、使用屏風或傢俱擋住出入口、加裝複雜的門鎖等。對於那些總是想要離開房子的病人，盡可能讓他們有足夠的戶外運動。

- 移除防風雨門或紗門的自動鎖，避免病人被鎖在屋外。準備備份鑰匙，放在房子外安全而易取得之處。

- 為了避免病人四處遊走，可以清楚地標記走道，或在住家的外圍裝上籬笆。大門加鎖，或只讓失智症病人安全地在陽台或走廊活動，可能都會是必要的措施。

- 對於會四處遊走的病人，需要讓他們隨身攜帶身分識別的資料或使用 GPS 手環。

- 在病人的衣服繡上他們的名字，以防走失。

- 在病人的皮夾裡放入可供身分識別的卡片，並附上描述他們狀況的小紙條。

- 預先通知當地的警察及鄰居，失智症病人可能會四處遊走。

- 在玻璃門貼上轉印貼紙，讓病人能夠注意到有門，避免看不到透明玻璃而直接撞上。

- 將游泳池使用圍籬隔開，以避免跌落受傷或溺水。

- 廚房中某些不常用的抽屜或櫃子安裝磁性鎖或兒童安全鎖。

- 將銳利刀具、食物攪拌器以及可能著火的廚房電器（如：烤麵包機）鎖在櫃子裡。

- 將工具鎖在工具箱裡。

- 使用電動刮鬍刀，避免病人刮鬍子時發生意外。

- 將每日需要服用的藥物放在有標籤的藥物分類盒裡，剩下的藥物鎖在櫃子裡。

- 將清潔劑、化學物品、殺蟲劑、肥料、油漆等鎖在櫃子裡，避免誤食。
- 電燈開關蓋板的顏色需要和牆壁顏色有明顯對比，讓病人能比較容易找到電燈開關。
- 使用避免兒童誤觸的插座安全蓋。
- 安裝煙霧偵測器，並確認滅火器容易取得。
- 移除瓦斯爐或其他爐具的旋鈕，放在上鎖的抽屜裡（Brush & Mills, 2014）。

結語

　　大多數的介入方式不需要照護機構或家庭支出額外的費用，或僅需要極少的花費。我們需要瞭解病人的需求、年紀、診斷、過去的喜好等，以調整／改變環境，並讓長期照護機構變得更像家，創造平靜的氛圍，減少病人的負向行為。舉例來說，某個機構發現自家護理站外觀太像醫院，會讓住民感到恐懼，於是將護理站裝潢成 1930 年代的廚房，正中央有一個大圓桌。改裝之後，住民很快就開始把護理站當成聚會的地方，聚在一起用收音機聽1930 年代的廣播節目。小小的環境改變，可以將恐懼化為接納與撫慰。

附註

譯者補充説明關於 Lumosity 此軟體的討論如下：

Lumosity 在後續的研究中，其效度具有爭議性。Kable 等人（2017）的研究採隨機分派，讓兩組正常年輕成人分別使用 Lumosity 及一般電腦遊戲後，比較其認知功能及腦部反應，皆無顯著差異。另一篇研究發現，對於正常年長者而言，選擇性記憶、工作記憶的功能也不因使用電腦訓練遊戲而有顯著進步（Ballesteros et al., 2017）。此外，Stanford Center on Longevity 多位認知神經科學家於 2014 年的聯合聲明指出，腦力訓練軟體對於認知功能的改善無明顯益處，並駁斥腦力訓練軟體的相關宣傳文案。雖然，後續仍有其他研究指出，腦力遊戲有益於正常成人的認知功能，但對於認知障礙病人的效益，尚待更多的研究進一步釐清（Hampshire, Sandrone, & Hellyer, 2019）。讀者若有興趣，可參考以下文獻的討論：

"A Consensus on the Brain Training Industry from the Scientific Community," *Max Planck Institute for Human Development and Stanford Center on Longevity*, accessed (June, 17, 2023), https://longevity.stanford.edu/a-consensus-on-the-brain-training-industry-from-the-scientific-community-2/

Ballesteros, S., Mayas, J., Prieto, A., Ruiz-Marquez, E., Toril, P., & Reales, J. M. (2017). Effects of video game training on measures of selective attention and working memory in older adults: Results from a randomized controlled trial. *Frontiers in Aging Neuroscience*, *9*, 354. https://doi.org/10.3389/fnagi.2017.00354

Hampshire, A., Sandrone, S., & Hellyer, P. J. (2019). A large-scale, cross-sectional investigation into the efficacy of brain training. *Frontiers In Human Neuroscience*, *13*, 221. https://doi.org/10.3389/fnhum.2019.00221

Kable, J. W., Caulfield, M. K., Falcone, M., McConnell, M., Bernardo, L., Parthasarathi, T., Cooper, N., Ashare, R., Audrain-McGovern, J., Hornik, R., Diefenbach, P., Lee, F. J., & Lerman, C. (2017). No effect of commercial cognitive training on brain activity, choice behavior, or cognitive performance. *The Journal of Neuroscience : The Official Journal of the Society for Neuroscience, 37*(31), 7390–7402. https://doi.org/10.1523/JNEUROSCI.2832-16.2017

專家推薦

　　醫療技術及概念日新月異，照顧病人也朝向細緻多元。很開心
這本失智症臨床指引書的出現，不只包含了失智症相關病理、行為
的介紹，也納入教育觀點，提供不同專業職類照顧失智症病人所需
的知識及治療引導，並作為重要的參考。面對失智，不只懷舊，還
要現代！看見運用不同種類電腦輔助訓練的內容介紹其中，內心很
是興奮，相信大家都能在這本指引書獲得很大的幫助。

梁温潔／門諾醫院壽豐分院身心科臨床心理組組長、臨床心理師

Chapter 8

從習慣常規幫助
後天認知障礙病人

Jerry Hoepner, Ph.D., CCC-SLP

　　本章將討論不同疾病所造成的後天認知障礙（acquired cognitive disorder，簡稱 ACD）。創傷性腦傷、中風、失智症、腦病變（代謝或感染問題所造成）、腫瘤、各種退化性疾病（如：帕金森氏症、多發性硬化症）都可能出現後天認知障礙。後天認知障礙此診斷之下，可能會出現不同的功能缺損，如：記憶、注意力、執行功能、視覺空間建構等問題。這些認知障礙與語言問題不同；失語症主要是語言系統受到損傷。然而，認知障礙與語言問題之間，卻又無法完全區隔開來。

　　我們之中的任何一個人，若從日常的習慣常規抽離出來，都會影響到執行任務的效率、生產力、完成度等。無論是簡單的任務（如：刷牙）或複雜的工作流程，習慣常規都能夠幫助我們更有效率、輕而易舉地完成任務。習慣常規力求簡單一致，然而實際執行時的複雜度卻相當有挑戰性。本章將討論習慣常規的運作基礎為何，以及習慣常規能夠如何幫助各種類型的後天認知障礙病人。

何謂「習慣常規」？

　　「習慣常規」（routine）是一種具有跨越性的框架，能夠運用在不同的障礙類別、不同的人生階段、不同的典型發展歷程，甚至用來提升商業生產力。對於後天認知障礙病人的復健來說，習慣常規不僅能夠落實於生活中，

並具有務實價值。Ylvisaker 強調，建立個人化的習慣常規能夠讓日常生活中那些有意義的活動更容易成功（Braga, Da Paz Júnior, & Ylvisaker, 2005; Ylvisaker & Feeney, 1998; Ylvisaker, Hanks, & Johnson-Greene, 2003; Ylvisaker, Jacobs, & Feeney, 2003）。習慣常規和一般醫療院所復健治療之間最大的差異在於，習慣常規會發生在與個人密切相關的真實情境中（例如：學校、工作、家庭等）。一般來說，在醫療院所的復健治療活動比較容易執行與操作；習慣常規則相對不易。然而，Ylvisaker 等人強調：習慣常規不僅對病人更具意義，其效果也更加持久。習慣常規即是專業人員歷來所重視的「結構性事件」（McWilliam, 2010）。從實務的角度來看，由於習慣常規會經常重複語言／認知活動，故而能夠有效促進任務完成、減少意外和非預期的行為。我們可以發現，習慣常規可應用的範圍相當廣泛。文獻中也提及，習慣常規不僅遍布於生活當中，也能為我們帶來許多利益。我們作為臨床專業人員，其實也相當瞭解把習慣常規納入復健治療的重要性，這樣的做法已獲得許多研究支持及專家認同。意想不到的是，習慣常規能帶來相當龐大的商機，商業領域的研究已有充分的證據支持習慣常規的重要性，並拓展了我們對於習慣常規的既有知識（Becker, 2004; Betsch, Haberstroh, Glockner, Haar, & Fiedler, 2001）。實際上，商業領域對於習慣常規的研究，和我們領域所談的習慣常規及其相關認知行為，乃立基於同樣的基礎科學理論。當然，商業領域更強調藉由習慣常規來提升效率和生產力。總的來說，這些研究都在強調習慣常規是能夠有效提升效率的技術。此外，其他專業領域（例如：職能治療、心理學）也都運用了習慣常規背後的共通原則。是以，「習慣常規」可作為介入技術，有效提升照護效率。

▌案例一：代謝異常與多重系統衰竭
（ metabolic dysfunction and multi-system failure ）

瑪格麗特，82 歲女性，因代謝性／器質性認知功能異常來到我服務的復健中心。單就主治醫師的醫學診斷來看，瑪格麗特的疾病原因及預後尚無法確認。她曾擔任州立歷史學會博物館的館長，喜歡閱讀，享受與朋友喝茶

和參與社交活動。瑪格麗特有結腸炎（colitis）病史，最後需要移除結腸並接受結腸造口手術（colostomy）。多年來，她都是自己處理結腸造口，這次因為結腸造口局部感染，引發全身性感染，導致多重系統衰竭、代謝性腦病變（metabolic encephalopathy），最後因缺氧及細胞毒性造成大腦損傷。因此，工作記憶、執行功能出現了嚴重障礙，情節記憶及長期記憶也受到輕微影響。她非常虛弱，本來的體型就已經相當嬌小，體重還下降了近 20 公斤。

當你遇見瑪格麗特，你會覺得她很健談又能幹。然而，若沒有工作人員給予大量的協助，她在生活中便無法自理（例如：洗澡、化妝、穿衣等）。她也經常迷失在日常活動的種種步驟當中，包括：準備食物、園藝活動等。特別的是，雖然她無法完成相對簡單的生活自理，但卻能夠妥善地處理自己的結腸造口。到了後來，連物理治療及職能治療的練習對她來說也變得相當困難。

談到這裡，若要為瑪格麗特提供治療照護計畫，有一些問題我們需要進一步釐清：為什麼瑪格麗特在日常生活活動（ADLs）會出現這麼多的困難？但是，她在處理更為複雜的結腸造口時，卻駕輕就熟？再者，為什麼之後連簡單的復健運動對她來說也如此困難？然而，正式與非正式的評估結果顯示，瑪格麗特只有輕度的注意力障礙、輕度的執行功能障礙。

以上的問題促使我們再進一步觀察及評估瑪格麗特在目前生活環境中的功能表現。初步的環境評估後發現：瑪格麗特不知道自己的衣服、化妝品、盥洗用具放在房間的哪裡。在復健中心沐浴時，會讓瑪格麗特坐在輪椅上再由工作人員推到淋浴間；此外，為了不讓她摔倒，還會要求她穩穩坐在淋浴專用的椅子上。然而，這樣的安排卻讓原本簡單的沐浴步驟變得複雜，使得瑪格麗特沒辦法自己完成。

我觀察後發現，瑪格麗特在生活中失去了控制感，或許這能夠解釋為什麼她在執行某些任務時出現困難；因為，她原本在家中生活所熟悉的習慣常規被打破了，而且還有許多環境因素所造成的影響（所處環境變得跟自己原本的住家不一樣），成為她建立習慣常規的絆腳石，如：時段的安排、活動的順序、洗澡專用防滑座椅，對她而言可能都是阻礙。

　　晤談過程中，瑪格麗特提到：她以前每天早上 5 點起床；起床後，會自己泡一杯茶、看報紙；喝完茶之後，再吃一點簡單的早餐（如：瑪芬蛋糕），接著就開始每日的自我照顧工作。當我聽完瑪格麗特過去生活的習慣常規後，發現活動任務的排序對她而言並非障礙；形成障礙的原因，是因為她需要在新的環境中符合不同活動任務的種種要求。這也解釋了為什麼瑪格麗特能夠執行複雜的結腸造口照護，因為，這是唯一不受環境改變所影響的習慣常規。我們在結構化的訪談中還發現：瑪格麗特持續每日運動的習慣已長達數年；從她上次住院健康狀況變差後，就已經開始固定運動了。在為瑪格麗特設計新的運動習慣常規時，主要包含數個與過去習慣一樣的運動，也增加了幾個新的運動，排列順序也不一樣，但瑪格麗特仍有能力自己獨立完成運動。

習慣常規的神經基礎

　　若想要瞭解習慣常規行為（routine behavior）以及內隱學習（implicit learning），我們需要先瞭解「非習慣常規」學習系統的運作。執行功能系統（特別是其中的工作記憶功能），主要是負責完成「新的」任務。在處理新的問題時，背外側前額葉皮質（dorsolateral prefrontal cortex，簡稱 DLPFC）活化程度相對較高；然而，在執行習慣常規或熟悉的任務時，其活化程度則相對較低（Buckner et al., 1998; Schacter & Buckner, 1998）。我們若將「工作記憶」比擬為高層次認知功能的「燃料」，當後天認知障礙導致工作記憶系統受損時，原本用以執行高層次認知功能（如：抑制、決策、認知彈性）的「燃料」便會不足；換句話說，習慣常規即是「節省燃料」的機制，促使任務更容易成功達成。Beatty 與 Heisel（2007）以測量電位活動的方式發現，受試者一旦成功解決新的問題，在後續的任務中對 DLPFC 的需求便減少，其活化程度便降低；如果嘗試解決問題時失敗了，在後續的任務中，DLPFC 便維持同樣的活化程度；甚至，若一直無法成功解決，DLPFC 會更加活化。由此可以引申出兩個重點：(1) 習慣常規並非由執行功能系統

或陳述性記憶系統所執行，但是 (2) 在建立習慣常規時它們的確扮演某種角色。故而，在建立習慣常規或進行相關訓練時，如何降低執行功能或陳述性記憶系統的負荷便相當重要。

我們開始建立及運用習慣常規之前，需先瞭解外顯（陳述性）及內隱（非陳述性）兩個學習系統之間並非完全互斥。即便系統間彼此相互重疊（overlap），證據顯示仍有側化現象（lateralization）：內在的處理程序多由左半腦處理，如：工作記憶；外在的處理程序則多由右半腦處理（Goldberg, Podell, & Lovell, 1994）。其他重要的連結還包括：腹內側前額葉皮質（ventromedial prefrontal cortex [orbital medial]）與負責處理情緒及獎酬機制的邊緣系統相連（Drevets & Raichle, 1998）。因此，我們需要注意，無論對於習慣常規任務或非習慣常規任務，情緒（emotion）都會影響到態度與決策。從學習系統的神經基礎來看，特定化（specialization）是建立效率的核心；相互重疊則是認知彈性的關鍵。

▌ 案例二：心臟驟停與缺氧性腦傷
（cardiac arrest and hypoxic brain injury）

唐先生，62 歲男性，在接受冠狀動脈繞道手術（coronary artery bypass graft）後兩天，發生左側腦血管病變（cerebrovascular accident，簡稱 CVA），導致失語症（aphasia）、右側無力、忽略（neglect）、執行功能異常、協調不佳。唐先生只有輕度的失語症，所以大部分時候語言的問題並沒有造成很大的困擾，然而，當他出現情緒，感到超過負荷、應付不來時，他的失語症狀及其他問題就會變得比較嚴重。雖然，唐先生幾乎每次都可以完成複雜的任務，但卻經常自我貶抑，他會說：「我真是笨蛋」或「我做不到」。唐先生過去喜歡和朋友玩牌，但現在玩牌時的靈活度大不如前，常常玩到一半，他就暴跳如雷，甚至把牌扔向他的太太或朋友。唐先生之前是農夫，現在住在家裡的農場中，有時候會幫忙農務，但大部分的工作已經交接給兒子。在唐先生中風後，他的兒子常說：「爸，站遠一點，你會弄得亂七八糟！」現在，唐先生的狀況有所進步，兒子就會說：「對，繼續！」但

在這當中，無論是唐先生或他的兒子還是經常會感到沮喪，舉例來說，有時候唐先生會突然打電話給兒子：「我沒辦法看錄影帶……來幫我修理，電視上什麼都看不到！」

　　問題：唐先生在平時能幫忙處理日常瑣事，輕而易舉就能夠搞定，再者，他每天都在使用錄影機，為什麼會突然在這一天遇到困難？

　　有一天，唐先生在廚房裡靜靜地小啜咖啡時，從窗戶瞥見圍籬倒了，好像有兩頭牛從牧場跑到馬路上。你猜接下來發生什麼事？唐先生見狀立刻衝往牧場，想把那兩頭跑出去的牛追回來，而在他追著那兩頭牛時，愈來愈多的牛跑出去，最後幾乎所有的牛都跑出牧場。唐先生累得半死，回到家打電話給兒子，兒子聽完當然氣炸了！但是，若你在其他時間問唐先生：如果圍籬倒了，該怎麼做？唐先生會依照他過去豐富的經驗告訴你，必須趕快先處理倒下的圍籬，等圍籬處理好了，再去追逃走的那兩、三頭牛。

　　問題：如果唐先生知道該怎麼做，為什麼他在真實的情境中卻會出現那樣的反應？

　　因此，我們幫他安排了療程，模擬每天會發生的事情。唐先生經常輕輕鬆鬆就能完成任務，但遇到一點挫折，就會引發一連串負面的情緒。當他在復健治療中練習轉動輪子時，會突然說：「這個練習真的很蠢，我不想做了！我不知道我為什麼要來治療！」這是唐先生典型的反應。

　　學習／建立習慣常規與基底核（basal ganglia）和小腦有關（Doyon et al., 2009; Knowlton, Mangels, & Squire, 1996; Squire & Zola-Morgan, 1991），但其中的機制尚待釐清。對我們來說更重要的是，習慣常規的學習系統能夠降低外顯記憶系統（explicit memory system）的負擔，也因而釋放了前額葉與內側顳葉的認知處理資源。

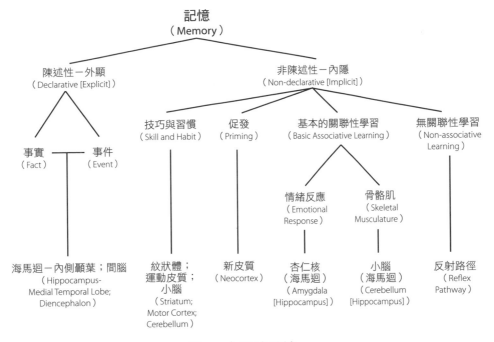

圖 8-1 | 記憶系統

資料來源：改編自 Squire & Zola-Morgan (1991)

運用內隱記憶系統

　　一般來說，許多創傷性腦傷或皮質型失智症仍保留內隱記憶系統（implicit memory system）的功能。習慣學習（habit learning）涉及內隱記憶系統的運作，可以使用**機率分類任務**（probabilistic classification task）來進行量測（Knowlton, Squire, & Gluck, 1994）。帕金森氏症病人在此任務的表現經常是屬於重度障礙（Knowlton, Mangels, & Squire, 1996），亨丁頓氏舞蹈症病人的表現也不佳（Vonsattel et al., 1985）；然而，單純健忘的人在任務中的表現卻無明顯異常（Knowlton, Mangels, & Squire, 1996; Vandeberghe, Schmidt, Fery, & Cleeremans, 2006）。據此，對於習慣學習所需的內隱記憶功能，基底核可能扮演了相當獨特的角色。在靈長類的研究中發現，內隱記憶功能可能和尾核（caudate nucleus）相關（Malamut, Saunders, & Mishkin,

1984; Mishkin, 1978; Wang, Aigner, & Mishkin, 1990; Zola-Morgan & Squire, 1993）。若病人保留了內隱記憶系統的功能為其相對的優勢，我們更應該協助病人妥善運用，例如：藉由習慣常規來幫助病人。

當內隱記憶系統出現損傷，對外顯、內側顳葉系統的要求便隨之提升。一般來說，前額葉與內側顳葉等區域會在執行外顯記憶相關任務時活化。Moody 等人（2004）發現：帕金森氏症病人的基底核活化程度較低；然而，前額葉與內側顳葉等結構的活化程度較高，如：海馬迴，特別是右側。其推論為：由於整個處理系統的負荷變大了，只好徵召外顯記憶系統來執行習慣常規。由此看來，對於內隱學習系統損傷的病人，更為重要的是降低處理系統的資源耗損。

▌ 案例三：重度創傷性腦傷（severe traumatic brain injury）

史蒂夫，40 歲腦傷男性。發生意外的那個晚上，史蒂夫與妻子和一群朋友去酒吧喝酒。他們準備去下一家續攤的時候，史蒂夫想要騎著自己的沙灘車從一台貨櫃車前面穿越公路。他的妻子就站在公路旁邊，當場目睹了整件意外的發生；這對她的心理影響非常大，也影響到她對後續復健治療的態度。可想而知，當貨櫃車直接撞上沙灘車，情況一定不樂觀，史蒂夫多處骨折，包括：雙腿、手臂、肋骨、頭部，同時也出現嚴重腦損傷，幾乎喪失了所有的前瞻性記憶（prospective memory）功能，造成注意力重度障礙且有病覺缺失症（anosognosia）。史蒂夫曾經在照護機構復健了一段時間，但最後決定回家。史蒂夫的家庭沒辦法負擔長期照護機構的費用，但可以由妻子負責照顧他，提供一對一的協助。一開始的幾週，太太早上會幫助他起床、穿衣、餵食，但沒過多久，身為老師的妻子必須要返回職場賺錢才得以負擔家計。於是，史蒂夫的父母（特別是父親），便負責全天候照顧他。史蒂夫的父親仍然在經營家庭農場，也就是說，父親平時還需要完成一些日常工作。

另一方面，史蒂夫因為不想當農夫，高中畢業後很早就離開家了，他已超過 20 年沒有再接觸過農務，這也代表他以前在農場裡學習到的技巧已經過時了。隨著科技的進步，許多農務的方式和習慣改變相當地大。史蒂夫不

僅在體力上、認知上都無法勝任，即便是基本的日常照護，也都需要家人來協助他完成；因此，他的父親只能獨自完成那些農務。

我們一直努力為史蒂夫建立習慣常規。一開始，史蒂夫所有的自我照顧工作都需要家人幫忙完成。雖然，史蒂夫無論是在肢體或認知的能力上都足以獨立穿衣，但卻還是完全依賴家人；早上起來，他不會自己準備早餐，甚至不會自己起床。所以，幫助史蒂夫建立早晨的習慣非常重要，如果他能夠在父親接他去農場之前就自己先準備好，他的妻子才有辦法放心地去上班。我們花了非常多時間陪著史蒂夫一起練習，才讓他能夠獨自起床、穿衣、沖泡麥片等。雖然史蒂夫已經有相當大的進步，但他的家人仍然覺得很氣餒，不知道還需要投注多少努力，才能讓史蒂夫重新建立習慣常規。

然而，在經過一段時間後，史蒂夫有了突破。整個過程不僅改變了我對習慣常規的觀點，也讓家人對史蒂夫有信心，相信他能夠自己處理事情。由於史蒂夫的注意力短暫且脾氣暴躁，所以很難相處。無論是誰，只要跟他接觸，可能就會被咒罵、吼叫，甚至拳打腳踢，史蒂夫的兒子因此對他避之唯恐不及。史蒂夫的太太在晚上和清晨照顧他時也總是感到疲累至極，史蒂夫的父親更是幾乎接下一整個工作天的照護重擔。前面已經提過，史蒂夫的父親仍有農務得忙。進到以下的討論之前，我必須先說明，史蒂夫的父親是個仁慈的人，愛他的兒子，時時刻刻將他的兒子放在心上；儘管如此，父親還是對於史蒂夫的狀況感到非常沮喪。史蒂夫的狀況讓他與親人的關係破裂，無論是與兒子、太太或其他家庭成員之間都處得不好。當史蒂夫的父親帶著他去工作時，會對他說：「史蒂夫！我有工作要做，你就乖乖地跟在我後面。不要擋路！什麼事都不要做！我在工作的時候，你站在我後面就好。」請記得，因為他是史蒂夫的父親，即便史蒂夫的前瞻性記憶和注意力的功能屬於重度障礙，他還是能夠遵照父親的指示，跟在父親的後面。其實，史蒂夫的父親從來沒有幫他做過任何所謂的習慣常規訓練，也沒有訓練史蒂夫做任何的農務，也就是說，他從來沒有給予史蒂夫任何「外顯的」教導。史蒂夫的父親只是單純地要求他站在後面不要擋路、什麼事都不要做，史蒂夫也真的聽話就什麼都沒做。奇妙的是，當史蒂夫跟在父親後頭一段時間後，居

然能夠掌握農務的技巧，開始幫忙務農。很快地，他就能夠自己獨立工作，不需要任何指導和協助。當史蒂夫的父親帶著他來門診做治療時，分享了他們的故事。雖然，史蒂夫的父親對於自己所做的感到有點不好意思，但他很快就瞭解到，這就是我們想要達到的共同目標——建立習慣常規。對於史蒂夫和他的家人，甚至對於我來說，都是很大的突破。這超越了我對習慣常規原本的理解，一想到在沒有明確的指導下，史蒂夫居然可以成功地學會複雜的行為，真是令人振奮！

我們原本就知道，史蒂夫如果能夠學習習慣常規，對於他生活參與度的提升將會有很大幫助，也可以減少家人的負擔。然而，最關鍵的問題是，史蒂夫跟家人的相處狀況並不理想。史蒂夫可能沒辦法專心，或者沒辦法忍受球賽的刺激，而無法和他的兒子們一起看美式足球賽。他過去很熱衷美式足球，並且會藉著球賽來與其他人建立關係，但現在沒看幾分鐘就超過負荷了。當兒子在身邊時，史蒂夫總是挑三揀四、怒吼、拳打腳踢，導致兒子們都不想靠近他。然而，也有例外的時候，以前史蒂夫和家人隔週週末都會去當地的俱樂部，一起吃晚餐、聊天、打撞球，並且持續了好幾年。史蒂夫腦傷後，他們仍然維持同樣的習慣，在俱樂部裡，史蒂夫的行為應對合宜，會講笑話、開懷大笑、說故事、打撞球；史蒂夫和家人的互動就像過去一樣，能夠和兒子自在地聊天。

為什麼史蒂夫看電視時只能夠專注幾分鐘，但在俱樂部裡卻能夠打好多局的撞球，而且和大家說說笑笑？雖然，談話的內容並不深入，但對兒子們來說卻非常開心。俱樂部的活動對於史蒂夫來說，是他腦傷後沒有改變的習慣常規之一，他清楚知道自己在那個場合裡，該說些什麼、該做些什麼，這和他在其他情境中的表現截然不同。

這可能會讓我們想問，為什麼史蒂夫在家裡就不一樣？為什麼他不能夠在家中找回過去的習慣常規？如果你還記得，史蒂夫很年輕時就決定離開農場，過自己想要的生活；所以，在過去他很早就會起床、穿衣服、隨便喝一杯咖啡，然後出門，工作到很晚才回家，回到家他吃完晚餐，坐一下就上床睡覺了。從以前開始，史蒂夫待在家裡面的時間就很少，從來沒有建立過

「習慣」，所以根本也沒有「常規」得以依循。史蒂夫需要建立新的習慣常規，且能夠運用在不同的、新的自然情境中。當然，我們仍希望有機會找到史蒂夫過去既有的習慣常規，並重新建立。

後來，史蒂夫仍然每週來門診復健。我們想要看看他是否能夠學會新的結構化活動，並且在家運用。有一天，我們決定教史蒂夫玩新的遊戲，但我們知道他已經喪失了前瞻性記憶的功能，所以沒有採用明確、外顯的訓練策略，而是一起坐下來，就直接開始玩遊戲。很快地，史蒂夫學會了如何玩這個遊戲，不僅知道該怎麼玩，還很有策略。我們後來又想要嘗試看看，他是否可以跟復健中心其他人一起玩這個遊戲，所以就邀請了另一位男士進來坐在史蒂夫旁邊，我們簡單介紹了彼此，也請史蒂夫教他怎麼玩。史蒂夫看著遊戲，然後說：「我這輩子從來沒有看過這個遊戲，我根本不知道他在說什麼。」被邀請來參與的男士，一聽到史蒂夫這樣說，也對這次的邀請感到困惑。這時候史蒂夫還是繼續說：「我不知道該怎麼玩這個遊戲！」我回應說：「沒關係，我們拿出來，一起玩玩看。」雖然史蒂夫一開始非常地被動，但很快他就能夠跟著一起玩，並且清楚知道自己在遊戲中該做些什麼。再過一會兒，他就開始教導其他人怎麼運用策略來對抗我，史蒂夫甚至還說：「如果我們一起合作，就可以打敗他！」

降低工作記憶與執行功能系統的負荷

在我的臨床生涯裡，對於後天認知障礙最大的領悟就是——幫助病人降低認知負荷。我遇過幾位病人，在治療後問題行為大幅減少，甚至在與我互動時沒有任何的問題行為；但是，當他們與家人或者與我的同事互動時，卻不是那麼一回事，他們仍然無法適當地與他人應對相處。這時候，可能會有人拍拍我的肩膀，安慰我其實這樣的治療已經算很不錯了；然而，缺乏類化效果的治療並不算成功。我在一次與職能治療師的談話中，奠定了我對於治療的信念以及後續研究的方向。職能治療師問我：「約翰最近的狀況怎麼樣？」我說：「很好啊！進步很多，而且他沒有任何問題行為了。」接著，

她的回應將真相揭露了出來：「那只有在你的治療室裡，我們其他人跟他相處起來還是很困難。」這對我來說，並不是稱讚，更不是恭維，而是在告訴我，治療成效必須能夠轉移、類化到病人的生活裡，讓他們在真正與人互動時也能夠做得到，才可算是真正的成功。這讓我重新思考，過去自己的治療真的成功了嗎？也促使我重新審慎評估相關的環境因素與個人因素。

世界衛生組織的國際健康功能與身心障礙分類系統（World Health Organization - International Classification of Functioning, Disability, and Health）（WHO-ICF, 2001）提供了全面性的架構，可用來檢視環境因素、個人因素對於功能表現的影響（請見圖 8-2）。「環境因素」（environmental factor）可再分為兩個層面：「表現」（performance）與「能力」（capacity）。「表現」層面指的是真實世界的環境，包括了所有的干擾，以及隨機出現的支持與幫助；「能力」層面指的是「無菌」的臨床環境，干擾相對較少，隨機出現的支持與幫助也較少。這些環境也同時受到「夥伴」（partner）的影響：有效的夥伴支持不僅能幫忙調整環境，還可運用鷹架的方式協助病人獲得成功經驗。若能減少環境所造成的負荷並提升支持程度，不僅節省工作記憶，還能幫助病人建立習慣常規。「個人因素」（personal factor）則再包括兩個基本層面：「內在狀態」與「感受／態度」。「內在狀態」包含：飢餓－飽足、痛楚－舒適、疲憊－休息、分心－專注等。若病人有疼痛、疲憊、注意力不足的狀況，皆不利於參與治療活動，因此，評估與調節病人的內在狀態非常地重要。病人的「感受／態度」則會影響到他們對於治療的動機，以及是否能夠專注在治療目標上。

臨床專業人員若希望有效降低病人工作記憶和執行功能系統的負擔，便需要針對環境因素及個人因素進行調整。最終，需要將這樣的技巧轉移給後天認知障礙的病人以及他們的照顧者。但是請注意，我們需要依照病人障礙的特性來教導合適的技巧。後設認知訓練（如：調整環境因素及個人因素）可能有助於創傷性腦傷的病人；而失智症病人則需仰賴照顧者幫助他們在日常生活中改變這些因素。無論是哪種障礙類別，唯有臨床專業人員掌握上述的因素，才能擬定有效的策略，為病人進行調整及提供支持。

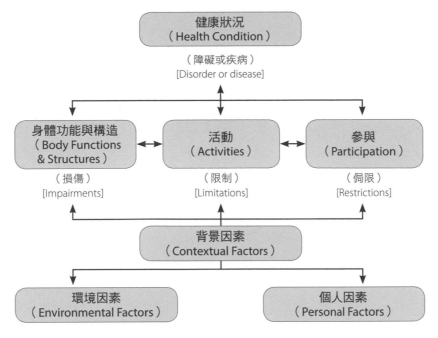

圖 8-2 | 世界衛生組織的國際健康功能與身心障礙
分類系統模式（WHO-ICF model）

　　基於正確的評估，才能有效地調整環境因素、個人因素，降低對病人的
挑戰與負擔。為什麼約翰的治療會成功？這可能是因為我在治療的過程中，
不時地調整環境，並掌握了約翰的個人因素。在語言病理學的專業訓練中，
我們知道治療後天認知障礙的病人時應該要摒除外界干擾、減少內在影響因
素，並根據治療目標給予病人清楚的指示。具體來說，就是進到病人的房
間，然後關掉電視、讓病人去上廁所、評估疼痛指數，並讓病人面向治療師
——使病人能夠專心。若臨床專業人員可以透過評估找出病人需要哪些支持
和協助，便能讓病人有更好的功能表現，也可以幫助我們訓練其他照顧者運
用同樣的策略來幫助病人。*Agitated Behavior Scale*（簡稱 ABS）（Bogner,
2000）此量表相當適合用來評估環境因素及個人因素。ABS 的評估會需要許
多專業人員及熟悉病人的夥伴共同完成，也涉及病人在不同環境、不同時段
的表現，可以讓我們更清楚地瞭解該如何促進或抑制病人的行為。臨床專業
人員也能夠分享這些技巧給機構工作人員和家庭成員，提升他們與病人彼此

互動的品質；成功與病人互動，是訓練／促進病人建立習慣常規的先備條件。

▍案例四：中度創傷性腦傷（moderate traumatic brain injury）

珍妮佛，40 多歲女性，是一位創傷性腦傷病人。她騎車時沒有戴安全帽，經過碎石路面的彎道時失去控制，造成頭部輕微受傷，當時的昏迷指數（Glasgow Coma Scale，簡稱 GCS）為 15 分。她入院接受治療並觀察 24 小時，語言治療師對其認知行為進行篩檢，通過篩檢後就出院了。珍妮佛主訴自己只有輕微頭痛和噁心的感覺，預計兩天後再返回門診追蹤。但不到 24 小時，她又再度入院，認知功能和身體狀況惡化：GCS 為 9 分、中度腦損傷、第三對腦神經麻痺、嚴重噁心、頭痛、背痛。這次返院之後，她的認知功能及社交情感表現皆變差。此次病情變化的原因不明，但她有重度酗酒的病史，可能是造成遲發性顱內壓升高的原因。完成突發急性症狀的治療後，珍妮佛開始出現記憶、注意力及社交互動的障礙。說話的部分，她出現固持（perseveration）、離題（tangential topic shift）、冗贅描述（verbosity）。由於珍妮佛很難抑制自己的行為，尤其在溝通方面出現嚴重的困難，很快地，她的社交網絡便開始分崩離析，原本比較親近的親友（如：兒子、女兒、未婚夫、前夫、父親等）也都難以與其相處。她在說話時，經常會對周圍的人進行人身攻擊、給予尖酸刻薄的批評。她返家後沒多久，女兒就搬出去跟阿姨一起住。她和前夫仍有聯繫，前夫對於整個狀況有一定的瞭解，但她與未婚夫則漸行漸遠。珍妮佛兒子的工作需要值夜班，是唯一和她在家同住的人，但珍妮佛會在早上 9:30 或 10:00 把剛上完夜班回家睡覺的兒子叫醒，兒子的睡眠受到干擾，情緒也受到影響，最後也搬出去了。

其實，珍妮佛有時候在家中也能夠好好地與人互動、恰當地抑制行為、進行有效的溝通、完成高階的工作，但可能下一秒鐘，她突然就無法抑制，完全無法溝通，甚至連基本的工作都完成不了。當然，這可能是因為不同的環境複雜度、變動性，或是內在情緒狀態所造成的，但家人卻不以為然。她可能一開始在對帳單，對到一半分心了，就開始洗碗，然後又分心跑去掃廁

所。在我們重新和珍妮佛一起觀察並記錄後發現，這些看似散亂無序的行為間是有關聯的。珍妮佛在對帳單時，覺得自己有點渴，所以就去廚房倒水喝；但是一到廚房，發現水槽裡有一堆碗盤，就開了水龍頭準備洗碗；一摸到水龍頭流出的溫水，又讓她覺得自己需要去廁所；之後，她進到廁所就覺得廁所不夠乾淨，所以沒有上廁所，又開始打掃起來。類似的狀況一直重複發生，留下許多未完成的工作。然後，珍妮佛發現家裡一團亂，她覺得實在太累了，就回房間睡覺，她可能一天會睡 16 個小時以上。由於珍妮佛沒有辦法為自己安排優先順序，也沒辦法評估自己的狀況，一直不斷地停下手邊的工作，最後一事無成。珍妮佛原先就有背痛的問題，在這次意外之後，背痛更加嚴重。珍妮佛家的後院有個美麗的花園，她很喜歡待在花園裡，會做一些園藝工作，讓自己放鬆。這照理來說是一件很好的事情，所以我知道這件事以後，鼓勵她能夠藉由這個方法來放鬆，但也提醒她需要為自己設定一個限度。然而，她在花園裡會坐在地上或跪著來拔草和種東西，一做就是 6 至 8 個小時，這期間她完全忽略自己身體的狀況，沒有休息、沒有感覺到背痛、沒上廁所、沒有吃東西。最後，珍妮佛決定休息時，身體便會疼痛難耐，有時候會需要睡上一整天。如此一來，對於珍妮佛來說，想要有效率地完成家中的工作，更是難上加難。上述的情況，讓珍妮佛的家人更加困擾，他們覺得她已經失控了；家人認為珍妮佛過去的酗酒問題和用藥過度是造成行為變化起伏的原因。珍妮佛的確正在服用舒緩背痛的藥物，但她堅決表示自己並沒有濫用。

珍妮佛在生病前相當地聰明幹練，這是她的優勢，但也成為她後來的挑戰。她在腦傷之前是一間國際公司地區分行的中階經理，需要管理許多職員。她的收入不菲，其職位必須同時處理很多事情，還要具備良好的溝通能力，適時激勵她的下屬；她不僅有優異的組織能力，專業技能也相當純熟。生病後，珍妮佛覺得很痛苦，因為她的能力沒辦法再跟以前一樣。語言治療師、職能治療師都認為她還沒有準備好回去上班，但珍妮佛不接受專業人員的建議，毅然決然返回工作崗位。不僅如此，她也拒絕為她安排復職前的轉銜會議。幾天之後，她就感到超過負荷，以言語猛力抨擊同事及下屬，無法

如過去一般在工作中完成組織規劃與溝通協調。不久後，她被要求中止工作。這些狀況導致她的情緒反應更為惡化，讓她更加失控，使得她更沒有機會重回原本職位。

幾年後，珍妮佛回到大學醫院的門診來找我，希望能夠重建她的社交網絡、在家中完成日常活動，最後希望能夠做些和以前類似的工作。除了和兒子保有聯繫外，有段時間曾與前未婚夫維持朋友關係，但後來她和其他的家人都失去聯絡。對於珍妮佛來說，最優先要處理的是建立生活中的習慣常規，然而珍妮佛缺乏穩定的生活和社交關係，無論是跟家人、朋友、重要他人的關係都不穩定，所以其實相當困難；只要她的生活狀況或人際關係開始出現改變，我們原本建立的習慣常規就會再次瓦解。若珍妮佛沒有穩定的習慣常規，工作便沒有效率，另外，當她沒有辦法抑制自己的情緒反應，所有的人際關係也會陷入一個不斷失敗的惡性循環。請問：

- 當珍妮佛感到超出負荷時，她會出現什麼狀況？
- 哪些原因會是導火線？

我們可以藉由珍妮佛所遭遇的一個狀況來思考。珍妮佛最近和交往對象分手，而且發現對方已經開始另一段新戀情，珍妮佛覺得沮喪失落，而且對方是和自己的好友在一起，這讓她的感受更加複雜。你認為珍妮佛會怎麼做？當珍妮佛出現情緒時，她會做出什麼樣的決定？有一天，珍妮佛看見前男友的車子就停在她家外面的馬路上，珍妮佛還留有前男友車子的鑰匙，於是走向前把鑰匙插進車子鑰匙孔裡。我們要怎麼在治療時與珍妮佛討論這件事？她可能會遇到不同狀況，而我們臨床專業人員實際上不可能隨時陪伴在側。以上的狀況，與習慣常規有什麼關聯？

習慣常規的建構式觀點

當前習慣常規的理論或訓練模式多立基於行為學派，多數著重於分析問題出現之前的前置事件（antecedent），也強調建立正向回饋。但若我們從

更宏觀的角度來看，生活中的習慣常規其實具有更多、更重要的價值；倘若只侷限於行為的面向，過度聚焦在刺激與反應時，便可能忽略習慣常規其實更具有系統性，並且能更快、更有效地幫助我們找到解決方法。習慣常規的力量非常強大，但並非源自任何的正向行為支持，而是因為具有自動化（automatic）的特性；因此習慣常規能夠維持，甚至類化，讓整體的處理功能更加有效率。當整體處理功能提升時，不僅是幫助某種特定的習慣常規而已，還可以減少其他系統的負擔，如：外顯的記憶系統、執行功能系統、語言系統等；此外，還可為整體系統運作節省許多資源，更有餘裕來處理不同問題，例如：抑制情緒反應、約束反應行為、抑制固持行為、抑制分心到不相關的刺激上、專注於發展或組織命題式語言（propositional language）等。

建構主義（constructivism）的模式有幾項基本原則，其中一些原則與習慣常規一致，兩者同為內隱式的經驗學習模式。這些原則是基於 Vygotsky 的理論，並運用在認知治療上。「應用性環境中的學徒制」（apprenticeship in applied setting）（Vygotsky, 1978）指的是在特定情境中習得複雜的技能，運用內在與外在處理系統，建構知識的穩定性。學徒制採用引導式的教學，由老師或教練協助調整，並進行鷹架式的學習，讓學習者習得技巧。老師或教練會藉由示範、指導或提問來傳達知識，並以零錯誤鷹架學習（errorless scaffolding）的模式給予學習者實際操作的機會，讓學習者能夠正確執行技巧、習得目標技能、避免錯誤；這對於陳述性學習能力不佳的學習者來說格外重要。習慣常規的內隱式學習模式，必須在自然情境中持續一致且正確地練習。

我們應該如何教導「習慣常規」呢？這得談到習慣常規的神經基礎，以及建構主義對於習慣常規的看法。雖然，行為主義者認為習慣常規的「學習」會發生在「反應」（response）與「回饋」（feedback）之間。不可否認，反應和回饋的確是習慣常規學習歷程的一部分；然而，行為主義可能忽略了其中的關鍵要素。本章的案例分享中，也強調了習慣常規與神經基礎的相關性，舉例來說：重度創傷性腦傷的病人，若他已經喪失前瞻性記憶功能，要如何只靠行為回饋（behavioral feedback）來學習？中度阿茲海默症的

病人，內側顳葉嚴重萎縮，要如何只藉由嚴格的行為回饋來學習？我們真的認為這些病人在短時間內重複大量的練習就能夠學會嗎？真的能夠有助於病人外顯式的學習嗎？其實，學習不單單只是密集式的練習而已，我們終究會回歸到共同的答案：「內隱學習模式」。想一想，對於那些已經喪失前瞻性記憶系統功能的病人，當他們受過某種傷害（刺激）後，下一次再遇到類似的狀況時，為什麼他們會內隱且無意識地避開這些傷害（刺激）？

習慣常規提供病人極佳的內隱學習機會，我們可以運用既有的習慣常規，幫助病人習得其他技能。極重度障礙兒童也可藉由日常照護常規作為訓練的情境，幫助他們習得社交溝通的常規（Halle, Marshall, & Spradlin, 1979; Ivancic, Reid, Iwata, Faw, & Page, 1981）。更重要的是，Ivancic 等人（1981）發現，藉由肢體相關的習慣常規，可同時訓練溝通的習慣常規，且不會犧牲照護的品質和效率。此外，即便沒有直接教導工作人員，他們也能將溝通的習慣常規類化運用至其他病人身上；甚至就算減少督導頻率，工作人員仍能夠持續地運用習慣常規來協助病人。同樣地，Sanders 與 Van Oss（2013）將藥物的準備與服用納入日常生活的習慣常規中，如：散步、用餐、睡覺等。結果發現，其效果可持續類化至不同的習慣常規。若我們能夠運用既有的習慣常規，不僅可以減少訓練的時間，更能夠維持成效。

為何習慣常規對後天認知障礙病人如此重要

許多後天認知障礙病人，最明顯的問題是陳述性學習發生障礙。陳述性學習障礙與內側顳葉有關，此區域也容易受到腦傷或退化性疾病（如：阿茲海默症）的影響。腦部受到創傷時，內側顳葉和顱骨的突起處之間（如：蝶骨嵴 [sphenoid ridge]、床突 [clinoid process]），由於結構的位置容易受到損傷，若又同時合併腦傷所造成的大腦灌流（perfusion）受限，使得這個區域在腦傷時特別容易受到影響。另外，若因為發炎或興奮性神經毒性損傷而影響到 N-甲基-D-天門冬胺酸（NMDA）或內側顳葉中麩醯胺酸受體路徑，可能會造成陳述性記憶系統相關腦區的萎縮。這類型的病人因為相對保留了內

隱學習系統（如：基底核、小腦）的功能，讓他們仍然擁有學習新事物的潛能。Glisky 與 Schacter（1987）發現，有失憶問題的病人仍能夠藉由內隱學習的訓練方式，學習特定領域的複雜知識或步驟，他們將此訓練過程稱為提示褪除法（method of vanishing cue）。雖然比起陳述性學習，內隱學習可能相對比較慢，也比較困難，但 Glisky 等人認為病人可以藉由這樣的方式學習大量的資訊。Eldridge、Masterman 與 Knowlton（2002）提到，阿茲海默症病人可以藉由留存的能力來建立習慣、學習常規。事實上，即便外顯學習功能重度損傷，他們依然可以像同齡者一樣藉由內隱學習系統來建立習慣常規。整體而言，以習慣常規為基礎的學習方式能夠提升病人的社會參與及實際互動。

習慣常規的設計與運用

習慣常規的價值在於能夠提升效率與生產力，無論肢體常規或社交常規皆然。Berger（2000）指出習慣常規在社交互動上的必要性：「社交互動時，從時機與時序來看，排除了藉由大量意識進行決策的可能性，特別是那些瞬間發生的社交互動更是如此。」（p. 192）若以上的論述是正確的，成功的互動能藉由「習慣常規」來達成，更可節省有限的認知資源。

即便我們知道習慣常規的價值，但擬定其執行計畫仍具有挑戰性。Sohlberg 與 Turkstra（2011）在其認知復健相關的書籍裡面，有一個章節特別介紹習慣常規的設計與訓練，書中不斷強調個別化的治療計畫，對於習慣常規的介入非常重要，其評估及計畫工具可作為執行習慣常規時的指引。此外，習慣常規與所有的介入方法相同：有效的治療皆取決於正確的評估。

評估現有的習慣常規，可以讓我們知道如何利用既有習慣常規的結構及其運用時機。McWilliam（2010）針對習慣常規設計了結構式訪談，用於語言發展及認知障礙兒童的家庭，以檢視其既有的習慣常規。雖然原本是為了兒童而設計，但因為是以家庭為基礎的訪談，所以可以很容易地進行調整，供成人使用，並可有效地評估成人的習慣常規。除此之外，還有一些半結構

式的訪談工具能夠幫助我們依習慣常規的重要性排序及確認其一致性，如：
Talking Mats（Murphy & Cameron, 2008）。*Talking Mats* 特別的地方在於，使
用符號及評分量表來幫助病人設定目標與優先順序，讓後天認知障礙的病人
也有能力為自己的選擇排序，而這正是溝通互動最重要的本質；相較於傳統
的面談，這樣的方法減少許多對病人工作記憶系統的要求。這種以病人為中
心的評估方法，讓病人更有動機，更願意為了共同完成的治療計畫繼續堅持
下去。

　　對於我們所服務的許多病人來說，學習與執行習慣常規應該是屬於完全
內隱的過程，可能不一定需要有後設認知的覺察能力，但如果病人仍具有後
設認知能力，對習慣常規的學習來說將會有很大的幫助。此外，無論病人的
病因或嚴重度為何，我們都需要盡可能降低他們陳述性記憶系統的負荷。若
在此時運用行為基模（behavioral scheme）的方式進行訓練及評估，其作用可
能有限。另外一個重點是，我們需要花一些時間在自然情境中練習，才能建
立有效、內隱的習慣常規。這也意味著，復健專業人員（如：職能治療師、
物理治療師、語言治療師）會為病人設計習慣常規，而其他專業人員則負責
執行（如：護理師、照顧服務員、家庭成員）。為了能夠建立可持續維持的
習慣常規，更加需要的是大家相互協調並充分理解「背後的理由」與「最終
的目的」；瞭解習慣常規的價值，才能讓我們與病人共同下定決心，一起建
立習慣常規。對於工作人員或家庭成員來說，需要讓他們瞭解「這樣做對我
有什麼幫助？」如果我們能夠讓工作人員或家庭成員充分瞭解到習慣常規的
長遠效益，他們才能對自己所投入的時間與精力感到平衡，並且更願意一起
努力為病人建立習慣常規。

復健專業人員的角色

　　復健專業人員（包括：職能治療師、物理治療師、語言治療師），在設
計及展開習慣常規的訓練中，扮演了關鍵的角色。我們可以將習慣常規大致
分為兩個類別：**肢體**（physical）與**溝通**（communication）。肢體相關的習

慣常規，包括：移位、移動輔助、日常生活活動（ADLs）及工具性日常生活活動（IADLs）、進食等。溝通相關的習慣常規，包括：日常情境的互動、特定活動中的交流、社交性互動等。

「間時提取」（spaced retrieval，簡稱 SR）為復健專業人員的專業技術之一。間時提取是零錯誤的內隱學習策略，能夠持續幫助「習慣常規」類化（Benigas, Brush, & Elliot, 2016; Brush & Camp, 1998; Camp, Foss, O'Hanlon, & Sevens, 1996）。本書第十一章會進一步詳細討論間時提取的執行方式。間時提取能夠幫助建立與執行習慣常規，並調整既有的習慣常規。由於是零錯誤的內隱學習策略，讓內側顳葉嚴重損傷的病人也能夠學習。比起讓錯誤發生，零錯誤的學習情境能讓病人的學習更加有效（Wilson, Baddeley, Evans, & Sheil, 1994）。

物理治療師及職能治療師所負責訓練的「移位」就是一個很好的例子：當病人的移動能力受到限制時，物理治療師與職能治療師可能會依照病人移位的需求，為病人改變或建立新的習慣常規。我們需要特別注意，嘗試發展或訓練某個習慣常規時，將會取代或改變現存既有的習慣常規。既有的習慣常規並不需要明確外顯的教學，而經常是以內隱的方式習得，並在一天之中、不同的情境下進行了多次的練習，如此建立起的習慣常規難以移除，也不易更動。想當然耳，如同「給處方」一般的教導便很難撼動原本的習慣常規。後天認知障礙的病人若有病覺缺失症，經常會影響到他們對自己目前能力的判斷，陳述性記憶的損傷會讓他們更無法藉由直接訓練的方式來學習。因此，向他們解釋其行動能力如何受到影響，抑或對他們說明為什麼需要改變移位的方法，往往成效不彰；透過不斷重複地練習、並採用零錯誤的學習模式，才是修正移位習慣常規的有效方法。此外，復健專業人員還可以運用病人後設認知的能力，增強類化的效果。整體而言，「間時提取」的治療原則能夠幫助復健專業人員有效執行習慣常規的訓練。

護理工作人員的角色

習慣常規只有藉由跨專業團隊成員一起不間斷地執行，才能夠繼續維持。雖然復健專業人員在設計和展開習慣常規的訓練中，具有關鍵性的角色，其他的照護專業人員也擔起了後續執行的重責大任。護理工作人員（如：護理師、專科護理師、照顧服務員）每天都會提供照護服務，在復健中心或長期照護機構，他們更是最主要的照顧者，與病人、住民有大量的互動。護理工作人員會參與病人不同面向的習慣常規，若能利用這些習慣常規，便可以大幅提升照護效率、減少問題行為的發生。許多活動都會包含習慣常規，像是進食、家人訪視、服藥、日常生活活動、移位，以及其他不同的照護活動。

如果希望護理工作人員有效地執行習慣常規，他們需要清楚的指示及瞭解背後的理由。若我們只是給予護理工作人員例行性且空泛不實際的建議，是完全不足的。為了確立正確的方向，我們需要直接將習慣常規納入日常照護計畫、功能維持與復健相關計畫中。然而，更重要的是，復健專業人員與主責護理工作人員（包含照顧服務員）之間需要建立個別化的夥伴關係。換句話說，不同的病人需要不同的習慣常規，背後的理由可能也不一樣；我們應該要避免「按照我說的做就好！」這樣的互動方式，否則習慣常規的類化效果將非常有限。一篇關於長期照護教育與訓練的文獻提到：工作人員的教育訓練不僅只是傳遞資訊，而是必須給予參與問題解決過程的機會（Nolan et al., 2008）。Bourgeois 等人運用「記憶圖卡夾」（memory wallet）來幫助病人執行肢體及溝通的習慣常規時，也不斷強調給予護理人員（包括：照顧服務員）實際操作、個別化訓練的重要性（Bourgeois, 1992, 1993; Bourgeois et al., 2001, 2004）。

由於護理工作人員不只是提供病人、住民照護服務而已，還會與探視的親友、訪客接觸並提供衛教，Brush 等人也提到可以運用溝通的習慣常規（如：遊戲、活動、社交互動）來提升失智症病人的參與度，讓親友及訪客與病人之間有較佳的溝通互動品質與感受，其衛教家人的相關資料可參考

Ideas for a Better Visit（Brush, 2002; Brush & Camp, 1998）。這樣的支持系統能夠促進良好的互動，瞭解病人仍留存的能力，並提升彼此的參與程度。

　　Brown-Wilson 等人（2013）則提供了相當好的**實務發展**（Practice Development）訓練模式，能夠作為工作人員教育訓練的參考，包括在實際情境中提供溝通常規與照護常規的訓練。實務發展訓練方案的設計內含：中介指導、自我省察、態度評估、回顧實證照護方法（McCormack, 2011）。其中，態度的改變是最能改善照護品質及提升工作滿意度的向度。Moyle 等人（2011）也發現工作人員的態度與工作滿意度之間的關聯性。此外，對於護理工作人員來說，若能在教育訓練中進一步瞭解習慣常規的目的和基礎，便可將其價值延伸至病人生活中其他的機會，將習慣常規融入其中，改善類化的效果。雖然建立習慣常規是一件耗時費力的事情，但這樣的投資相當值得，若能維持習慣常規的一致性，護理工作人員能夠得到相當大的回饋，如：病人更能夠獨立自我照顧、輔助照護變得更有效率、減少問題行為的發生、病人的睡眠習慣更為穩定、病人與工作人員及家人的溝通也更加有效。

家人及其他照護夥伴的角色

∾ 協助執行習慣常規

　　對於前瞻性記憶與陳述性學習系統嚴重損傷的病人來說，在執行或維持習慣常規時，照護夥伴（partner）的居中協助相當重要。關於習慣常規的夥伴支持（partner-supported）與夥伴依賴（partner-dependent）模式，可參考評估失語症溝通者類型的 Communicator Type（Garrett & Lasker, 2005）。正如每個病人語言溝通障礙的嚴重度不同，會需要照護夥伴在溝通時提供不同程度的協助；同樣地，當病人認知損傷的期別與嚴重度不同，照護夥伴在習慣常規上的協助程度也有所不同。在溝通者類型評估當中，其中一個非常重要的項目，即是評估病人的溝通能力與阻礙；若能深入瞭解病人目前可以做到的事，便能夠知道該如何提供病人機會，讓他們得以發揮自己的能力

（Kagan, 1998）。照護夥伴對於自我內在能力的態度，也會影響他們所提供的照護品質（Kagan, 1998; Goldfein, 1991; Olswang et al., 1998）。確認困難在哪裡，是我們的第一步；當照護夥伴瞭解造成困難的前置事件為何，便會比較清楚知道，該怎麼協助病人調整環境及內在所造成的種種困難。在降低環境及內在的阻礙後，照護夥伴也就能更加專注地協助病人，以內隱學習的方式來執行習慣常規。

照護夥伴的教育訓練與先前提到的護理工作人員一樣，若單純給予照護夥伴「處方模式」的指導（prescriptive instruction），在學習習慣常規的照護技術時不僅成效不彰，更無法維持學到的技巧。對於照護夥伴來說，他們需要的是即時當下的指導，才能維持實際情境中照護的彈性。在協助建立習慣常規時，照護夥伴可能會遇到許多問題，導致習慣常規中斷，如：環境因素、病人內在因素、既定的活動安排、無法預測的事件（像是生病、住院）等。照護夥伴面對這些問題的態度與方式，會影響到習慣常規是否有辦法穩定且持續地執行。習慣常規應該要能夠在任何復健或居家等不同環境中執行，所有指導與訓練也應在真實的生活情境中進行。此外，訓練需要包括「肢體」及「溝通」相關的習慣常規：肢體相關的習慣常規能夠減少照護夥伴的負荷；溝通相關的習慣常規能夠營造良好的互動。成功的互動關係能夠協助病人更願意展現能力，同時也能讓照護夥伴持續地參與。這樣的模式能同時互惠照顧者及病人，共同達成雙贏的局面。

事實上，照護夥伴與病人的關係是雙向的。若認知障礙的病人需要協助，照護夥伴會負責調整環境；同樣地，認知障礙的病人也需要給予照護夥伴支持。這些病人會在照護夥伴的幫助下，維持習慣常規。雖然照護夥伴所給予的幫助可能不盡相同，但大家都需要瞭解習慣常規的共同目標，如此一來，習慣常規才得以有效施行。

▌ 案例五：失智症（dementia）

葛洛莉雅，72 歲女性，被診斷為失智症初期（阿茲海默症型）。她第一次門診時是和丈夫一起來，葛洛莉雅的老公非常關心太太的健康，但對我

們的專業服務抱持著懷疑的態度。第一次碰面，我們便能注意到葛洛莉雅是位優雅的女性，彬彬有禮、行止得宜。她的社交生活相當活躍，會主辦晚餐宴會、欣賞戲劇演出、參與社區活動。葛洛莉雅曾是小學老師，她的孩子有兩位是老師，兩位是醫師，其中一位當醫師的孩子，原本是語言治療師。因此，對於葛洛莉雅遭遇的問題，平時孩子們就會提供建議，以及說明相關處置方法背後的理由。為了要讓我們更瞭解她的狀況，葛洛莉雅提到了一些在生活上遇到的問題，以及這些問題發生的場景。

　　葛洛莉雅為了要給孫子驚喜，買了好幾張戲劇表演的門票，想要帶孫子去表演藝術劇場一起看劇。門票的價錢並不便宜，她也非常期待和孫子一起去。但沒想到，當她去櫃子裡拿出那一疊門票，準備要給孫子一個驚喜時，卻發現門票已經過期了。因為這是要給孫子的驚喜，所以先前沒有告知其他人。她覺得很沮喪，但並不是因為那八張門票的錢浪費掉了，而是她少了與孫子一同看劇的機會。接著，她又說了幾個類似的狀況，都感到相當洩氣。

　　還有，葛洛莉雅也很在乎另一件事，就是她安排社交聚會的能力似乎也出現了問題。她的社交圈相當廣闊，參與婦女團體、慈善團體、晚宴等，這些活動一直以來都是她幫忙招呼與協調。這些聚會並非是簡單穿著牛仔褲就能參加的輕鬆派對，而是需要穿著正式服裝出席的宴會場合。葛洛莉雅在安排這些宴會時，會覺得是因為自己的認知問題造成了差錯，所以沒有把事情辦好。而且，好像所有人都一直盯著她的一舉一動，讓她的問題無所遁形。葛洛莉雅並沒有把這些狀況告訴任何一個朋友，也拒絕分享。在與葛洛莉雅互動時以及根據她先生的觀察，會讓人覺得其實葛洛莉雅做得非常好，這些擔憂與顧慮只是她自己的主觀感覺。當然，葛洛莉雅的障礙隨著時間變得愈來愈明顯。出乎意料之外但也在預期之中，葛洛莉雅也對家人隱瞞這種丟臉又恐懼的感受。

　　她不想要其他人知道自己「正在失智」，她覺得這會讓家族蒙羞。葛洛莉雅希望拖得愈久愈好，然後在適當的時機，當她什麼都再也做不到時，就靜悄悄地從社交圈引退。她也決定不讓她的朋友們知道，家人也只需要瞭解最基本的事情就好。她的先生對此非常敏感，因此防衛心很強，也因為想要

保護葛洛莉雅，有時候會過度地質疑我們所給的建議。我們需要特別提醒自己，這並不是和我們敵對，而是期待有更多建設性的合作。當我們真正認識這一對夫妻的時候，會知道葛洛莉雅是她丈夫的摯愛，他願意為妻子做任何對她有幫助的事情。

在晤談、正式評估、非正式評估完成後，我們知道無論提供給葛洛莉雅任何的建議、支持、治療方法等，都得讓她看起來就像是沒有任何障礙，且如同正常人一般。代償性支持（如：外在記憶輔助）也不能讓葛洛莉雅看起來像是有認知衰退的人。至少，現在對她來說，得要這樣做。諸如提供疾病相關的諮詢、讓她與家屬共同接受疾病、進行相關的調整等，可能都不是現在能夠著力的，這些都得先放在我們的長期計畫裡。然而，現在葛洛莉雅需要我們以某種「隱形」的方式來持續協助她。我們可以想一想，對於葛洛莉雅來說，建立習慣常規如何能夠在目前、明天，或將來她更加衰退時繼續提供協助？我們該如何才能夠讓家人（也許還有她的朋友）在不知情的狀況下參與其中？

✂ 運用後設認知策略

對於後設認知能力穩定，或已經有所改善的病人（如：創傷性腦傷、中風），後設認知策略（metacognitive strategy instruction，簡稱 MSI）的效果可能會相當不錯（Kennedy et al., 2008; Sohlberg et al., 2003）。注意：對於後設認知能力持續衰退的病人（如：失智症），便不建議再著重於後設認知策略的訓練；但對於那些有機會改善，或認知狀況穩定的病人，後設認知策略可以增加他們的認知彈性。後設認知策略與習慣常規一樣，能夠讓許多日常活動變得更有效率，但是同樣也可能會受到環境或個人因素影響，使其效果大打折扣。

以下介紹三種核心策略，能夠幫助後天認知障礙的病人應對環境及內在的挑戰。〔註：以下的內容是本章作者處理病人固持行為及情緒問題所使用的技巧。本章作者已擁有相當多的臨床經驗，且正在持續蒐集更進一步的實證證據。〕大部分的時候，找出及改變環境所帶來的挑戰（environmental demand），會比找出內在所造成的挑戰（internal demand）來得容易一些。面對這些挑戰，**調整環境**（environmental modification）是其中一種處理方法：可協助病人改變原本所處環境，抑或是轉換到其他的環境。在本書第十章，會由 Brush 深入討論「調整環境」的相關議題。調整環境的例子像是：將電視或音樂關掉、調降音量，但有的時候，調整所處環境是不可能的，這時或許就需要將病人轉移到其他的環境。無論是哪一種方式，減少環境所造成的挑戰，目的都在節省病人的工作記憶，並提升互動的有效性。

固持與情緒低落常見於後天認知障礙的病人。由於病人的工作記憶功能有限，會讓病人無法抑制念頭和情緒，這些念頭和情緒不斷在腦中打轉，於是便消耗更多的工作記憶。照護夥伴可以運用**排除活動**（incompatible activity）來協助病人繼續維持習慣常規；後天認知障礙的病人也必須運用對自己有效的排除活動來解決問題。這些排除活動需要病人高度的參與，或是需耗費病人大量的認知資源，使得他們不會固著於原本的思考模式。有效的排除活動相當個人化，無法一概而論；適合某個人的排除活動，不見得對另外一個人有效。舉例來說：放空（zoning-out）可能對某個人來說能夠有效中斷注意力，但對於其他人來說，可能運動、散步、烘焙會更加有效。當病人負面情緒瀰漫或出現固持反應時，排除活動通常有很好的效果；然而，也有些病人即便在排除活動中，還是沉浸在原本的狀態、無法擺脫固持的念頭，那麼這個技巧便可能失效。**下載**（downloading）則是在病人出現固持反應或情緒問題時，用來幫助病人放下念頭的技巧，類似於寫日誌。下載可達成兩件事：首先，把重要的想法記錄下來，將來可以再回顧；再者，記錄並確認後就把自己的念頭或想法放下。病人可以「下載」自己的念頭或想法，放在人生故事書、行事曆（如：紙本行事曆、電子行事曆、App）、日記裡。

評估及訓練照護夥伴

　　照護夥伴不僅影響後天認知／語言障礙病人使用語言的機會，也會影響到相關的訓練能否成功（Hoepner, 2010; Togher, 2000）。由於在肢體或社交習慣常規中，病人的主要協助者經常是日常照護夥伴，因此照護夥伴對於習慣常規所抱持的態度，以及他們所擁有的知識與技能，便是習慣常規能否成功的關鍵。照顧者經常表示，他們並沒有接受過足夠的訓練，也沒有足夠的資源，不知道如何能成為稱職的照護夥伴（Bowen, Tennant, Neuman, & Chamberlin, 2001）。這似乎在提醒我們：何謂訓練的本質？何謂訓練應有的功能？換句話說，「開處方」或「片段式」的知識性訓練，實際的效果經常欠佳。若能給予照護夥伴有效的訓練、提供簡單友善的說明、鼓勵家人參與，對於提升治療成效非常有幫助（Rose, Worrall, & McKenna, 2003; Simmons-Mackie, Kearns, & Poetchin, 2005）。我們需要評估照護夥伴是否已經準備好，這是能夠有效幫助病人的第一步（Kagan, Black, Duchan, Simmons-Mackie, & Square, 2001）。若照護夥伴秉持著正向的態度，便更有機會願意採納不同的照護技巧（Booth & Swabey, 1999; Cunningham & Ward, 2003; Turner & Whitworth, 2006）。照護夥伴對於自己溝通行為的覺察與瞭解程度，會影響到他們幫助病人的方式（Bowen, Tennant, Neuman & Chamberlin, 2001）。

∞ 對照護夥伴進行評估

　　目前已有許多評估方法能夠讓我們瞭解照護夥伴是否已經準備好提供病人協助。另外，由於對話的習慣常規（conversational routine）經常是肢體或社交習慣常規的先決條件，故也需要將照護夥伴與病人之間溝通互動的狀況納入評估。

- Couple Questionnaire 與半結構式的 Couple Interview Questions（Olswang, Hickey, Alarcon, Rogers, Cadwell, & Schlegel, 1998）是檢視照護夥伴態度（partner attitude）相當有效的評估工具。

- Turner 與 Whitworth（2006）所設計的 *Profile of Partner Candidacy for Conversation Training* 與 *Assessment of Candidacy for Conversation Partner Training*（簡稱 ACCPT）可用來評估照護夥伴：是否有動機進一步改變？知道溝通是可改善的？目前照護夥伴的溝通互動能力如何？是否瞭解對話需要共同合作？認同溝通的社交功能？願意接受不同的溝通模式？

- *Measure of Skill in Supported Conversation*（簡稱 MSC）可用來評估照護夥伴對於溝通的支持程度（Kagan, Black, Duchan, Simmons-Mackie, & Square, 2001），主要用來評估「認同」（acknowledging）與「展現」（revealing）這兩個層面的能力。「認同」層面評估的是照護夥伴的態度和信念，是否能夠瞭解溝通障礙的病人仍具有溝通能力，有辦法成功與人互動溝通；「展現」層面評估的是照護夥伴是否有能力支持並協助病人進行溝通。若想要瞭解照護夥伴所提供的照護支持程度，可以藉由 *Measure of Participation in Conversation*（簡稱 MPC）評估其參與投入的程度、交流的狀況、互動的成效。照護夥伴於「認同」及「展現」兩種層面的能力，與其互動交流的有效性相關。雖然 MSC 與 MPC 是設計用來評估失語症病人與照護夥伴之間的互動狀況，但經 Togher、Power、Tate、McDonald 與 Rietdijk（2010）調整後，也可以用來評估創傷性腦傷病人與其照護夥伴的溝通狀況。

- *Partner Support Behaviors Profile*（簡稱 PSBP）可用來評估創傷性腦傷病人照護夥伴的支持性行為（Hoepner, 2010; Hoepner, Togher, & Turkstra, in preparation），主要著重在「前置事件的評估」（antecedent-based measure）。這份測驗依據 Ylvisaker 所提出的對話常規原則所設計，日常照護夥伴需要在互動時進行「闡述」（elaboration）與「合作」（collaboration）。復健專業人員需要確認哪些行為能夠幫助病人成功互動，並找出降低工作記憶系統負荷的方法，以促進有效的互動。PSBP 也用在非腦傷病人及其照護夥伴（Kuehn & Hoepner, in preparation），其結果發現，用以促進非腦傷病人溝通的方式，與腦傷病人相較有很大的差異。

ᘓ 對照護夥伴進行介入

對照護夥伴進行介入時，除了知識性的訓練外，照護夥伴是否能夠察覺自己「對話結構」與「溝通態度」的改變，才是真正重要的關鍵（Hoepner, Demcak, & Lindert, in preparation; Togher, 2000; Togher et al., 2004; Togher et al., 2006; Togher et al., 2009）。雖然，直接性、教導式的訓練經常是我們直覺第一個想到的方法，但若想要讓一個人改變自己對話的結構與態度，這種方法可能不容易奏效。對照護夥伴進行介入時，最有效的方法就是在他們實際與病人對話的情境中，直接引導他們進行自我評估。因此，較佳的訓練方式為：讓照護夥伴直接身處於習慣常規的情境中學習，同時訓練照護夥伴與後天認知障礙的病人。

你想開始運用習慣常規了嗎？何時？何地？怎麼做？

希望先前的個案討論能夠讓大家更深刻地瞭解，執行習慣常規需要投入多少的時間與精力。你可能已經有了許多初步的想法，現在讓我們一起思考，下一步該怎麼走？

1. 考量成本與效益：
   因為建立習慣常規相當耗時費力，所以我們需要從最重要、最明確的習慣常規開始著手。優先考量具有普遍性的活動，如：進食、穿衣或其他的照護活動，尤其是基礎的日常生活活動（ADLs）囊括了日常所有面向的互動機會，對於建立溝通的習慣常規應是相當好的起點。

2. 什麼時候可以開始運用習慣常規？
   復健過程中，任何階段都能夠運用習慣常規來介入；然而，不同情

境下的習慣常規，本質上可能就會有很大的差異。雖然可能會出現許多無法預期的突發狀況，有時候甚至會阻遏照護常規的運作，但是，維持一致性仍然非常重要。當然，若病人的耐受程度不佳或需接受醫療介入時，我們仍要依據狀況保持彈性的安排；當病人身體狀況穩定時，習慣常規更能顯出其價值。

3. 可以在哪些地方訓練習慣常規？

若要發揮效用，必須在真實的生活情境中訓練習慣常規。某些習慣常規出現的地點比較固定（如：晨間的習慣常規），但有些習慣常規可能在許多不同的情境中發生（如：社交溝通的習慣常規）。我們期待某些重要或基礎的習慣常規能夠移轉運用至不同的情境中（如：用餐、社交溝通、保持個人衛生等類型的習慣常規）。因此，除了專屬特定場域的習慣常規外，同時也要訓練那些在不同場域都可實行運用的習慣常規。特別要注意的是，如果我們希望習慣常規能夠轉移類化，即便是在不同的場域，仍要盡可能保持一致性。

4. 我們該如何執行習慣常規？

有效的習慣常規應是個別化的，而且相當重視病人的日常生活情境內容，才得以給予病人最佳的支持與協助。因此，想要執行習慣常規，我們一開始需要先評估並瞭解病人的日常生活。執行習慣常規的關鍵在於，需要知道他們在日常生活中會做什麼事？如何引起他們的動機？不僅是病人，對於病人身邊的日常照護夥伴也採用同樣的方式，需要確保他們「願意」及能夠保持「一致性」。

執行「習慣常規」的成功關鍵為：

1. **運用既有的習慣常規**

建立全新的習慣常規相當耗時費力。雖然，尚未有實證研究說明建立新的習慣常規需要多久的時間，但一般估計所需時間大致落在 21 至 40 多天。若運用既有的習慣常規，能夠大幅縮短訓練時程。

2. **避免或減少直接、外顯的教導**

這對於學習新事物有嚴重障礙的病人尤為重要。Ylvisaker 指出，外顯的教導方式反倒會限制內隱學習系統，間時提取的相關研究也支持這樣的概念。我們應該單純地讓病人處於自然情境中，提供具有一致性且不斷重複的學習機會來建立及維持習慣常規。

3. **保持一致性**

訓練的一致性愈高，病人能更有效率地執行習慣常規，且更有成效。此外，可使用相關輔助設備來幫忙，如：智慧型手機、平板電腦、日曆 App、提醒軟體等。

4. **在自然情境中訓練**

習慣常規的訓練應盡可能直接在情境中練習，且這些情境會持續運用到同樣的習慣常規，需要考量的環境因素包括：外在的物理環境（如：空間距離、時段、該空間的各種狀況）、照護夥伴（協助或執行習慣常規的人也需要在場，如：照顧者或家人）。

專家推薦

　　如果語言治療師的職責在於捍衛病人溝通與吞嚥的基本人權，那麼，臨床語言治療師在面對失智症病人時，做好準備了嗎？知道自己的角色與定位是什麼嗎？本書由語言病理學博士邀請各界專家編撰，提醒語言治療師除了需要有能力評估鑑別失智症病人的認知、語言、溝通、吞嚥功能之外，更重要的是瞭解病人原本的生活樣貌、引導照顧者看到病人的價值；不是過度協助，而是運用優勢，盡可能維持病人生活的獨立性。「習慣常規」即是絕佳的切入點，不僅運用病人留存的優勢系統，還與生活密切結合。每一位失智症病人，與我們每一個人一樣，都應該尊嚴有意義地生活。

蘇燕玲／門諾醫院聽語治療組組長、語言治療師暨聽力師

Chapter 9

夥伴即環境：
教練式的夥伴訓練

Jerry Hoepner, Ph.D., CCC-SLP

　　世界衛生組織的國際健康功能與身心障礙分類系統（WHO-ICF, 2001），對於環境因素（environmental factor）的定義包括：外在物理環境（physical setting），如：燈光、外觀，以及可能影響到視覺與聽覺的一切外在事物；夥伴脈絡（partner context），如：病人、與病人互動的人。無論是外在物理環境或照護夥伴，可能是阻力，也可能是助力，抑或毫無影響。

　　對於失智症及後天認知障礙的病人來說，照護夥伴非常重要；只要照護夥伴受到充分的訓練且具備足夠的能力，無論是提供直接或間接的介入，都能夠有良好的類化效果。雖然，照顧不同類型後天認知障礙病人所需的知識和技能可能會有所差異，然而，對於照護夥伴訓練的原則卻具有一定的共通性。照護夥伴若能運用各種不同的機會，即能更有效地幫助後天認知障礙病人（Hoepner, 2010; Togher, 1998, 2000）。如果我們希望照護夥伴能夠在他們與病人的互動過程中，提供適切的協助及支持，我們必須幫助照護夥伴，使其具備改變外在環境、調整內在狀態的技巧或工具；同樣地，若我們還想要讓照護夥伴跳脫原本與病人的互動模式，也必須引導他們發展出後設認知的覺察能力（metacognitive awareness）。

　　在先前第八章中，我曾簡短提及在臨床生涯早期，一位中度腦傷年輕男士的案例（約翰），並分享了當時與職能治療師在一次短暫交談後得到的深刻領悟。那位年輕男士有許多嚴重的行為問題。他的濃痰經常黏在氣切造口周圍卻不自覺；在咳嗽時，會用手摀住自己的嘴巴，分泌物便從氣切造口噴

出來，經常直接噴到別人的臉上。這位男士無法抑制自己，常會說出一些幼稚且不當的色情內容，也會咒罵各式各樣的髒話，大家根本不知道接下來他會做出什麼事情。當然，因為他的大腦損傷仍在恢復的過程中，這其實都是相當常見的狀況。若我們能夠知道該如何藉由調整外在刺激，改變他的環境（ICF－背景因素），便有機會減少前述「較不正向」的行為。此外，若我們能夠知道如何幫助他處理自己的內在狀態（ICF－個人因素，例如：疼痛、疲倦、飢餓等），便有機會幫助他建立正向行為。

那天治療結束後，職能治療師詢問我狀況如何，我說：「非常好！他幾乎沒有任何行為問題了，沒有亂說話，也沒有亂罵人，而且他咳嗽的時候會蓋住自己的氣切造口。」當時，我心中閃過一絲的喜悅與驕傲，瞬間就被職能治療師接下來的回應給粉碎掉。職能治療師說：「那真好，傑瑞！你知道他跟我們其他人在一起的時候，他還是老樣子，沒有改變。他不能只有在你的治療室裡才做得到，在其他地方也要一樣才行。」職能治療師說這些話並不是要我教他該怎麼做，實際上，這是相當嚴厲的提醒。那次的對話對我來說是一記警鐘！若臨床專業人員想要提供有效的介入，需要為病人的外在環境與內在狀態進行調整；優秀的臨床專業人員知道自己在做什麼、為什麼有效，並且能夠讓同事及日常照護夥伴清楚理解。Mark Ylvisaker 認為，若希望認知或行為的改善方案能夠實際類化到日常情境中，只有當所有相關的人（特別是日常照護夥伴）充分瞭解改善方案是什麼（what）、在哪裡（where）、為什麼（why），才能夠真正落實於日常。上述故事指的就是這項重要的原則。當照護夥伴建立足夠的後設認知覺察能力，才能與病人進行有效的互動。本章將會分享改變照護夥伴後設認知覺察能力的技巧，包括：當場示範／角色扮演（role playing with return demonstration）、自我示範錄影（video self-modeling，簡稱 VSM）、他人直接示範（direct other-modeling，簡稱 DOM）、他人示範錄影（video other-modeling，簡稱 VOM）。

近期，已有愈來愈多針對溝通夥伴訓練（communication partner training，簡稱 CPT）的臨床研究證實其成效。其實，無論是失智症、創傷性腦傷，抑或是失語症等不同族群的照顧者，他們作為病人的溝通夥伴，彼此之間皆

存有共通點。若先不談疾病診斷，訓練溝通夥伴最常遇到的挑戰即是如何讓他們願意相信買單，並落實相關技巧。我們需要先認清一件事：這些照護夥伴（無論是配偶、成年子女、朋友、專業服務提供者）長久以來都使用固定的方式與所照顧的後天認知／語言障礙病人互動。若想要讓他們改變原本的互動方式，需要：(1) 瞭解障礙／疾病的歷程；(2) 意識到自己對病人的態度；(3) 改善外在物理環境或心理社會環境；(4) 瞭解並正確評估自己溝通的模式。綜觀不同的溝通夥伴訓練方案，完整的訓練方式需要包含下列元素：

▌ 提供教育訓練

多數的溝通夥伴訓練方案都會提供教育諮詢、分享相關資訊，內容囊括：後天認知／語言障礙的基本介紹、讓病人恢復或進步的訓練方法、溝通時的互動策略等。訓練方式則包括：口頭直接指導、溝通技巧訓練、心理情緒支持、錄影、授課、衛教手冊等。上述的訓練方式可運用於不同障礙類型的溝通夥伴訓練方案，如：失智症（Bourgeois et al., 2004; Orange & Colton-Hudson, 1998; Ripich et al., 1999; Roque et al., 2009）、創傷性腦傷（traumatic brain injury，簡稱 TBI）（Togher et al., 2004; Togher et al., 2013）、失語症（Bevington, 1985; Draper et al., 2007; Hinckley & Packard, 2001; Hinckley, Packard, & Bardach, 1995; Kagan et al., 2001）。

Worrall 等人發展了許多以文字、插畫、照片來製作衛教資訊的技巧，適合提供給失語症病人使用（Brennan, Worrall, & McKenna, 2005; Rose, Worrall, & McKenna, 2003; Worrall, Rose, Howe, McKenna, & Hickson, 2007），其中的許多原則也能運用在失智症的照護夥伴身上。此外，IDEAS 此機構也設計了許多可供失智症家屬索取的衛教手冊（如：*Ideas for a Better Visit*）（Brush et al, 2002）。我們需要瞭解，儘管我們再怎麼能言善道，單純僅靠口語講解衛教資訊，對於照顧者的支持與協助可能依然有其限度，而上述資源可用來彌補口語衛教的不足。

▍改變照護夥伴的態度

為了讓訓練目標能成功地類化，我們必須要瞭解照護夥伴的態度；故而，進行溝通夥伴訓練方案之前，會先確認照護夥伴對於後天認知／語言障礙病人的想法與態度。臨床上，若我們提供訓練與衛教時沒有考量到照護夥伴的態度，便會出現類化效果不佳的問題。我曾經有這樣的經驗：照護夥伴在接受訓練時，已經能正確執行某項特定技巧（如：文字選項），但最後結果卻不盡理想——照顧者回到實際的生活情境中，完全沒有使用此技巧。奇怪的是，照顧者和病人在我說明和示範之後，的確都能在治療室裡恰當地運用那些技巧。當時，我真的是毫無頭緒，不知道原因到底是什麼？後來，我發現問題並非在於技巧的學習上，而常常是來自於照顧者對病人的既有態度。換句話說，即便照護夥伴已經學會技巧，但若不相信自己所照顧的病人其實具有足夠的能力，抑或是打從心底根本不認為他們需要改變自己的互動方式，如此一來，他們在實際的照護情境中根本不會運用那些治療策略。上述相關的問題，已有一些研究特別提出討論（Booth & Swabey, 1999; Bowen et al., 2001; Cunningham & Ward, 2003; Goldfein, 1991; Hoepner, 2010; Hoepner & Turkstra, 2013; Kagan et al., 2001; Orange & Colton-Hudson, 1998; Turner & Whitworth, 2006）。然而，我們需要更深入地思考：對於失智症病人來說，「能力」（competence）的意義到底是什麼？答案或許是——失智症病人仍秉有的人性與生命價值。如果，照護夥伴的心中已經認為自己所照顧的失智症病人沒有任何的價值，這樣的想法也會反映在他們的互動與照護方式上。

▍調整環境

「調整環境」不僅是改變外在物理環境而已，也包括照護夥伴的心理社會狀態（partner-psychosocial environment）。Bourgeois 等人（1992, 1993, 1996, 2001, 2004, 2010）曾針對外在記憶輔助（external memory aid）進行研究，如：記憶圖卡夾（memory wallet）。外在記憶輔助可以協助照護夥伴與病人互動，也降低失智症病人自傳式記憶系統（autobiographical memory）的

負荷。相關的訓練包括：1 小時的在職訓練、運用記憶圖卡夾的訓練、個別化的技能訓練等，且正確率需達到 80% 以上。記憶圖卡夾已運用在照顧服務員、家庭成員與失智症病人的互動訓練上，能改善失智症病人的對話能力，包括：增加輪替交談次數、增加每次輪替的時間長度、提升對話內容的準確度、較能維持話題、離題或模糊描述的情形減少、較少出現不斷重複說同樣事情的狀況。這樣的訓練也改變了照護夥伴的互動型態，如：不完整對話語句的數量減少、正向的回饋增加、非支持性的對話行為減少、較能夠覺察辨認病人的感受等。記憶圖卡夾與 Kagan 的支持性對話模式有類似的效果，能為失智症病人（或其他病因造成的記憶功能損傷病人）提供情境中的視覺支持，提升溝通交流的有效性。Bourgeois 對於外在記憶輔助所提出的原則，也是執行失智症溝通夥伴訓練的關鍵要素（Orange & Colton-Hudson, 1998; Small & Perry, 2012）。這些工具能夠提供照護夥伴運用，讓他們與病人之間的互動更有意義、參與度更高，彼此也更願意持續互動。關於外在物理環境的調整，Brush 在第十章有更詳細的討論。

▌ 建立照護夥伴的後設認知覺察能力

現在有愈來愈多的治療方案，在介入後天認知障礙病人的過程中，也同時訓練照護夥伴的覺察能力（partner awareness）。在 Togher 等人（2013）針對創傷性腦傷（TBI）病人的介入研究中，討論照護夥伴訓練對於治療成效的影響。研究對象為 44 位慢性期重度創傷性腦傷的病人，採用多中心的（multicenter）單盲臨床實驗設計（single blind clinical trial），將病人分為兩組：「TBI 病人單獨訓練組」（以下稱「單獨訓練組」）、「TBI 病人及照護夥伴合併訓練組」（以下稱「合併訓練組」）（Togher, McDonald, Tate, Power, & Rietdjik, 2013）。持續介入 10 週，並在結束後 6 個月進行成效追蹤。兩組都會接受依 Vygotsky 學習理論設計的訓練方案，其內容包含：社會語言學溝通理論、經過驗證的溝通訓練工具。溝通訓練會安排在不同的情境中提供教練式訓練（coaching），包括：結構式的角色扮演、非正式的社交對話、日常活動中的聊天等情境。「合併訓練組」的目標在於協助照護夥伴

減少不利於溝通的行為（Togher, Hand, & Code, 1997; Ylvisaker, Feeney, & Urbanczyk, 1993; Ylvisaker, Sellars, & Edelman, 1998）。接著，再以 Ylvisaker 等人（1998）的闡述與合作策略，為 TBI 病人及其照護夥伴提供教練式的引導訓練。

團體課程中，要求受試者錄下前一週的互動情形，並簡要說明在家執行時的狀況；雖然，研究者並不把此方式稱作「自我示範錄影」，但的確運用了同樣的基本框架與假設。課程中所教授的技巧，包括：延伸對話主題的方法、減少對話輪替比例失衡的策略、開啟新話題的技巧等。研究結果發現：比起「單獨訓練組」，「合併訓練組」的成效較佳；更重要的是，照護夥伴或 TBI 病人所習得的溝通技巧，從照護夥伴的自評量表中可得知：在訓練結束後 6 個月，成效不僅維持，甚至還持續改善。這可能意謂著，運用引導式自我評估的方式，能夠提升後設認知的覺察能力，也促進功能性溝通的類化效果。

Quayhagen 與 Quayhagen 採用合併治療的模式進行了相當多的研究，並且檢視運用於認知功能刺激與照顧者訓練的成效（Corbeil, Quayhagen, & Quayhagen, 1999; Quayhagen & Quayhagen, 2001; Quayhagen et al., 1995）。這些研究都有相當大的樣本數（56 對、30 對、87 對），其介入方式為：訓練照顧者為失智症病人（多數為阿茲海默症型）提供認知刺激活動。照顧者會接受每週 1 小時針對特定技巧的訓練，共 12 週或 8 週。訓練結束後，即由照顧者提供病人每天 1 小時、每週 5～6 天的認知刺激活動。研究結果發現，照顧者訓練的成效為：照顧者與病人互動的滿意度提高、溝通及互動技巧有所提升，以及得到更多正向的互動經驗；另一方面，失智症病人的認知功能也有所提升。此研究的照顧者訓練模式，與其他溝通夥伴訓練方案的共通之處為：運用各種不同的自然溝通情境、實務操作互動來進行訓練。如此一來，照顧者與病人彼此互惠互利，更彰顯了照顧者訓練模式的價值。

Orange 與 Colton-Hudson（1998）以角色扮演的方式來引導照護夥伴進行討論，目標在提升其運用溝通修補策略的能力，並降低對話時語言的複雜度；討論的內容包括：實際個案的影片、與訓練者練習互動的過程。研究結

果發現，不僅整體說話的語句量明顯增加，不恰當的溝通修補策略比例也從 27% 降至 21%。雖然，失智症病人的溝通障礙依然存在，但減少了照護夥伴對病人的負面反應；這代表著，改變照護夥伴的覺察能力也會影響到他們的態度。照護夥伴也表示，覺得自己更有能力面對及處理病人的溝通障礙。其實，「角色扮演」一直是用來作為提升後設認知覺察能力、練習使用策略的方法（Roque et al., 2009; Small & Perry, 2012）。Small 與 Perry（2012）在照護夥伴訓練中，更加重視後設認知與心理社會兩個層面的能力，並延伸出更多的訓練方法，包括：讓照護夥伴看完示範後進行演練、運用雙方互動時的逐字稿引導討論、使用訓練日誌記錄日常互動、回饋執行狀況給訓練者。其所達到的成效為：照護夥伴的覺察能力有所提升，能夠瞭解環境改變與支持性代償策略的必要性，進而降低病人在認知處理過程中所需要耗費的資源，增加溝通成功的機率。

Hoepner、Demcak 與 Lindert（2016）則以這些原則對腦皮質基底核退化（corticobasal degeneration，簡稱 CBD）病人與其配偶進行個案研究。研究中運用引導式觀察（guided observation）的方式介入，包括：他人直接示範（DOM）、他人示範錄影（VOM）、自我示範錄影（VSM）。照護夥伴在接受改良式的失語症支持性對話方案（Supported Conversation for Aphasia，簡稱 SCA）（Kagan, 1998）訓練之後，也需要在實際的練習中，培養肯定病人價值的態度、改變原有無效的溝通互動方式，增進「認同」（acknowledging）與「展現」（revealing）兩個層面的能力（隨後會詳細討論）。一開始的計畫是運用「自我示範錄影」的訓練模式，錄下照護夥伴在角色扮演和互動時的表現，但因為照護夥伴不願意接受角色扮演及自我示範的方式，後來更改為直接觀察（direct observation）臨床專業人員與病人的互動以及「他人示範錄影」的方式，在引導下回顧並討論。

「他人直接示範」與「他人示範錄影」的引導式回顧主要聚焦在：照護夥伴是否具備區辨正向策略的能力（「認同」與「展現」兩個層面），以及找出可改善之處。經過上述的訓練後，照護夥伴在與病人互動時便能夠分辨有效的溝通互動方式，給予病人支持。在此時，原本拒絕「自我示範錄影」

的照護夥伴開始願意嘗試回顧自己的影片，並討論自己與病人的互動情形。

　　整個訓練為期 6 週，研究者使用 Kagan 量表（2004）進行成效評估，在訓練開始之前、訓練之後、訓練之後的第 8 週等三個時間點，評估照護夥伴與 CBD 病人之間的互動狀況，以瞭解照護夥伴「認同」與「展現」兩個層面的能力，評估工具列舉如下：*Measure of Skill in Supported Conversation*（簡稱 MSC）、*Measure of Participation in Conversation*（簡稱 MPC）。MSC 主要是評估照護夥伴「認同」與「展現」兩個層面的能力，分數等級由 0 到 4。「認同」層面的能力，指的是照護夥伴能夠認同所面對的病人仍具備溝通能力，值得投入時間與其溝通互動，並願意提供支持，協助他們進行溝通；「展現」層面的能力，指的是能夠實際提供支持行為、促進成功的溝通互動。另外，MPC 則是用以評估溝通障礙病人的「互動」（interaction）與「交流」（transaction）能力：「互動」層面主要是評估溝通的參與程度；「交流」層面則是評估溝通的有效程度。無論是 MSC 或 MPC，都是由臨床專業人員藉由逐段回顧互動過程的錄影來進行評分。

　　照護夥伴的 MSC 得分（滿分為 4.0），訓練前平均為 0.84，訓練後提升至 1.81。分測驗的分數也都有所改善，如：確保病人能夠理解溝通的內容、確保病人能夠運用溝通策略來表達、確認照護夥伴能夠理解病人所表達的內容。除此之外，MPC 的得分也都顯著進步，MPC 滿分為 4.0，互動由 1.0 進步至 2.25；8 週後的追蹤，照護夥伴依然繼續維持其表現。有趣的是，照護夥伴並不認為自己的溝通方式有任何改變，但卻開始自發性地訓練其他家庭成員、居家照服員，分享關於支持性對話的技巧。雖然，此研究的照護夥伴對於自己溝通技巧的改變，並未表現出明顯的自我覺察，故我們尚無法直接證明這些訓練技巧（如：他人直接示範、他人示範錄影、自我示範錄影）的有效性；但是，這位照護夥伴所學習到的技巧不僅出現了類化效果，甚至還開始自發性地訓練其他人。上述的證據均顯示出此介入模式的核心價值。從這位照護夥伴起初的抗拒到後來的轉變，讓我們進一步思考：想要改善後設認知能力，可能不一定需要採用明確外顯的訓練方式。無論如何，從這位照顧者的改變及表現（註：他所照顧的配偶是重度失用症、失語

症、處理功能損傷的病人），讓我們更清楚知道「後設認知訓練」是照護夥伴訓練中相當重要的一環。

Lock 等人（2001）設計了支持失語症照護夥伴關係與溝通的方案（Supporting Partners of People with Aphasia in Relationships and Conversation，簡稱 SPPARC），目標在改善失語症照護夥伴的後設認知覺察能力。此方案包含了三個階段的訓練，其中最重要的元素即是運用影片回顧的方式，讓照護夥伴觀看自己與其他人的影片，以提升照護夥伴對於對話行為的覺察能力（Lock et al., 2001; Wilkinson et al., 2010）。值得注意的是，Lock 等人也使用了其他的訓練方式，如：觀看其他人照護時的互動影片、角色扮演、講義、書面作業、教學影片等。由於此方案同時運用了多種訓練方式，故難以區分特定訓練方式的有效程度，不過仍足以證明：合併使用多種訓練方法可改善照護夥伴的後設認知覺察能力。

核心能力：「認同」與「展現」層面

Kagan 的失語症支持性對話方案（SCA）長期以來累積了許多實證證據，證實其對於日常溝通夥伴、工作人員、志工的訓練成效。SCA 方案是基於「認同」與「展現」兩種不同層面能力的假設，針對失語症病人與溝通夥伴之間的互動所設計，並運用實作與角色扮演的方式來訓練照護夥伴，將多模式的溝通支持技巧納入互動中，如：文字選項、畫畫、圖示、手勢等。Togher 等人（2013）與 Hoepner 等人（2016）的研究，都是以 Kagan 的方案為基礎所發展的後續研究。Kagan 的方案也運用在訓練配偶、志工、醫療人員上（Kagan et al., 2001）。改變照護夥伴的自我覺察能力，雖然並未於 SCA 的訓練方案中明確列出，但讓照護夥伴有能力意識到自己在對話時的態度和行為，也是 SCA 的目標之一。「認同」層面能力的訓練，主要著重在照護夥伴對於失語症病人的態度，如果照護夥伴能夠瞭解病人仍然有足夠的能力分享自己的寶貴經驗，如此一來，照護夥伴在與病人互動時，便更願意給予較長的等待時間，並且意識到對話這件事是彼此共同合作的成果。「展現」

層面能力的訓練，則是希望讓照護夥伴瞭解到他們需要改變自己互動、回應的模式；當照護夥伴發現，如果沒有使用支持性的對話技巧，失語症病人的回應將會明顯減少，此時，照護夥伴便更願意運用不同的模式與病人溝通（如：文字選項、畫畫、圖示、手勢等）以促進病人的回應。SCA 不僅能作為促使溝通互動成功的工具，同時也體現了支持性溝通的必要性。

以下嘗試把不同方案中，與溝通夥伴訓練相關的重要元素整合起來，並將重點綱要羅列如下：

1. **衛教疾病的症狀與進程**

   藉由直接教導、衛教影片、書面資料等，提供關於疾病本質、復原、進程、互動策略的資訊。

2. **提升照護夥伴對於自身態度與支持性溝通技巧的覺察能力**

   藉由引導的方式，回顧照顧者與病人之間的互動，回顧方式可以是：自我示範錄影、記錄互動過程說話的內容（轉錄成文字）、他人示範錄影、角色扮演、當場演練等（Lock et al., 2001; Orange & Colton-Hudson, 1998; Roque et al., 2009; Small & Perry, 2012; Wilkinson et al., 2010）。

3. **調整環境**

   調整環境的技巧，包括了減少外在物理環境的複雜程度、運用外在記憶輔助，以及改變心理社會（照護夥伴）環境（Bourgeois, 1990, 1992; Orange & Colton-Hudson, 1998）。

4. **提供多元、具生態效度的環境，幫助照護夥伴學習及類化**

   包括各式的訓練方式，舉凡直接訓練、實際操作、資訊分享、引導式回顧與反思等（Lock et al., 2001; Orange & Colton-Hudson, 1998; Roque et al., 2009; Small & Perry, 2012; Wilkinson et al., 2010）。引導式的師徒制模式（如：FOCUSED）在訓練失智照護夥伴時，強調在情境中解決問題以及共同合作的重要性（Ripich, Wykle, & Niles, 1995），Ripich 等人將這個過程稱為「移除溝通阻礙」。

5. **運用支持性對話技巧**

確保提供病人能夠有效回應的方式、確認彼此能夠有效理解對方表達的內容、給予足夠的等待時間、能運用語言或非語言的方式來肯定病人的內在能力、釋放主導權以維持互動平衡、避免不斷地問問題、避免執著於要求特定的答案或回應（Kagan, 1998; Kagan et al., 2001; Kagan et al., 2004）。

自我示範錄影、他人示範錄影、引導性直接觀察

由於提升照護夥伴的後設認知覺察能力，對於溝通夥伴訓練來說相當地重要，我們需要再進一步討論「自我示範」或「他人示範」等方法。目前，已有不同領域的專業人員將自我示範錄影運用在不同的族群中，並累積相當多的實證證據（Baker, Lang, & O'Reilly, 2009; Buggey, 2007; Buggey & Ogle, 2012; Cream et al., 2010; Lang et al., 2009; Ortiz et al., 2011; Prater et al., 2012）。自我示範錄影的研究對象及範圍涵蓋：英語學習、青少年或成人口吃、自閉症類群障礙症兒童、特殊學生、教育領域等。過去，大家對於自我示範錄影的概念，幾乎只侷限於觀看正向行為、成功例子的影片。因此，臨床專業人員需要錄下一段互動的狀況，回顧互動過程，挑選正向／成功行為的片段，剪輯這些片段，然後將錄影片段帶到治療課節中作為引導性回顧（guided review）的教材。拜現今科技進步所賜，現在錄製、剪輯、回顧（回放）等影片編輯功能都已經相當容易上手。

藉由回顧影片辨認何謂正向／成功行為的方法，背後所立基的是「零錯誤學習」（errorless learning）及「正向回饋」（positive feedback）的原則。然而，如果只注意到正向／成功的例子，便侷限了自我示範錄影的價值。其實，藉著回顧互動的過程，在引導下進行反思，除了知道什麼是成功的行為之外，同時也能夠知道困難和挑戰在哪裡。當我們有辦法同時區辨何者是成功的行為、何者是挑戰與困難的時候，不僅是做到了「正向回饋」，還提升

了「後設認知的覺察能力」。Hoepner 與 Turkstra（2013）改良了自我示範錄影，列出許多在影片回顧時值得參考的檢核項目。Togher 等人（2013）的共同訓練模式，則運用了區辨「成功行為」與「挑戰行為」的概念。Hoepner 等人（2016）的改良式自我示範錄影訓練，更進一步以具有階層性的框架來引導學員反省與回饋。改良式自我示範錄影的重點概要，請見表 9-1。請注意其中的第三點，與自我示範錄影原先的假設有所不同：當教練（治療師）想要讓學員以零錯誤的方式評估目標行為時（如：發出某個特定語音、正確完成任務與否等），學員當下的評估結果並不需要與教練（治療師）達成一致。其目的在幫助學員建立後設認知，引導他們發展自我評估的能力。

表 9-1　　改良式自我示範錄影的重點概要

有效的自我示範錄影包括四個重要的元素：
1. 必須錄下互動及活動過程。
2. 觀察者必須要有能力注意並觀察錄影的內容。
3. 教練（臨床專業人員或照護夥伴）必須要能夠引導學員，對特定的行為目標進行自我評估（也就是讓學員自己對目標行為做出評價）。
4. 必須要有充分的理由與目的來錄製此示範影片。

改良式自我示範錄影的訓練中，會運用錄製下來的片段提升互動者雙方（後天認知障礙病人、照護夥伴）的覺察能力。當然，病人和照護夥伴可以一起進行回顧；但是，在區辨何為「成功行為」或「挑戰行為」時，仍建議分開來執行；病人或照護夥伴都應該有機會評價自己的互動狀況。無論出現成功或挑戰行為，教練（治療師）都必須避免評論任何一方的互動狀況。再者，教練（治療師）應給予鷹架式的協助，並引導學員發展自我評估的能力。一旦學員有能力自我評估後，教練（治療師）便可開始協助重整和重述。此方法大量地運用了動機式晤談（motivational interviewing）的原則（Miller & Rollnick, 2013；更早之前還有一些相關著作）。若欲培養學員自我評估的能力並符合所設定的治療目標，可參考表 9-2 的框架與階層；此框

架包括不同的階層，而不同的階層會有不同的限制程度。一般來說，為了不讓學員受到問題的引導或提示等影響，而產生誤導及偏見，會先由限制最少的階層開始；同時，這也是撰寫病歷紀錄時的重要關鍵：當引導的方式較為「開放、廣泛」時，學員的自我評估表現較佳；雖說較為「特定、限制」的引導方式也是必要的，但限制的程度愈高，就愈限縮了後設認知能力的進展。

表 9-2　自我示範錄影的階層

1. 從最廣泛、限制最少的階層開始，例如：「對於剛剛的互動，你有什麼想法？」

2. 如果較為開放、廣泛的引導方式，無法誘發出切合的回應，可以考慮使用相對特定、限制的方式來引導。

   (1) 限制時間：將所回顧影片的時間軸縮短（例如：「我們來看看這個比較短的影片片段，討論一下你的互動目標。」）

   (2) 限制主題：限縮問題範圍，直接提及原本設定的目標（例如：「大家都知道我們的目標是：在對話時，避免打斷對方。在這段影片中，你們覺得自己做得怎麼樣？」）

   (3) 限制時間與主題：同時限定時間與主題（例如：「在這一段影片中，你們有沒有發覺互動被打斷了？」）

3. 注意事項：

   (1) 在學員尚未認同預設的行為或目標之前，避免直接提問（不建議的範例：「在這段影片中，你好像有時候會離題，對於維持主題這件事，你有什麼看法？」）。雖然，這樣的做法對於已經瞭解問題的人來說可能會有效果，但是一般來說，對於那些尚無法認同目標的人，反倒會引起他們的反彈。

   (2) 在討論成功行為、挑戰行為時，引導的過程需要交替平衡。回顧錄影片段時，盡可能交替平衡地討論何謂成功行為？何謂挑戰行為？可以在針對某一段影片討論何謂成功行為之後，再讓大家指出哪裡可能出現挑戰行為（順序可依需求調整）。

在臨床實務中，自我示範錄影的技巧能夠帶來許多好處，但也可能面臨許多困難與挑戰。上述方案整合了過去的實證研究、作者本身的研究，以及

臨床實務的相關經驗；雖然照護夥伴訓練的實證研究尚在發展中，但基於先前的證據與臨床經驗發現，照護夥伴訓練確實能夠讓照護夥伴的後設認知能力產生顯著的改變。自我示範錄影的技巧不僅有效也有彈性，然而推行時仍會遭遇種種的挑戰；因此，我們必須知道在執行時有哪些重點需要納入考量（請見表 9-3）。

表 9-3　自我示範錄影時的考量

1. 一開始進行自我示範錄影時，選擇容易達成的任務（例如：對於失語症病人，可從非語言的任務開始；對於記憶損傷的病人，可選擇對記憶要求較低的任務開始；對於照護夥伴，可從需要較少協助的活動開始）。

2. 無論是肢體動作、溝通互動等任何型態的活動都可納入，例如：對於吶吃病人可以著重發音的正確性、給予失語症病人多種模式的溝通方式、提供吞嚥障礙病人代償性策略、觀察創傷性腦傷病人的社交行為、提供照護夥伴肢體移位時的技巧、教導照顧服務員餵食的技巧，此外，準備餐點、洗衣服、調整外在物理環境等，也都可納入任務。

3. 當學員在自我評估時，其態度是正向的，運用自我示範錄影才能發揮最佳的效果。所以需要注意：學員在區辨「成功行為」及「挑戰行為」時，是否能夠不過度偏頗？是否能夠達到平衡？如果學員在自我評估時過度嚴格，我們需要協助他們轉移對自己過度嚴苛的狀況，或將自我示範錄影更換為「他人直接示範」或「他人示範錄影」來達到預期的目標。

4. 由於自我示範錄影的最終目標是「提升學員的自我評估能力」，所以在評價病人或照護夥伴的表現時，我們需要調整自己說話的方式，避免直接給予評論，而是引導照護夥伴或病人學習進行自我評估。

5. 撰寫紀錄時可考慮將以下面向納入：病人或照護夥伴的後設認知覺察能力、進行自我評估時所需要協助的程度。為了瞭解病人或照護夥伴自我覺察能力的程度，我們可以具體地描述在何種條件下，能夠讓病人或照護夥伴成功達到目標，例如：「在開放式問句的提示下，病人能夠說明自己的表現狀況。」「在開放式問句的提示下，並控制影片的時間長度，病人能夠說明自己的表現狀況。」「在直接問句的提示下，並控制影片的時間長度，病人能夠說明自己的表現狀況。」請注意，在訓練後設認知覺察能力時，病人或照護夥伴可能會開始出現自我修正、避免錯誤發生的行為，這也可納入成效評估的項目中。

6. 比起正確的評估結果，引導學員發展自我評估的能力更為重要，這也是自我示範錄影的目標。雖然，教練與學員之間對於評估的結果，雙方看法並不見得一致，但只要在回顧錄影表現時，能夠持續地培養學員發展自我評估的能力，其評估結果會隨著時間愈來愈準確。所以，引導學員進行自我評估，是相當重要的基礎。

7. 為自我示範錄影制定運用的規範時，我們需要考量到保密原則，病人和照護夥伴都需要簽署知情同意書，內容諸如：同意被錄製、教育訓練使用與否、符合健康保險隱私及責任法案（HIPPA）的規範要求、影像是否載入病歷、如何儲存或刪除影片檔案、如何處理家庭成員自己錄製的影片、如何處理在背景出現的其他病人等。

8. 我們需要瞭解新的科技。除了充分理解如何引導學員自我評估之外，自我示範錄影還需要許多科技的輔助。隨著科技不斷進步，錄影可以採用更加多元的方式，諸如智慧型手機、iPad、平板電腦、視訊攝影機、數位相機等。我們需要持續學習運用這些新科技，讓我們的治療更有彈性。

為照護夥伴提供教練式訓練

　　稱職的臨床專業人員會重視「成功」與「挑戰」之間的平衡。Schuell（1965）提出了「80% 成功」的概念——若挑戰的難度太低，會讓人過度高估自己；而挑戰的難度過高，則會令人感到沮喪。雖然將目標設定為80% 看似武斷，但這是基於臨床專業和病人長久以來的回饋所得出的比例數值，許多臨床專業人員依然沿用至今。能力－壓力模式（competence-press model）也採用了同樣的概念：需要有適切的挑戰，才能夠激發動機、提升參與度（Lawton & Nahemow, 1973；請見圖 9-1）。「金髮女孩原則」（Goldilocks and three bears）也假設：最佳（剛剛好）的挑戰與支持，才得以激發最高的參與程度和最好的成效。過多的支持會限制參與程度，像是照護夥伴經常會直接替病人完成任務，造成病人完全沒有參與的機會，例如：照顧服務員一直以來都直接幫病人穿好衣服，而沒有意識到病人其實在適當的協助下就能自己做到。同樣地，若支持不足可能會導致挫折與失敗，例

如：當病人在自我照顧時，家庭成員僅是袖手旁觀，完全不幫忙準備。無論是上述哪一種狀況，都會讓參與度下降、成效不佳。臨床專業人員大多能敏銳地覺察（外顯或內隱）環境因子，接著調整給予病人支持的程度；換句話說，在調整外在環境的支持和負荷之前，我們必須先確認哪些因素能夠提供協助？哪些則會形成阻礙？同理，教練式訓練需要提升照護夥伴的覺察能力，以分辨哪些是助力或阻力。

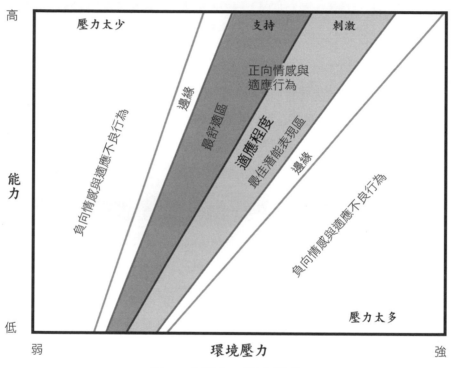

圖 9-1｜能力－壓力模式

資料來源：Lawton 與 Nahemow（1973）

　　教練式訓練是利用各種方法創造內隱式的學習機會，而非透過教條式、陳述性、外顯的方法傳達知識。雖然，照護夥伴仍可以從外顯的知識學習模式中獲取新知；然而，藉由引導的方式，讓照護夥伴回顧自己的行為表現、觀察他人的行為、進行角色扮演等，能夠進一步協助他們區辨阻力或助力。進行教練式訓練時，可讓學員回顧自己的表現（直接學習）或觀察他人的表

現（間接學習）；在這兩種不同的訓練模式下，學員的表現可能會有所不同（Togher et al., 2013）。無論是直接或間接學習，更重要的是，教練式訓練的重點並非告知（inform），而是引發（evoke）。「引發」的技巧可分為兩類：(1) 直接的引發技巧，例如可以在回顧完影片或活動結束後，教練就立刻向學員提問：「你有沒有注意到你剛剛做了哪些事？」(2) 間接的引發技巧，則可以讓學員回顧其他人的影片，或在觀察其他人之後，由教練向學員提問：「你有沒有注意到他們剛剛做的事？」而「引發」與「告知」之間有所不同：「引發」主要是內隱式的學習；「告知」則是企圖以外顯的方式來傳遞知識。採用「告知」模式的教練可能會說：「你剛剛打斷你的對話夥伴了！」（直接告知）或「他剛剛打斷他的對話夥伴了！」（間接告知）溝通互動的相關研究發現：「告知」容易引起對方的抗拒，將不利於改變，如：面質（confrontation）、處方式的諮商技巧；而「引發」則較容易促進對方改變，如：動機式晤談（Miller & Rollnick, 2013）。具有「改變動機」的談話（change talk），也有利於改變。面質時，僅有 50% 的機率會出現具有「改變動機」的談話；動機式晤談時，其機率可提升至 75%（Miller & Rollnick, 2013）。只有「引發」改變，才能讓照護夥伴以更好的方式來幫助後天認知障礙的病人。

　　綜上所述，想要引發改變，可藉由以下不同的互動方式：

1. 直接的引發技巧（direct evoking approach）
   (1) 當下模式：使用停格的技巧並提問：「你剛剛做了哪些事情？」
   (2) 回溯模式：在互動結束後提問：「在活動／互動中，發生了什麼事？」
   (3) 自我示範錄影：直接回顧自己的影片，提問：「在這段影片中，你做了哪些事情？」

2. 間接的引發技巧（vicarious evoking approach）
   (1) 當下模式：使用停格的技巧並提問：「他們剛剛做了哪些事情？」
   (2) 回溯模式：在互動結束後提問：「在活動／互動中，發生了什麼事？」
   (3) 他人示範錄影：直接回顧他人的影片，提問：「在這段影片中，他們做了哪些事情？」

教練應該要避免那些概括、回溯性的問題，像是「在你的經驗中，你通常會怎麼做？」這種提問方式便不太合適，可能無法如實呈現照護夥伴真正的狀況。回溯性的評價（retrospective judgement），容易傾向負面（Fiske, 1980），並可能帶有偏見（Halford, Keefer, & Osgarby, 2002; Matt, Vazquesz, & Campbell, 1992）。如果能在評估時直接連結實際情境，便可以減少偏見（Hoepner & Turkstra, 2013）。是故，愈直接的引發方式，愈能夠引導照護夥伴回歸到真實情境，並針對目標行為進行評估。

當照護夥伴完成自我評估後，教練必須確認照護夥伴的實際行為與自評結果是否一致。若是一致，教練可以回應：「我看到的跟你看到的一樣。」若不一致，教練則可以引導照護夥伴進一步思考，如：「你可以再多說一點嗎？」或「為什麼你會這麼想？」無論是上述哪一種狀況，都是由照護夥伴自己（而不是教練）來進行評估，且均可作為驗證照護夥伴自我評估能力的方法。

教練式訓練的對象是誰？誰可以作為夥伴？

我們可以想想看：教練式訓練的對象是誰？哪些人可以作為夥伴？其實，訓練的對象就是在病人身邊的任何人：在生活中負責照顧的人、會和病人互動的人，皆是病人的夥伴。表 9-4 為後天認知障礙病人在生活中的常見夥伴。

表 9-4　後天認知障礙病人在生活中的常見夥伴

照顧者		
配偶	兒女（成人或孩童）	物理治療師
照顧服務員	醫師	語言治療師
朋友	宗教關懷師	休閒治療人員
父母	兄弟姊妹	活動工作人員
護理師	其他親戚	
鄰居	職能治療師	

夥伴的有效照護行為（我們的目標是什麼？）

許多關於後天認知障礙的研究檢視了照護夥伴的支持行為。Turner 與 Whitworth（2006）指出，稱職的夥伴所具備的有效照護行為包括：擁有想改變的動機、相信溝通有改變的可能、認同病人具備改變的潛能、將對話視為一種合作的行動、重視社交溝通的價值、願意使用溝通策略。他們還注意到照護夥伴與病人之間的溝通互動風格，以及生病之前彼此的關係，都會影響到溝通的有效性。Hoepner（2010）也發現照護夥伴與中至重度創傷性腦傷病人之間，如果要進行有效的溝通，需要積極地傾聽、適時回應、給予回饋，讓對方知道你仍然在與他（她）互動，以維持話題。照護夥伴若能適時使用溝通修補策略，即便頻率不高，仍是有效溝通的因素之一。那些未能妥善運用溝通修補策略的照護夥伴，經常無法處理溝通中斷或言語固持，不僅影響到彼此之間的相處，也限制了雙方互動的可能性，更降低了溝通的成功機率。雖然，某些研究發現若照護夥伴本身在受訓之前就已具備某些溝通技能，他們從一開始就有能力與病人建立有效的溝通關係（Booth & Swabey, 1999; Cunningham & Ward, 2003; Simmons-Mackie & Kagan, 1999）；但大多數的照護夥伴仍然需要接受訓練，並調整其溝通的技巧。對於認知溝通障礙的病人來說，所有的照護夥伴都是溝通互動成功的關鍵；因此，所有的夥伴，無論是誰，都值得一起參與相關的訓練。

曾有研究調查臨床專業人員心目中理想的「有效照護夥伴」，結果發現：許多臨床專業人員的期待從一開始就不切實際，經常會要求照護夥伴執行那些生活中根本無法做到的事（如：降低語速）（Gravel & LaPointe, 1980; Simmons-Mackie, Kearns, & Poetchin, 2005; Yorkston, Beukelman, & Flowers, 1980）。若想要務實地為照護夥伴設定合理的目標，就需要引導他們自己找出需要改進與提升的地方。「教練式的訓練」是以實證為基礎的方法，能夠提升日常照護夥伴的後設認知能力與支持行為。此外，我們還需要對外在物理環境進行調整，Brush 在本書的第十章會有更多的討論。再一次提醒：照

護夥伴有責任瞭解外在環境、內在狀態等諸多不同因素可能造成的影響。藉著調整外在環境，並建立照護夥伴的支持系統，便能幫助後天認知障礙病人與其照顧者邁向成功之路。

專家推薦

　　失智照護，對於照顧者及專業人員而言，常常充滿了各項變數、狀況與挑戰。本書以全人觀點，從各面向切入的介紹、分析與建議，提供臨床專業人員在不同階段的照護方案上能有所思考與依循，不同領域的專業人員彼此支持，相互合作，讓個案得以在自主與協助間取得平衡，改善並維持良好的生活品質。

邱聖凱／門諾醫院復健科課長、職能治療師

讓環境成為治療利器

Jennifer A. Brush, M.A., CCC-SLP、Margaret P. Calkins, Ph.D.

引言

　　長期照護機構中，語言治療師所服務的族群，有相當大的比例是阿茲海默症（AD）與其他類型的認知障礙病人；語言治療師會針對這群病人的溝通障礙或吞嚥障礙提供評估，並給予直接與間接的治療服務。本章主要討論，當我們為失智症病人設定治療目標時，如何運用外在物理環境（physical environment）來支持病人達到目標。

　　「失智症」是一系列症狀的統稱，包括：執行功能損傷、注意力問題、語言功能損傷、行為改變等。失智症病人的溝通和吞嚥問題，可能會影響到社交活動的參與程度，進而導致社交退縮。若溝通和吞嚥出現困難，在照護機構中，無論是病人抑或是照顧者都會不堪負荷；若病人出現依賴或失能的情形，也會為照顧者帶來壓力與負擔。照顧者與失智症病人常有溝通上的困難，經常會覺得「直接幫忙做」比「適時協助」來得簡單，於是將失智症病人日常生活中的所有事情全部都接手過來，因而可能導致病人出現過度失能（excess disability）。

　　另外，當失智症病人無法理解照護相關人員的意圖時，他們可能就會出現不適當或具有攻擊性的行為。這些狀況經常被貼上「挑戰行為」或「問題行為」的標籤。處理失智症的問題行為時，經常需要大量地耗費各種資源，因此我們更需要尋求有效的介入方法來預防並減少病人出現問題行為（Camp, Cohen-Mansfield, & Capezuti, 2002）。許多不同專業領域（包括：建築、醫學、職能治療、語言病理學等）都證實，透過妥善規劃的外在物理

環境、社交環境，並提供足夠的支持，能促進失智症病人更積極地參與有意義、熟悉的習慣常規（routine）活動，不僅能夠減少問題行為，也提升了整體生活品質。

環境的價值

開始討論前，我們需要先釐清一些定義。根據韋氏大字典（*Merriam-Webster Dictionary*），「環境」（environment）的定義是：所處周遭的境況（circumstance）、物體（object）、狀況（condition）。「環境」包括了：外在、社交、組織等元素；這些元素之間彼此交互影響，我們身處其中而經驗之。「提示」（cue）指的是，提供或發出某種訊號，促使人去執行某些行為。若我們能夠藉由環境，提供失智症病人視覺、觸覺、聽覺等不同類型的提示，讓他們對即將要發生的事有所預期，自然能夠引發病人適切的行為。最有效的提示，即是採用多重感官的模式（multi-sensory approach），提供資訊、減少混淆（Brush et al., 2012）。研究指出，設計良好的環境可以為能力衰退的年長者提供支持與代償（Lawton, 1973）。反之，設計不良的環境則會產生負面的效果，例如：失智症病人可能會因此出現極端的反應、攻擊行為等（Brawley, 1997）。然而，目前相當多照護環境的設計阻礙了失智症病人的獨立性；可能是缺乏有效的環境支持，或者環境中充滿了刺激（如：不相關的符號標示、鬧鐘或設備產生的過量噪音、醫院或化學物的刺鼻味道），都可能讓失智症的病人無法過濾、消化這些多餘的刺激（Brush et al., 2012）。

Lawton 與 Nahemow（1973）所提出的**能力－壓力模式**（competence–press model）廣為人知，用於檢視「環境」在功能性活動所扮演的角色。此模式提及，人具備生理、認知、情緒等不同面向的能力（competency），當所處的環境對其有所要求時，壓力（press）就會影響到人的行為。當人的自身能力與環境壓力之間相互配搭得宜，即可展現良好的適應行為。然而，如果環境壓力過大，會令人無法招架（如：太多噪音、環境擁擠、不熟悉的空

間、缺乏有意義的提示）；當環境壓力超過能力所及時，適應狀況即會變差，無法應對處理。反之，當環境的壓力明顯低於自身能力，病人可能會感覺無聊、適應狀況也會變差，例如：我們在機構可能常看到，失智症病人感到無聊時，便會遊走到其他人的房間，或不斷發出聲音。

儘管環境因素對於日常生活功能表現來說很重要，但在臨床場域中，我們卻經常只是侷限地在診間或治療室中評估病人的溝通能力，無法反映病人與生活環境實際互動的情形。在長期照護相關機構裡，臨床專業人員可能會把住民帶到治療室評估言語、語言、認知或吞嚥功能。然而，在安靜的治療室裡，住民所表現出來的溝通能力或處理訊息的能力，可能與他在實際居住環境的表現有所差異。實際居住環境中，可能會存在很多容易令人分心的事情：背景噪音、燈光變化、過度的視覺刺激等。直接在生活的場域來進行評估是非常重要的，如：臥室、餐廳、社交活動空間等，當然，臨床情境也不能排除在外。在長期照護機構中，我們可以使用 *Environment and Communication Assessment Toolkit for Dementia Care*（簡稱 ECAT）來評估失智症病人（Brush et al., 2012）。ECAT 是由一群語言治療師及專精於失智環境設計的建築學家所設計，參與其中開發與測試的語言治療師、職能治療師、物理治療師、護理師皆認為 ECAT 是一套能有效辨認溝通環境中阻礙／助力的評估工具，也能藉此工具進一步發展出相對應的治療介入方法，提供病人具支持性且有效的溝通環境（Brush et al., 2012）。ECAT 是第一個評估環境對於溝通功能影響的工具，除了能夠幫助臨床專業人員瞭解溝通功能會如何受到環境的影響之外，也能在設計改善病人溝通功能的介入方案時，提供具體的建議。當我們將環境對溝通表現可能造成的影響納入考量時，即促使我們從新的面向來思考失智症溝通障礙的評估與治療。

語言治療師在處理環境阻礙的議題上具有獨特的角色。既然，語言治療的目標是改善病人的溝通能力，當然也必須要從「環境」來支持病人的溝通需求、代償其不足的溝通能力；語言病理學的專業要求語言治療師應藉由降低病人身體功能的損傷，減少環境因素所造成的溝通阻礙，改善病人的生活品質（American Speech-Language Hearing Association, 2007）。稱職的語言治

療師不單單只專精於介入溝通障礙與吞嚥障礙，還必須將環境因素納入考量。語言治療師需要能夠有效地和不同領域的專業人員合作，提供家庭諮詢、瞭解相關法律規範、準確一致地登載病歷紀錄、瞭解藥物可能造成的作用、能夠從容自在地與年長者相處，當然也需要熟稔環境因素對於溝通可能造成的影響。最重要的是，和年長者共同合作，幫助他們能夠過著自己期待的生活。當語言治療師把環境視為治療的工具，便能夠從溝通及日常生活活動（ADLs）的層面，更進一步提供失智症病人需要的支持。

因此，傳達任何訊息時，不應只仰賴口語提示，還需要運用環境提示，如：提升顏色對比與燈光亮度，以改善住民的溝通功能與獨立性。藉由調整環境，可幫助溝通功能受損的病人降低負荷，使其留存的能力（如：程序記憶）發揮得更好，幫助病人完成活動任務（Brush et al., 2012）。

支持性環境的元素

✅ 視覺組織能力

失智症病人接收周遭資訊（如：聲音、文字、物品等）的處理能力出現問題，可能與視覺認知損傷有關；視覺認知損傷會影響視覺理解處理歷程（Cronin-Golomb, 1995）。當病人處於輕度認知障礙的階段時，視覺能力可能就已經發生變化了，視覺能力的改變也被視為阿茲海默症的前兆（Frarias et al., 2006）。環境雜亂可能會造成過度的視覺刺激，導致病人在尋找目標物品時出現困難（例如：要在雜亂的牆面上找到洗手間的標誌）、無法專注在活動上（例如：在人來人往的餐廳內專心吃飯）、無法記得任務的順序（例如：在雜亂的洗臉盆檯面尋找牙刷和牙膏）。我們需要確保常用的物品一眼望去就看得到，傢俱的擺設適合交流互動，利用明顯的視覺提示來協助病人完成日常生活的活動（Brush et al., 2012）。

失智症病人對於新的、不熟悉的環境，常有適應上的困難，所以擺放熟悉的個人用品，可以幫助代償他們受損的陳述性記憶能力，讓病人回想起相

關的人、地點、物品。若物品愈重要或相關的記憶愈深刻，對於失智症病人的幫助和安撫效果就愈大（Namazi, Rosner, & Rechlin, 1991）。

▎關於視覺組織的重點

在所有的生活區域，務必確認活動中所需要使用到的物品、工具等都有清楚的標示，並且在容易看得到的地方擺放整齊。舉例來說，餐廳裡的餐巾和餐墊應擺放在病人能夠取得的地方，讓病人在開始用餐之前可以先布置桌面。衣櫃裡衣物的擺放方式也要讓病人可以輕鬆地選擇合適的衣服。個人盥洗用品（如：肥皂、毛巾、牙刷）應該要放在容易取得的地方，讓病人可以獨立取用。除此之外，這些盥洗用品同時可作為環境提示，協助病人獨立完成日常生活活動。

❀ 光線

調整光線是改變環境的方法之一，亦可用來輔助其他類型的提示。許多研究藉由調整長期照護機構環境中的光線和對比，來降低對病人所造成的阻礙程度，進而改善其溝通互動與生活功能表現。對於年長者或失智症病人來說，由於他們的眼睛及視覺處理系統可能會受到老化或疾病的影響，故需將環境中光線的設計納入考量，相關問題諸如：對眩光敏感、視力減退、顏色區辨能力減損、對比敏感度降低等狀況，可能都會對病人的視覺能力造成嚴重影響（Brawley, 1997; Kergoat et al., 2001; van Hoof et al., 2010）。光線不足可能會讓病人看不清楚交談對象，對於有些需要仰賴觀察口型的病人，會影響到他們理解手勢、面部表情、口語訊息的程度。研究顯示，當光線充足，失智症病人較少出現躁動的狀況（LaGrace, 2004; Sloane et al., 1998）。

談到光線，大家最常提到的是「照明度」（lighting level），但光線的其他向度，也會影響到病人是否能夠看得清楚，例如：眩光（glare）、光均勻度（evenness）、光色（color）等。沒有遮蔽的燈泡或從窗戶直射進來的太陽光，都是屬於直接眩光（direct glare）的來源。間接眩光（indirect glare）則是藉由表面反射的強光，如：從光亮的地板反射的光線。窗戶或其旁邊的

區域經常存在上述兩種型態的眩光。降低眩光，能夠讓失智症病人所處的環境更安全、更舒適。為了降低眩光，可採用可調光的間接照明設備，也可以使用窗紗、遮光簾來過濾直接光源，或將自然光源融入環境，這些都是建立支持性環境的關鍵（Noell-Waggoner, 2002）。

▍關於光線的重點

照明度應使用測光表（light meter）量測，以得到準確的資訊。如果測量的結果未達到最低標準，我們就需要在介入過程中盡可能提高照明度，並且降低視覺干擾。即便在同一個房間或空間，不同區域的光線都會有所差異，所以我們需要使用高品質的測光表多次測量。若房間中較亮的區域與較暗的區域，照明度的差異非常大，通常不利於病人溝通。一般來說，空間中最亮與最暗的區域，彼此間照明度的差異不應超過三倍。最低採光照明指引建議，臥室至少應為 30 fc（foot-candle，簡稱 fc，中譯為呎燭光），洗手間應為 50 fc 至 60 fc，閱讀區應為 75 fc，而餐廳、廚房、治療空間至少應達 50 fc。

∞ 對比

對比，即指藉由比較來呈顯差異。顏色對比（color contrast）能夠幫助失智症病人區辨環境中的不同物品。對於那些無法維持在同一任務、定向感出現問題的病人，對比也能夠用來吸引他們的注意力，使其更加專注。研究指出，相較於年輕人，健康年長者需要將近三倍的對比程度，才能夠辨認環境中的物品（Tideiksaar, 1997）。失智症病人的對比知覺能力損傷又比健康年長者來得嚴重（Gilmore & Whitehouse, 1995）。「對比」可用來作為治療工具，讓房間的位置、桌面的布置、櫃上的用品、頁面上的文字、馬桶的位置能夠看得更清楚，如此一來，也能使溝通變得更順暢。

長期照護人員常會憂心如何維持或增加失智症病人的進食量。一些研究將焦點放在餐廳的對比與照明上，以下摘要提供參考。由於阿茲海默症病人經常會有視覺對比敏感度的損傷，Brush、Meehan 與 Calkins（2002）的研究探討：如果改善長期照護環境中光線或桌面擺設的視覺對比，對於失智症病

人由口進食及其用餐行為的效果為何。結果發現，在提升照明度和餐桌擺設的視覺對比後，兩個機構的住民，無論在由口進食或功能表現的層面皆有所改善（其中一個機構，三天內的攝取熱量增加了 1,500 大卡）。

Koss 與 Gilmore（1998）為了要驗證環境光源不足是否會引發失智症病人的躁動行為，故在其研究中改變餐桌的光線及視覺對比，評估 13 位住民晚餐由口進食量的差異。由護理人員負責測量食物攝取量，並記錄日間、傍晚、夜間的躁動行為。研究結果發現：在晚餐時提升餐桌光線與擺設的視覺對比之後，與調整前的狀況相比，失智症住民不僅吃得更多，負向行為的頻率也降低。

第三個研究則探討：視覺對比的調整對於 9 位重度阿茲海默症男性病人進食量的影響（Dunne et al., 2004）。白色的餐具被用來當作評估的起始基準，高視覺對比的紅色餐具則於介入期間使用。結果發現，比起起始基準（白色），高視覺對比的介入（紅色）平均提升了 25% 的食物攝取量及 84% 的液體攝取量；9 位住民中，8 位住民的進食量有所提升。

以上三個研究共同的結論為：對於失智症病人來說，即便是環境中簡單微小的改變（如：增加光線照明度、提升視覺對比），都可能顯著地提升食物或液體的攝取量、減少躁動行為。

Brush、Fleder 與 Calkins（2012）則針對長期照護機構中，光線、盤子顏色以及其他改變環境的介入方式進行研究。45 位失智症病人參與此研究，環境的改變包括：增加光線照明度、提升裝飾對比、兩種不同顏色的盤子（金色、紅色）。每一種介入方式都分別獨立測試，結果發現：提升光線照明度後，進食量在統計意義上顯著增加；然而，盤子顏色的調整並未造成顯著改變。一般大家會認為，這些失智症病人可能會出現功能衰退；但是實際上，在六個月後的追蹤發現，這群病人在調整光線之後的進食總量都有所增加。

▌ 關於對比的重點

在生活的空間中，需要觀察門把、櫥櫃把手、水龍頭、廁所衛生紙等，在視覺上是否明顯可見，且容易從環境中凸顯出來。任何病人會拿取的東西，視覺上都應該要有足夠的對比，讓病人能夠比較容易注意到，當需要時也能夠輕易取用。我們可以提升下列物品的視覺對比，在環境中給予病人提示與幫助，如：扶手、浴缸邊緣、電源開關蓋板、馬桶座等。

∞ 視覺提示

運用溝通輔助系統或不同提示方式來強化環境支持，能夠改善工作人員和失智症病人之間的溝通狀況。許多不同的研究發現，成功的溝通輔助系統或提示方式包含：口語說明、符號標誌（Hanley, 1981; McClannahan & Risley, 1974）、提示卡（Smith, 1998）、日記和手錶（Hanley & Lusty, 1984）、記憶輔助工具（Bourgeois, 1990, 1992; Bourgeois et al., 2001; Mateer & Sohlberg, 1988）。人生故事書（memory book）中的自傳式資訊、日常行程提醒，也能夠提升病人說話的頻率、說話的時長、交談型態的變化（Bourgeois, 1992）。

復健介入方案中，最常見的視覺提示為：符號、標籤、文字說明、參照物品等。符號需要搭配文字或圖像，以求將失智症病人留存的能力發揮到極致。舉例來說，對於語言表達功能損傷的病人，使用符號替代口語來問路，能夠減輕需要口語表達的壓力。另外，對於語言理解功能損傷的病人，可以藉由視覺輸入的路徑來理解照顧者的指令，以取代聽覺輸入。視覺提示可以單純地使用一張標籤，也可以運用多張圖卡給予逐步的提示。然而，單純靠上述的提示方式不一定在生活中有效，更重要的是日常照顧者的參與，這也是為什麼語言治療師必須和日常照顧者密切合作，才能幫助病人提升生活的獨立性。因此，無論是照顧者或失智症病人，兩者都需要練習如何有效地運用視覺提示。病人可能會同時需要多種不同的提示（如：視覺、聽覺、觸覺等），才能達到最佳的獨立程度。但若矯枉過正，在環境中使用了「過多

的」視覺提示，反倒可能讓病人分心。

　　火災緊急出口的視覺提示經常會發生誤導住民的狀況，讓他們在自己的房間與公共空間（如：活動室、餐廳）之間移動時，容易走錯往緊急出口的方向走去；在許多長期照護機構，工作人員需要花上許多時間來引導失智症住民不要走向緊急出口。這些狀況往往是因為缺少有效的提示，無法引起住民注意，所以他們就找不到去餐廳或回房間的路線。如此型態的環境經常會讓失智症住民感到疲憊，或一直不斷尋找出口在哪裡。Rule 等人（1992）發現，許多長期照護機構的環境設計不良，如：沿著走廊會看到一排相似的門，而且沒有對外窗，加上設計粗糙不良的標示牌，使得失智症住民的定向感更差。當病人需要一直不斷搜尋定向的資訊，可能會感到沮喪、憤怒、躁動不安（Zgola & Bordillon, 2001）。當住民迷失方向、找不到路時，也會影響他們的安全（Rosswurn et al., 1986）、引起住民間的衝突、增加護理之家工作人員的負擔（Everitt et al., 1991）。Passini（2000）發現，當病人認不得路、找不到想去的地方，便會出現焦慮、混淆、沉默、恐慌的狀況。

　　當定向提示不佳時，會讓住民一直想要找尋出口在哪裡，有效的處理策略包括：將緊急出口的門進行偽裝，或降低其可辨識的程度。Day 與 Calkins（2002）在回顧相關研究時，整理了能夠避免住民出走的策略，例如：把全身鏡放在出口的前面（Mayer & Darby, 1991）；門口前的地板畫上 2D 的方格（住民可能會認為是 3D 的障礙物）（Hussian & Brown, 1987）；使用布塊將門把或逃生門閂進行偽裝（Namazi et al., 1989）；在出口處裝設百葉窗，遮蔽光線或景觀（Dickinson, McLain-Kark, & Marshall-Baker, 1995）。將門進行偽裝，或許是最能有效避免住民出走的方法，也讓住民比較不會被門外的景觀吸引（Chafetz, 1990; Morgan & Stewart, 1998; Namazi et al., 1989）。Kincaid 與 Peacock（2003）發現，在門口掛上壁畫能夠顯著降低找尋出口的行為。然而，雖然已經向美國生命安全規範（Life Safety Code）提議必要時允許出口偽裝，但由於消防法規的規範，在美國許多州仍不允許使用壁畫來遮蔽或偽裝出口。

▌關於視覺提示的重點

視覺提示有助於病人找到自己的房間、餐廳、活動室、洗手間等。在評估環境時，需要注意這些符號或提示——是否可以讓病人清楚看見、環境中的視覺對比是否足夠、文字和圖像的尺寸與設計是否合適、表面所造成的眩光程度等。最重要的是，確認病人是否能夠瞭解符號或視覺提示所代表的意義。

∞ 聲音

改善環境中的聲音能夠讓失智症病人更加專注、減少互動中的緊繃狀態，使溝通變得更加容易。失智症病人經常難以使用代償策略來克服退化所造成的聽損問題（Weaverdyck, 1991）。降低噪音或使用較佳的吸音材料能夠提升睡眠品質（Berg, 2001; Novaes et al., 1997; Southwell & Wistow, 1995），因此也能夠減少病人的疲倦感及譫妄的狀況，並有助於溝通互動。研究發現，噪音會造成失智症病人巨大的壓力，因此環境設計也應將噪音的影響納入重點考量（Bakker, 2003; Day, Carreon, & Stump, 2000）。

▌關於聲音的重點

背景噪音不應該超過 35 分貝。聲音的強度會隨著距離衰減，所以應該於病人所在之處評估聲音可能造成的影響。*Environment and Communication Assessment Toolkit for Dementia Care*（ECAT）有更多關於增加光線照明度、降低環境噪音的相關資訊可供參考（Brush et al., 2012）。

將環境評估納入治療計畫

語言治療師扮演了為失智症病人倡議的重要角色，從外在物理環境、社交環境、照護系統等不同層面，為病人爭取尊嚴、尊重、自決、有意義的生活。語言治療師會提供完整的溝通、認知、吞嚥評估，除了確認病人的功能

性溝通能力外，還會找出其優勢與限制。釐清病人的限制後，接著就是提供相應的治療計畫，其中，需要確認當前有哪些環境因素，是造成病人無法有效參與日常生活活動（ADLs）、休閒活動、社交溝通的原因。除了前所提及的環境因素外（如：視覺組織、提示、光線、視覺對比、噪音等），需要考量的其他環境因素還包含：人際關係、態度、服務、系統、政策等（World Health Organization, 2001）。

　　目前，已經有許多既有的評估工具可供臨床專業人員使用，為病人評估溝通、吞嚥、日常生活活動（ADLs）等能力。環境評估的目的並不是要取代原本的評估工具，而是拓展我們所蒐集資訊的廣度，評估哪些環境阻礙可能會影響病人的溝通與吞嚥能力。本章作者推薦使用 *Environment and Communication Assessment Toolkit for Dementia Care*（ECAT）（Brush et al., 2012）這套評估工具。在蒐集環境的相關資訊時，請務必從病人日常生活的環境開始，如：臥房、洗手間、餐廳、客廳、活動室或其他病人的生活空間，以確保所蒐集到的資訊具有參考價值。病人在如廁、盥洗、洗澡、更衣、參與休閒活動時，其溝通需求、表達意見、遵循指令、步驟排序的能力都需要記錄下來。無論是家中或長期照護機構中，每個空間提供給病人的溝通支持不盡相同，故我們需要對不同的區域逐一評估，並且持續觀察與評估一段時間，以得到相對完整的資訊。舉例來說，如果病人在語言評估時遵循指令出現困難，我們也得直接在病人需要遵循指令的真實生活情境中評估其相關能力。

　　觀察病人的行為時，請將環境中是否有視覺訊息、定向提示、充足光線、噪音、眩光、足夠視覺對比等狀況記錄下來。環境評估的同時，我們需要一併考量病人的優勢與限制。舉例來說，某個牆上的提示圖像，對於評估者的身高、視覺能力來說可能足夠清楚；然而，對於坐在輪椅上、視力又不好的病人來說，圖像便可能相當模糊。

　　當我們確定了可能阻礙病人活動與溝通的環境因素，也據此擬定相關的治療目標後，應該要進一步與其他健康照護專業人員共同合作，著手調整環境，運用光線、視覺對比、降低噪音、視覺提示等方法，為治療目標提供良

好的環境支持。當環境改善後，工作人員與失智症病人都需要接受相關的訓練與實際練習，才能充分運用這些環境調整的技巧來改善病人的生活功能。執行某些介入方案時，可能會需要申請經費支持，此時我們便需要讓相關決策者充分瞭解到，調整、改善環境可使住民與工作人員的溝通互動更加順暢，不僅減少住民的問題行為，降低失能程度，也提升了生活品質；同樣地，若工作人員與住民之間能夠相互理解，除了使彼此的溝通更加有效外，也提升了照護品質。改善環境中的提示，可讓工作人員不用再多花費心力與時間處理突發的狀況，因此也提高了工作效率，例如：病人若能夠自己知道洗手間或臥房在哪裡，便不需要額外的人力協助。雖然不太可能因為這樣的調整就能減少工作人員的數量，但應可減輕工作人員的壓力，讓他們有更多時間與住民進行更有意義的交流互動。語言治療師有責任致力於改善溝通環境的設計，並教導相關人員運用各種方式，與失智症病人進行更有效的溝通。

Chapter 11

失智症相關障礙的
直接認知治療技術

Cameron J. Camp, Ph.D.、Michael J. Skrajner, M.A.

　　許多健康照護專業人員、家庭成員、照顧者對失智症病人有所誤解，錯認失智症病人沒有學習與記住新資訊的能力；若想嘗試教導失智症病人新的行為（如：記憶代償技巧、新的用餐行為等），也經常被認為是在浪費時間。不過這些都是先入為主的刻板印象，誤以為沒有辦法教導失智症病人新資訊或改變他們的行為。實際上，對於記憶功能的有效介入方式皆基於「失智症病人仍然具有學習能力」的概念。照顧者、健康照護專業人員應該要瞭解：雖然記憶缺損的病人對某些事情的記憶狀況不佳，但是可能仍有能力記得其他事情。對於這些失智症病人來說，旁人、照顧者與他們互動的方式會影響到他們展現自己所知、所學的表現。資訊的類型、記憶損傷的型態、失智的類型及嚴重程度（或其他不同病因造成的認知損傷），也都會影響到他們學習和記憶的能力。

　　現在已經有許多直接認知治療技術，本章將討論這些相關的技術，並且介紹如何單獨或合併運用這些技術，包括：間時提取、促發、鎖鏈、零錯誤學習、前瞻性記憶介入、蒙特梭利原則、直接認知治療的可行性評估、運用平板電腦輔助或其他電腦化認知治療等。

認知復健的二元思維

　　關於復健治療，有兩種不同的思考模式。第一種模式，認為復健的重點在於損傷後盡可能地將受損的功能恢復到最佳程度。若以失智症病人為例，目標是希望將情節記憶恢復至較佳的功能；與藥學領域的研究相似，會把陳述性記憶功能的進步程度當作是治療成效的評估標準。然而，目前無論是藥物介入，抑或是非藥物介入，兩者皆未能成功達到此預期目標。第二種模式，則認為復健的重點不在於恢復已損傷的功能，而是運用其依然留存的能力，發揮最大的功能，這也是間時提取或其他運用程序記憶機轉來進行治療介入的重點，通常也會合併使用其他的外在輔助策略。

　　治療介入目標的設定也有兩種不同的模式。第一種模式，治療是採用「訓練」的方式，認為治療的目標應該是改善某項能力，例如：執行功能、注意力等。其背後的假設是：在改善了該項能力後，其他依賴此能力的活動任務也會跟著進步。理論上的確相當理想，但實際上成效卻不佳，特別是失智症族群，更是不如預期。第二種模式，認為所設定的目標應為：可達成的、務實的、重要的。舉例來說，對於一位有中度失智症、骨質疏鬆的 88 歲女性，我們可能沒有辦法改善她的情節記憶、注意力廣度等，但卻可藉由間時提取的訓練，讓她準備要坐下時，能夠自發地先抓住背後椅子的把手，然後才讓屁股坐下。因為她如果在坐下的過程中摔倒了，可能造成髖部骨折，85 歲以上的年長者若髖部骨折，其死亡風險將超過 50%。即使，此訓練無法改善整體認知功能，但仍是值得達成的重要目標。無論是復健治療的第二種思考模式，抑或是目標設定的第二種模式，目的均是將病人留存能力發揮到最佳程度，設定務實且重要的目標，這也是我們在失智照護中所提倡的方式。

間時提取

「間時提取」（spaced retrieval）是具有實證基礎的介入方法，能夠有效幫助記憶損傷的病人。間時提取是單一的治療程序，選定訓練目標後，將目標告訴病人，然後要求他們立刻回想。接著，要求病人回想的時間間隔會愈來愈長。如果病人的回應不正確，便會再示範一次正確的答案，然後再要求立即回想。接著，下一次回想的時間間隔需要縮短，縮短至上次成功回想的時間間隔。本質上，這是將「塑形」（shaping paradigm）的概念運用在記憶功能的訓練上（Bjork, 1988; Camp & McKitrick, 1992; Landauer & Bjork, 1978）。後續我們會有更詳盡的討論。

間時提取對於各種不同成因的失智症皆具成效，如：阿茲海默症、血管型失智症、人類免疫缺乏病毒（HIV）引起的失智症、帕金森氏症相關的失智症、缺氧後失智症（Abrahams & Camp, 1993; Bird, Alexopoulos, & Adamowitz, 1995; Camp, 1996; Camp & Schaller, 1989; Hayden & Camp, 1995; Neundorfer et al., 2004）。此外，間時提取對於其他類型病人也具有療效，如：創傷性腦傷（Bourgeois et al., 2007; Turkstra & Bourgeois, 2005）、腦血管病變（Brush & Camp, 1998a）。

間時提取對於失智症病人的吞嚥障礙也有正向成效（Brush & Camp, 1998b），能夠讓病人在功能上更加獨立。失智症病人在接受間時提取的治療後，能夠成功學習如何運用新的代償策略（Camp et al., 1996a, 1996b; Stevens, O'Hanlon, & Camp, 1993）、新的動作技巧（Brush & Camp, 1998b; Hayden & Camp, 1995）、運用提示法及外在記憶輔助（Bourgeois et al., 2003; Brush & Camp, 1998a）。因此，間時提取可視為認知輔助的一種，可用來克服或避免失智症或其他認知問題所造成的障礙。

另外，有研究討論以間時提取作為認知介入方法的有效性，包括：減少失智相關症狀（Buschert et al., 2010）；學習新資訊（Bier et al., 2008; Cherry et al., 1999, 2009, 2010）；遵循藥物處方、記得門診預約時間、記得付帳單（Vance, Struzick, & Farr, 2010）；維持功能獨立以及個人自主（Ozgis et al.,

2009; Thivierge et al., 2008）。Bourgeois 等人（2003）的研究則發現，運用間時提取的技術同時搭配外在記憶輔助，可以增加對話／社交互動、增加日常生活活動（ADLs）（例如：安全吞嚥、如廁、梳頭髮等）、提升活動參與度、減少重複行為（例如：一直問重複的問題）、以特定代償策略提升適應行為，例如：藉由名字、通話鍵、訪客簽到表等紀錄，來瞭解訪客什麼時候來過以及何時會再來訪等。

　　間時提取運用在不同環境也相當有效，如家中、日照中心、護理之家。語言治療師或其他健康照護專業人員能在治療時段中指導練習，後續則由照顧者或護理之家的工作人員來幫助病人維持成效。間時提取也能夠提升病人對於個人相關資訊的記憶功能，並改善以下問題：減少不斷重複問同樣的問題、改善定向感、提高活動參與度、記得既定約會、提升行動／轉位／吞嚥的安全性。若能達成上述目標，便能夠提升病人的獨立性、降低焦慮感，同時讓病人與工作人員建立良好的互動關係。

　　間時提取的標準程序，需要運用事先預備好、精準且個別化的問題，測試病人是否能夠記得、並可立即且正確地回應。一旦成功，同樣的問題需間隔一段時間後，再次評估，並漸次延長時間間隔（例如：10 秒、20 秒、40秒、60 秒），若間隔 60 秒仍能成功提取，之後每次測試的間隔漸次加倍（如：2 分鐘、4 分鐘、8 分鐘等）。如果無法立即成功提取，此時需採用零錯誤學習模式（Clare & Jones, 2008; Wilson et al., 1994），提供病人正確的回應方式，接著要求病人再次回應；下一次回想的時間間隔則需縮短至上次成功回想的時間間隔（Brush & Camp, 1999）。當然，臨床上還有更多關於間時提取的應用，若有興趣，可參考 Northern Speech Services 的線上課程（www.northernspeechservices.com），臨床專業人員能夠從課程中瞭解間時提取的基礎，以及如何在臨床情境中執行。此課程由 National Institute on Aging所資助（R44 AG022253-01A1; Slominski-PI; Bourgeois et al., 2011）。

運用間時提取的相關研究

　　間時提取的重點之一，即是運用「回想」（recall），而不是「再認」

（recognition）的能力。「回想」本身即為學習資訊的有效方法，甚至比仔細鑽研來得更加有效（Karpicke & Roediger, 2008）。對於「建立記憶」這件事來說，由於「再認」還需要回溯過去的相關經驗並加以識別，故以「回想」的方式來建立記憶，實則更加有效。

Small（2012）的研究中，結合間時提取與病人的重要事件影片，幫助阿茲海默症病人改善他們回想近期事件的能力（例如：改善情節記憶的功能）。Ptak 等人（2010）則發現間時提取能夠運用在記憶損傷程度不同的病人。

一些研究發現，間時提取的表現與心智狀態評估結果（如：簡短智能測驗 [MMSE]）並沒有顯著相關。例如：Bourgeois 等人（2003）的研究中，參與研究的失智症病人在 MMSE 的得分平均為 15 分（標準差為 6），其 MMSE 與「目標精熟」及「達到目標所需次數」的相關性，分別為 $r = 0.1$ 及 $r = -0.15$。如果我們注意到，心智測驗是設計用來評估陳述性記憶（特別是情節記憶）的工具，則上述的研究結果便顯得合理。陳述性記憶系統是失智症病人受損最嚴重的功能，且在失智症初期就已經受到影響。

換句話說，間時提取是針對「程序記憶系統」所設計的方法，其涉及非意識層面、不需刻意費力的自動化記憶系統，其定義為「藉由內隱且不自覺的方式所提升的記憶能力，在近期接觸到某個刺激物或相關刺激後，再次接觸時能夠偵測、辨認、回應該刺激」（Mahendra & Apple, 2007）。因此，那些基於陳述性記憶所發展的評估（分期）系統，並無法預測間時提取介入後的效果。若要預測間時提取的治療效果，最佳的方式為：使用「簡短版本的間時提取」作為篩檢方式；這種概念類似於工商心理學運用「工作樣本」（work sample）來預測工作表現（Brush & Camp, 1999）。

關於鑑別不同疾病族群的差異，目前的臨床經驗告訴我們：阿茲海默症病人仍可藉由間時提取來學習，但學習速度不如創傷性腦傷、腦血管病變病人來得快速。一開始在發展間時提取此類直接認知治療技術時，目標族群為阿茲海默症病人，若對阿茲海默症病人有效，可能對其他記憶損傷族群也會有類似的效果，甚至效果可能更佳。目前還需要更多實驗設計嚴謹、控制良

好的研究，來確認臨床所觀察到的差異。

Hopper 等人（2005）為了語言治療師臨床上的需求，發展以實證為基礎的失智症臨床指引，其內容除了回顧以間時提取介入的科學證據外，也說明間時提取所期望達到的成效，如：改善病人的學習狀況，將所學習的知識和技巧留存下來，並類化到特定的情境中。

Bourgeois 等人（2003）針對間時提取的治療成效進行研究。25 位失智症病人接受間時提取以及替代式認知治療法（改良式的提示階層 [cueing hierarchy]）。其中 48% 的受試者除了住在家裡，還會參與日照中心的活動。訓練人員為語言病理學學程的學生，這些學生在之前並沒有使用過間時提取的技術。失智症的受試者會使用間時提取的方式學習其中一個目標，另外一個目標則是運用提示階層來學習；受試者接受兩種治療法的順序則隨機分配。評估受試者對於目標精熟度的方式是，觀察受試者能否在接下來連續三次治療課節中，在第一次提問時就給出正確回應；每堂治療課節至少間隔 24 小時。

研究結果顯示，有 23 位受試者（92%）成功達到間時提取訓練的目標；有 18 位受試者（72%）成功達到提示階層的目標，統計上達顯著差異（$p < .035$）。所有在提示階層訓練後達到目標的受試者，同樣也能在間時提取訓練後達標。訓練結束後的 1 週及 4 個月再次測試，間時提取的目標在訓練 1 週後維持 70%，4 個月後維持 50%；階層提示的目標在訓練 1 週後維持 45%，4 個月後維持 9%。間時提取與階層提示之間呈現顯著差異。需要特別說明的是，在訓練完成後，機構沒有提供任何的維持性活動。因此，對於失智症病人來說，間時提取作為介入方法具有良好的療效，而且如果可以針對習得的目標在治療後持續提供練習的機會，或許效果會更好。若能提供相關的訓練與協助，在居家情境中家庭成員亦將是協助病人練習的理想人選，能夠幫助失智症病人維持習得的目標。

另外還有一個前導研究，將間時提取運用在 5 位出現問題行為的失智症病人，其問題行為包括：強迫傾向、便溺、持續尖叫、攻擊行為（Bird, Alexopoulos, & Adamowicz, 1995）。一開始由工作人員提供間時提取的訓練，

後續就由家庭成員執行強化訓練。結果發現，其中 4 位受試者的負向行為消失，甚至在訓練停止後仍持續改善。Hunter、Ward 與 Camp（2012）的研究更加闡明了護理之家工作人員維持間時提取介入的效果——無論是工作人員或住民都能從中獲益。此研究中，工作人員表示：在受訓時及後續維持階段，都提升了他們工作的成就感。

　　受到充分訓練的照顧者能夠適切地執行介入方案（如：間時提取），以提升失智症病人的獨立性；其他的好處還包括：增加照顧者－病人－家屬之間的互動、減少病人的躁動、改善病人對於基本需求與社交需求的溝通能力、降低照護負荷、提升尊嚴等。相關資料皆顯示，間時提取是改善溝通、吞嚥、行為的有效介入方法；然而，無論是機構或是居家照護社群，很少人注意到這個治療方法，而錯失了改善失智症病人生活品質的機會。

促發、鎖鏈、零錯誤學習、前瞻性記憶介入

　　運用間時提取的治療技術時，也會運用到其他的直接認知治療技術。首先是**促發**（priming），藉由練習所產生的累積效果來幫助記憶損傷的病人。記憶損傷的病人，即便沒辦法回想起自己在練習時的「情節」，但仍能藉由「練習」來改善其**功能表現**。我們經常會看到失智症病人出現陳述性記憶缺損，但程序性或內隱式記憶功能卻幾乎完好無缺。舉例來說，失智症病人能夠學習演奏樂器（Camp et al., 2013）、在練習下學會使用筷子或發展其他技能（Camp, 1999; Camp et al., 2006）。但是，他們可能不記得是誰幫助他們練習，也不記得何時練習過。Camp（2006）認為間時提取是「具有生態效度（ecological validity）的促發技術」。比起其他不同形式的促發技巧，間時提取能夠讓記憶損傷的病人在學習資訊和培養能力時，效果更好且速度更快。

　　鎖鏈（chaining）是將不同反應相互連結的技術，例如：「A 刺激」誘發「A 反應」，而「A 反應」會誘發「B 反應」，「B 反應」又接著誘發「C 反應」等，以此類推。舉例來說，間時提取能夠用來訓練罹患骨質疏鬆

的失智症病人如何安全地坐下，訓練程序如下：臨床專業人員會要求病人在向後坐下前，先對自己說「我要確定後面有椅子」，然後將手向後摸到椅子把手，最後才坐下。幾經練習，準備要坐下的「動覺刺激」（kinesthetic stimulus），誘發了口語描述；口語描述又再誘發下一個動作反應，手向後伸抓住椅子把手。

零錯誤學習（errorless learning）則是神經心理復健的一種方法，其核心概念是：記憶損傷病人有能力「從做中學」（如前所提及的「促發」技術）。「一般來說，零錯誤學習對於陳述性記憶功能（需要有意識地回想）重度喪失、程序性記憶功能（不需要仰賴或回憶過去的學習經驗）相對留存的病人有所幫助。」（Sohlberg, Ehlhardt, & Kennedy, 2005, p. 272）零錯誤學習的假設是，為了能讓記憶損傷的病人正確地學習，在練習的過程中，要盡可能避免出錯。間時提取也可以視為零錯誤學習的一種方式，只有在回應正確時，回想的時間間隔才會加長。如果回應錯誤，會立刻提供正確答案，然後要求病人立即回想。因此，所有的回想練習在結束時，其回應都是正確無誤的。只要一出現錯誤，下一次回想所間隔的時間就需要縮短，縮短至與上一次成功回想的時間間隔長度相同，如此便能減少發生錯誤的機會。

前瞻性記憶（prospective memory）指的是能夠記得未來要做的事情，例如：每晚上床睡覺前能夠記得吃藥。記憶損傷的病人，通常前瞻性記憶也會受到影響，直接認知治療技術也能用來改善前瞻性記憶功能。舉例來說，Lee 與 Camp（2001）使用間時提取來訓練兩位人類免疫缺乏病毒（HIV）相關失智症的病人，讓他們記得執行兩個前瞻性記憶任務。其中一位病人為失智症病程初期，另外一位失智症病人則比較嚴重（簡短智能測驗 [MMSE] 得分為 10 分）且合併視盲。Camp 與其同事則使用間時提取合併外在記憶輔助（例如：在不同時段會發出聲響的計時器）來訓練人類免疫缺乏病毒相關失智症的病人、失智症病程早期（疑似阿茲海默症）合併第二型糖尿病的病人，讓他們能夠記得吃藥（Camp et al., 2012; Skrajner et al., 2007）。Camp 等人（1996a, 1996b）也運用間時提取訓練失智症病程初期至中期的病人（阿茲海默症），讓他們記得看日曆，提醒自己在家中可以做的事。Ozgis、

Rendell 與 Henry（2009）曾經運用間時提取，成功地改善了認知損傷年長者的前瞻性記憶功能表現。

　　簡言之，間時提取是既有效果又有效率的訓練方式，可合併運用在各種不同的直接認知治療技術之中。當間時提取合併外在記憶輔助或其他治療技術使用時，能夠發掘更多值得深入討論的議題。接下來，我們將討論另外一個直接認知治療介入的方法，同樣具有多種功能，也易與其他不同治療技術合併使用──「蒙特梭利失智照護方案」。

蒙特梭利失智照護方案

　　「蒙特梭利失智照護方案」（Montessori-Based Dementia Programming，以下簡稱「蒙特梭利方案」），是基於 20 世紀由 Maria Montessori 發展的蒙特梭利教育系統所設計。她是當代義大利第一位女性醫師，專精於小兒醫學與復健醫學。她根據科學性的觀察，並運用復健技術，發展出教導兒童的教育系統，不單包含傳統的數學、語言、科學等課程，還訓練兒童如何照顧自己、照顧環境。這個教育系統已於世界各地廣受應用，歷經了近一個世紀的錘鍊，教育對象的年齡由 18 個月（甚至年齡更小）到 18 歲。若這套方法能夠橫跨並成功運用在各個不同的發展階段，它理應也可適用於失智症的所有階段；由失智症的病程初期，一直到安寧照護，都是蒙特梭利方案應用的範疇。舉例來說，在失智症病程的最後階段，有許多聚焦於感覺刺激的蒙特梭利活動可以運用，這些活動包括嗅覺／觸覺的分辨或命名練習，如：分辨表面粗糙或滑順、冷或熱、輕或重、亮或暗等。

　　蒙特梭利方案，其背後的哲學及介入技術皆奠基於復健的原則。尊重、尊嚴、平等，是 Montessori 女士所提倡的價值，並將其注入蒙特梭利教育理念中。Montessori 女士終生為兒童權利、女性權利、人性尊嚴倡議，不畏強權，被獨裁者 Mussolini 強制驅離義大利，而後榮獲諾貝爾和平獎的提名。如此以人為本的教育哲學，當然也能移轉到失智照護上。蒙特梭利方案著重於讓人盡可能在社群生活中維持獨立自主，讓人有能力扮演應有的社會角

色、參與有目的的活動、做有意義的抉擇，這不僅是蒙特梭利方案的特點，也同樣契合復健的目標。

　　蒙特梭利方案強調兩個重點：選擇（choice）、參與（engagement）。對於記憶損傷的病人來說，能夠選擇他們想做的事情非常重要，也讓活動變得更有意義。許多時候，當他們能夠實現自己的社會角色時，也為家庭或社群注入生命的活力。舉例來說，一間法國南部護理之家的住民，固定會去市場採購食物，並分享給村民；村民也會受邀定期參與聚會。每位住民都會根據自己的能力，以各自的方式做出貢獻，有些人準備食物、有些人搬椅子、有些人擺放餐墊等。這些活動聚集許多人一起參與，相互幫忙並且彼此交流。由於 Montessori 女士本身的復健醫學背景，想當然耳，蒙特梭利方案與職能治療的技術會有許多相似之處。

　　蒙特梭利方案的活動包括了個別化活動、團體活動。其活動目的、素材、準備、呈現的方式等都詳列於手冊中（Camp, 1999; Camp et al., 2006）。特別需要說明的是，此方案的關鍵在於運用特定的引導原則（請參見表 11-1）。其中，任務分析／步驟分解也是職能治療或語言病理學在提供復健服務時的關鍵技術。控制任務的複雜度同樣是蒙特梭利方案的核心內涵。在此之前，需要瞭解病人目前的能力與限制，將目標行為拆解成更小的項目，接著，針對這些部分進行訓練，最後達到預期的目標。整體而言，蒙特梭利方案適合運用在失智症光譜任何階段的病人。我們也常看到失智症病人在他們人生的最後一天還參與在蒙特梭利的活動當中。蒙特梭利方案最重要的成效在於正向的參與融入，以及能夠用於評估病人在活動中不同的參與程度（例如：主動建構、被動融入、融入其他非目標活動、無融入），這樣的概念已經被運用在許多研究上（如：Camp et al., 1997, 2000, 2004; Orsulic-Jeras et al., 2001; Skrajner et al., 2012, 2014）。談到這邊我們可以發現，減少負向行為並不是蒙特梭利方案的唯一目標。

　　雖然蒙特梭利方案的活動一開始是設計給專業人員所運用，但現在也有提供病人親友使用的修訂版本，可讓其運用以協助失智症或相關障礙的病人更能融入彼此的互動當中（Joltin et al., 2012）。

　　蒙特梭利方案也運用在跨世代的活動中，由失智症病人擔任老師／導師教導年幼兒童。訓練者與失智症病人一起帶領兒童參與這些以蒙特梭利為基礎的活動。舉例來說：失智症長者會在「學習站」與兒童一同共學，由一位長者搭配一位兒童，請長者示範如何晾衣服、使用工具等。不同狀況的失智症長者可以負責不同的學習站，兒童則輪流在不同的學習站學習。這樣能讓不同世代共同參與有意義的活動，也讓失智症病人在與兒童的互動交流中，找到屬於自己的社會角色。

　　此外，蒙特梭利方案中的「示範」，原本是讓年紀較大的兒童為年紀較小的兒童示範，而我們也將其運用在失智症病人身上，讓受過訓練的失智症病人扮演領導者的角色，於活動中帶領其他失智症病人。由於活動的本質就是程序，若失智症病人經過適當訓練後，能夠習得程序，那麼理所當然地，失智症病人便足以擔任活動領導者的角色，在當中獲得成就、感到自信與驕傲，並藉由這些機會展現自己的能力以及幫助他人（Camp & Lee, 2011）。

表 11-1　　蒙特梭利失智照護方案（Montessori-Based Dementia Programming®）的核心原則

蒙特梭利失智照護方案的核心原則
・邀請病人參與活動。
・盡可能提供病人選擇活動的機會。
・團體活動時，可以讓座椅緊靠，圍成圓形或方形，提高參與度；個別活動時，坐在慣用手的那一側。
・少說話，多示範。讓病人藉由觀察來學習怎麼做。
・讓自己和病人的速度同步。
・盡可能運用視覺提示、外在提示、模板等。
・讓病人有東西握在手中。
・任務從簡單進展到困難。將任務分割成不同部分，必要時，一次只練習一個部分。
・請勿追求完美，不要過度糾正，重點在提升參與度。
・活動結束時詢問病人：「你喜歡嗎？」或「下次還要再來嗎？」
・關注他們「成功」的部分！如果病人沒有成功完成任務，問問自己，如何調整活動程序或素材？將病人的優勢與限制納入考量，讓他們更容易成功。

© 2006 Myers Research Institute 授權使用

✎ 運用蒙特梭利失智照護方案的相關研究

過去研究顯示，蒙特梭利方案能夠幫助失智症病人提升融入環境的程度、改善睡眠時間過長的問題、提高與他人的互動程度（Judge, Camp, & Orsulic-Jeras, 2000; Orsulic-Jeras, Judge, & Camp, 2000; Orsulic-Jeras, Schneider, & Camp, 2000; Orsulic-Jeras et al., 2001）。如前所述，失智症病人在適當的訓練和支持下，能夠作為學齡前兒童的老師／導師（Camp et al., 1997; Camp et al., 2004; Lee, Camp, & Malone, 2007）。

許多研究以專業人員為主軸，由其負責帶領治療團體（如：進行復健、參與活動等），提升失智症病人參與活動時的融入程度（Orsulic-Jeras et al., 2000; Schneider et al., 1999; Stevens et al., 1993, 1998）。一項由美國國家精神衛生研究院（National Institute of Mental Health）所補助的研究案（R21MH063395, Camp, PI）著重發展訓練教材與教法，讓護理之家、輔助式照護的老人公寓、成人日照中心的工作人員也能執行蒙特梭利方案（Skrajner & Camp, 2007）。研究結果顯示，相較於機構的常態活動以及其他類型的活動安排，由機構工作人員執行的蒙特梭利方案，能顯著提升失智症住民的參與程度（更加積極參與活動）與喜悅感，並且顯著減少被動參與／不參與的狀況（例如：在旁觀看、睡覺、活動中呆望）。

另外，還有其他的研究計畫發現，失智症病人能夠習得活動程序，成功為其他失智症病人引導小型團體活動。這和蒙特梭利的學校課室活動類似，年紀較大的學生（認知能力較佳）會為較年幼的學生授課。比起常規的活動安排，失智症病人在蒙特梭利活動中擔任團體領導者，能夠誘發更高的融入程度。此外，在受訓後，護理之家的工作人員也能負責設計並執行「由住民擔任領導者」的活動計畫（Skrajner & Camp, 2007; Skrajner et al., 2012, 2014）。

運用蒙特梭利方案搭配間時提取（Lin et al., 2010）能夠改善失智症病人的進食行為，這又是另一個結合直接認知治療技術的例子。同樣地，蒙特梭利方案也可融入在**懷舊活動**（reminiscence）中。「懷舊」是另外一種運用「回想」且相當有效的介入方法，適用於失智症病人，像是在蒙特梭利方案

的團體活動中（如：讀書會、團體活動等），讓失智症病人分享自己的想法與過去的經驗。進行蒙特梭利方案時，活動如果「無法結束」，或許代表了時間被「充分利用」在討論想法和分享經驗上。舉例來說，大家在討論發明冷凍披薩的故事時，便可能會引起不同的討論，如：喜歡哪種類型的披薩、披薩可不可以當作甜點、哪裡的披薩最好吃、去披薩店約會的回憶、美國和義大利披薩的差異等。

蒙特梭利失智照護方案的評估：MMP/MAS

蒙特梭利方案所發展的活動套組亦可用來作為評估工具，確認失智症病人留存的能力，並將評估結果作為治療活動設計的基礎，以提升失智症病人的參與程度，這個方法稱作 *Myers-Menorah Park/Montessori-Based Assessment System*（簡稱 MMP/MAS），在許多文獻有更詳盡的討論（Camp, Koss, & Judge, 1999; Plautz & Camp, 2001, 2009）。MMP/MAS 歷經了多次改版，目前的版本包括了五個以蒙特梭利為基礎的活動，這些活動需要涉及不同的技能，且在其他評估中相當少見。以下將說明每一個活動所需的技能：

▌擦手

在引導下，病人要從筒裝濕紙巾盒（Wet Ones® container）抽出濕紙巾，使用濕紙巾將手擦乾淨，擦完以後把濕紙巾丟進一個小紙袋裡，將紙袋當作垃圾桶。

活動中所要測試的能力包括：

- 能做到鉗狀抓握（pincer grip）（把紙巾從筒裝濕紙巾盒裡拿出來時，使用大拇指和食指指尖來完成動作）
- 關節活動度（把紙巾丟掉時）
- 遵循指令的能力（整個活動過程中）
- 事先計畫的能力

▋ 簡短故事、深度知覺、色彩濃度

病人會拿到一本 7 頁的小冊子：包含 1 頁標題頁；4 頁超大印刷字體的文字（字型大小為 48 點的 Arial 粗體），內容是關於發明收銀機的故事；1 頁的閱讀理解題目；1 頁關於深度知覺（depth perception）與色彩濃度（color intensity）的測驗。標題頁有雙重目的：除了知道手冊的故事標題（James Jacob Ritty: The Story of an Invention），也同時測試視覺能力。「James Jacob Ritty」的字型大小為 80 點；「The Story」48 點；「of an」24 點；「Invention」10 點。然後，引導病人翻到故事的第一頁，並大聲朗讀出來，唸到頁尾的時候，會看到一個「停止」的符號，提示病人停止朗讀。再來，病人會被要求翻到第二頁，並且在閱讀的時候，遵循施測者的指令；第三頁仍由病人唸讀，施測者則唸讀第四頁。整個過程中，要記下病人唸錯或漏讀的字詞。接著，病人在下一頁需要唸讀並回答閱讀理解的題目。再下一頁，則分為兩個部分，該頁面的上半部，測試深度知覺的能力：有一個藍色的方塊，看起來像是在紅色方塊的上方，病人需要指出哪一個方塊看起來最遠？哪一個方塊看起來最近？頁面的下半部，則是測試病人對於色彩濃度的辨識能力，病人會看到三個紅色的方塊，需要指出哪一個看起來顏色最深？哪一個看起來顏色最淺？

活動中所要測試的能力包括：

- 能夠大聲唸讀不同字型大小的簡短片語（病人唸讀標題頁時）
- 能夠翻頁（病人在唸讀故事的過程中需要翻頁時）
- 能夠大聲唸讀字體放大的句子（病人唸讀故事時）
- 能夠遵循基本的外在提示（病人看到頁尾「停止」的符號時，能夠停止唸讀）
- 能夠理解書面文字的內容（病人回答閱讀理解的題目時）
- 深度知覺（病人回應關於深度知覺的問題時）
- 色彩濃度（病人回應關於色彩濃度的問題時）
- 能夠遵循指令（整個活動過程中）

分類活動：陸地／水

在陸地／水的分類活動（Land/Water Sorting）時，病人面前會放置一塊分類板，分類板是一大張紙（約 28×43 公分），上面印有黑色的長方形和正方形。

活動一開始的時候，會請病人指認長方形及正方形。接著，使用類別標籤（category label）測試病人，把印有「Land」（陸地）字樣的小紙條（與黑色長方形大小形狀一致）給病人，請病人把上面的字唸出來，並進行配對、放在長方形上。以此類推，也把另外一個類別標籤「Water」（水）配對放好。

再來，我們會給病人一張「Mountain」（山）的卡片，這是張白色的卡片，紙張的形狀大小跟黑色的正方形一樣。病人除了得大聲唸出卡片上面的字以外，還需要指出「Mountain」是屬於 Land 或 Water 哪一個類別？然後將其放在該類別的區域。接下來，還有其他 5 張印有不同字詞的卡片，如：Lake（湖泊）、Ocean（海洋）、Country（鄉村）、Pacific（太平洋）、Austria（奧地利）。我們需要分別記下病人是否能夠唸出該字詞、進行分類，並且放到分類板上。

活動中所要測試的能力包括：

- 能夠辨認形狀（病人辨認長方形和正方形時）
- 能夠唸讀單詞（病人把卡片上的字詞唸讀出來時）
- 能夠放置卡片（病人把卡片放在分類板上時）
- 能夠分類（病人按照卡片上字詞的所屬類別進行分類時）
- 能夠使用分類板（病人把卡片放在分類板上時）
- 能夠遵循指令（整個活動過程中）

動作技巧與顏色配對

我們會給病人一個方形托盤，托盤裡分成三個長方形區塊，每一長方形區塊都有一個顏色（分別為紅、黃、藍三原色）。病人需要辨認出托盤上的

三個顏色。接著，病人要算出托盤上有多少個長方形。再來，會給病人一個塑膠碗，裡面裝有三個橡膠做的「刺蝟」球（"spike" ball），同樣有紅、黃、藍三個顏色。病人需要使用鑷子（若無法使用鑷子可以用手）把球從碗中夾起，按照顏色配對，放到托盤裡同樣的顏色區塊。當病人完成後，使用冰淇淋挖杓把球舀回碗中。最後，病人要依照指令，分別把托盤、碗、冰淇淋挖杓遞回。

活動中所要測試的能力包括：

- 能夠辨認三原色（病人辨認托盤上每個長方形區塊的顏色時）
- 能夠計算數量（病人計算托盤上有多少個長方形時）
- 能夠做到鉗狀抓握（病人用鑷子把球從碗中夾起，放到托盤時）
- 能夠配對顏色（病人按照顏色配對，把球放到托盤時）
- 粗大動作技巧（病人使用冰淇淋挖杓把球從托盤舀回碗中時）
- 關節活動度（病人使用鑷子和冰淇淋挖杓來移動球時）
- 能夠知道廚房常用物品的名稱（病人依照指令將碗、托盤、冰淇淋挖勺遞回時）
- 能夠遵循指令（整個活動過程中）

▌穿背心

我們會給病人一件特製的合成皮背心，僅能夠披掛在脖子上（沒有讓手臂穿過去的洞），並且只有一個鈕扣。因為男女的鈕扣方向左右相反，所以會依性別給予不同的背心。病人需要穿上背心（從頭上套進去），將鈕扣扣好，再解開鈕扣、脫掉背心、摺好背心、放回有拉鍊的袋子裡、把袋子的拉鍊拉上。

活動中所要測試的能力包括：

- 關節活動度（病人套上背心時）
- 手指鉗狀抓握／能夠操作鈕扣（病人扣上背心的鈕扣、解開鈕扣時）
- 能夠摺衣服（病人摺背心時）
- 能夠把東西放進袋子裡（病人把背心放進袋子裡時）

- 能夠使用拉鍊（病人把袋子的拉鍊拉起來時）
- 能夠遵循指令（整個活動過程中）

如何執行 MMP/MAS 的評估？

一開始，每個活動都會先提供口語指導。由於失智症病人普遍對於遵循多步驟指令有困難，所以給予指導語時，建議一次**不要超過** 2 至 3 個步驟。舉例來說，穿背心的活動包括：病人需要把背心穿上、扣上鈕扣、解開鈕扣、脫掉背心、把背心摺起來、放進袋子裡。因此，活動一開始時，我們會說：「請穿上背心，然後扣上鈕扣。」如果病人成功完成任務，會再說：「請解開鈕扣，然後脫掉背心。」

依照蒙特梭利的概念，如果病人沒辦法遵循完整的口語指令（2 至 3 個步驟），我們可嘗試把口語指令拆解成一次一個步驟。因此，如果病人在一開始穿背心就遇到困難，我們可以先只說：「請穿上背心。」並只有在病人完成動作後，我們才接著說：「扣上鈕扣。」

假使連一步驟指令都沒辦法成功，下一步可以嘗試肢體提示。舉例來說，若給予一步驟口語指令後，病人仍然無法理解我們要他穿上背心，我們可以做出將背心披掛在脖子上的動作，使用肢體動作提示病人。這提供病人更具體的概念，知道自己應該做些什麼。一般來說，肢體提示的協助已足以讓病人開始執行動作。

若是這樣的提示仍然失敗，我們還是可以嘗試其他方法。MMP/MAS 的評估材料裡會多準備一件背心供臨床專業人員使用。必要的時候，我們可以把這件多的背心拿出來，對病人說：「看我！」接著，把背心披掛在我們自己的脖子上，然後說：「現在換你！」

如果肢體示範仍然無效，我們可以嘗試用「手把手」的方式來引導。這是一種常見的策略，我們可以把手放在病人的手上，協助他開始操作。協助時並非替病人完成任務，而是將一開始的「手把手引導」當作提示，引導病人開始執行動作。

以 MMP/MAS 進行評估時，我們不會只侷限在注意病人是否一開始就

能「完美地」完成活動任務，實際上，整個評估過程所發生的每一件事情，都能提供我們許多有用的資訊：病人能夠完成活動的哪些部分？或者，在肢體示範下能夠再完成哪些部分？這都是我們需要觀察的重點。因此，需要謹記在心的是，運用 MMP/MAS 時，不僅是活動操作而已，依前述的蒙特梭利原則適切地執行這些評估才是最重要的；藉由這些不同的活動來評估病人的能力，盡可能獲得我們所需要的資訊。

⚭ 如何運用在 MMP/MAS 評估中所得到的資訊？

假設在機構裡，一位名叫莫莉的中度失智症住民在午餐前都會出現許多問題行為。她因為阿茲海默症出現明顯的認知衰退，其精細動作、粗大動作功能也愈來愈差，使用餐具、早上換衣服等都愈來愈困難。我們使用了 MMP/MAS 來評估莫莉的狀況，發現莫莉能夠使用分類板來進行陸地／水的分類活動（雖然有時她會將字詞分類錯誤）。她使用小鑷子的能力尚可（能夠按壓鑷子，但視力不佳，沒辦法看清楚刺蝟球上凸出的部分），在精細動作的任務中，能夠良好地使用冰淇淋挖杓。她也能夠唸讀及理解短篇故事。MMP/MAS 提供給我們相當豐富的資訊，讓我們能夠設計相關的照護方案來維持她的精細動作能力。她能夠在個別化的蒙特梭利團體活動中，用鑷子夾住「容易看見」的物品。照顧服務員可以和莫莉共同執行這個活動，也可以安排個別化的精細動作活動來提高莫莉的興趣，像是：如果她過去喜歡烹飪，可以請她協助把食譜剪下來，貼在本子上，讓孫子長大後可以使用。

MMP/MAS 也能夠提供我們一些想法來改善莫莉在午餐前的問題行為。她可能需要有事情做才能減少她的問題行為，或許我們可以設計一個餐具分類板，請莫莉幫忙在吃飯前為其他住民布置餐桌、擺好餐具。這樣的安排是因為莫莉能夠在陸地／水的分類活動中使用分類板，所以能運用這樣的機會來讓她負責擺放餐具。我們也知道，她的動作能力還足以拿起或傳遞如叉子、湯匙、杯子尺寸大小的餐具。安排類似的任務，或許可以減少莫莉在午餐前的問題行為。

⟲ MMP/MAS 的聚合效度

Skrajner 等人（2008）的研究中，MMP/MAS 的總分（由第一作者所提供的資料），與簡短智能測驗（MMSE）以及艾倫認知階層篩檢（ACLS）皮革測驗（Leather-lacing Test; www.allen-cognitive-network.org）之間的關聯性為：MMP/MAS 與 MMSE 的相關係數 $r = .63$，與 ACLS 的相關係數 $r = .62$。因此，MMP/MAS 與其他失智症評估測驗之間，顯示有足夠的聚合效度（convergent validity）。此外，MMP/MAS 的評估結果與病人特定的留存能力，以及與這些能力相對應的活動之間，也存在相當明確的關聯性。

遠距訓練

Camp 等人（2012）的研究中提及運用通訊及遠距訓練來協助記憶損傷的病人，其對象為早期阿茲海默症合併第二型糖尿病的病人，使用網際網路和 iPad 接受衛教及訓練。衛教人員會提供病人關於營養、運動、血糖監測、服藥遵從性等衛教資訊。此外，衛教人員也會運用間時提取的技術來訓練病人，提升其服藥遵從性。研究者也曾經透過電話通訊的方式，將間時提取運用於失智症病人（Joltin, Camp, & McMahon, 2003）、創傷性腦傷病人（Bourgeois et al., 2007）。

當運用電子用品作為輔助工具為失智症成人進行訓練時，我們需要依照失智症病人的認知及肢體障礙狀況彈性調整。舉例來說，iPad 上的開始及結束按鍵，對於年長者來說不容易看得清楚，我們可以在 iPad 貼上貼紙來幫助他們知道按鍵的位置。另外，iPad 預設的主畫面上圖示過多，為了要讓失智症病人能夠聚焦與專注，我們可考慮刪除其他圖示，只留下最符合病人日常需求的圖示。此外，對於一些糖尿病病人來說，他們的肢體末梢循環不佳，觸碰螢幕上的圖示時可能無法成功開啟程式，這時可以提供他們手寫筆來克服這個問題。對於低視能病人而言，防眩光的螢幕則格外有幫助。為了讓 iPad 更容易使用，可以依照病人需求準備不同的 iPad 支架；一些病人身處的空間非常有限，需要找到適合在小空間使用的支架（如：可在咖啡桌、

茶几上使用）。簡言之，當我們提供遠距的直接認知治療時，需要因人而異來建立服務系統，才得以有效傳遞復健介入的內容。

結語

　　現行有許多直接認知治療技術可以應用於失智症與相關認知障礙。為了讓治療更有效，建議將目標聚焦在病人依然留存的能力上，讓他們運用這些留存的能力，繞過障礙或進行代償，使失智症病人最大化地發揮既有的功能、提升其獨立性，而不是嘗試讓他們百分百回到與原本一樣的狀態。因此，我們建議應該以功能表現作為治療目標，而非一味地只針對特定已損傷的功能進行復健。幫助認知障礙的病人（如：失智症）實現有意義的社會角色，積極參與在家庭與社群當中，如此便能夠提供病人與照顧者更好的生活品質。這應是我們選擇治療目標以及擬定治療方案時的基本原則，同時，也是我們的終極目標。

Chapter 12

實現最佳的失智照護方案

Natalie F. Douglas, Ph.D., CCC-SLP

「無論那些具有實證的介入方案有多麼強的科學基礎，如果人們或社群沒辦法獲得介入服務，或者方案執行時鬆散隨機，他們便難以從中獲益。我們需要有完善的執行配套措施，以實證為基礎的介入方案才能得以有效落實。」（http://globalimplementation.org/）

　　我們在整本書中已經提到許多評估和治療方法，能夠用以幫助失智症病人及其家屬。這些令人振奮、富有新意的方法，若想要真正在社區的情境中「執行運用」，我們需要主動且刻意地安排，並運用相關執行策略（Fixsen et al., 2005）。新興崛起的「**執行科學**」（implementation science）領域，讓研究者及臨床專業人員都有機會運用這些實證的技術，並且，還確保無論在任何情境下，都能讓病人擁有合理、高品質的照護服務。本章一開始，會先介紹執行科學的基本原則、常用策略，以及如何獲得支持、營造團隊合作。接著是輔助式照護老人公寓的實際案例，介紹目前仍在進行的計畫，討論在實務中如何獲得支持、建立團隊，並將之應用於需要協助的失智症住民。最後，討論如何讓介入方案能夠永續維持。

執行科學的基本原則

　　專家指出，我們必須耗費 17 年，才能將 14% 健康領域的相關研究結果轉化運用在實際照護上（Green, 2008, p. i21）。有鑑於此，執行科學便應運而生。現今已有許多文獻提出改變人類行為、傳播健康照護專業資訊的相關

理論（Ajzen, 1991; Bandura, 1988; Rogers, 2003），然而，這些理論的問題在於，若我們單純仰賴這些被動的知識傳播模式，要將研究結果運用在臨床實務不僅緩不濟急，也有其限度。

　　執行科學具備許多工具和技術，能夠將「研究成果」快速移轉至「社區應用」；其中考量的層面，涉及了健康照護服務過程中的研究者、臨床專業人員、政策制定者、服務使用者、利害關係人等。想要為失智症住民提供最佳的照護方案，落實的過程相當複雜，需要將許多影響因素納入考量。當中許多重要的因素都遠超出臨床之外；臨床專業人員所提供的專業服務，只是眾多因素之一。以記憶輔助工具為例，這個具有實證支持且廣為接受的失智症治療方法，其實自 1990 年代早期即已出現（Bourgeois, 1992）；然而，只有少於二分之一的潛在病人得以受益。其主要原因，多數是組織、政策因素所造成，遠遠超過了臨床專業人員所能掌控的範圍（Bourgeois, 1992; Douglas et al., 2014）。

　　Fixsen 等人（2005）於回顧執行科學文獻時指出，若研究的目標是期望將來能夠直接運用在社區照護場域中，需要經過六個階段。第一階段，研究人員需要找出適合介入的場域，此階段需考量重要的影響因子，如：是否有合適的工作人員能夠執行介入方案，以及機構是否已經準備妥當等。第二階段，介入方案會在社區中完成初步的準備，此階段著重於對執行人員的訓練，通常會採用一對一的教練型態，以確保介入的一致性與信度，並確認與預期的（或研究的）目標相符。第三階段，介入方案將全部由受過訓練的工作人員執行。第四階段，全面實施介入方案。第五階段，蒐集實際情境中所發現的問題納入考量，根據當地的各種脈絡因素進一步調整。

　　第六階段，也就是最後的階段，會在整個介入過程結束後，繼續思考如何讓介入方案能夠永續維持。舉例來說：假設 Camp 博士和 Brush 女士來到我們的照護機構，指導我們蒙特梭利與環境介入的方案，一旦兩位專家離開，我們該如何確保自己所提供的介入方案經過一段時間後，仍然不偏離方案的主軸以及原先的初衷呢？執行科學為了方案的推廣及維持，會分析所有可能影響介入方案執行的變數，這些變數是多元且複雜的（Damschroder et al., 2009）。表 12-1 詳細列出可能影響到介入方案執行的變數，包括：臨床專業人員、機構／組織、介入方案、現有資源、政策考量等。

介入方案的推動需要獲得所有利害關係人的支持，讓他們看到改變與創新，並且積極建立值得信賴的團隊。失智症的介入需要各方的支持與團隊的合作。接下來，我們將討論如何能獲得支持，並建立值得信賴的團隊。

獲得支持並打造真正的團隊

介入意味著「變革」。眾所皆知，變革對於許多健康照護組織來說，具有挑戰性（Bayley et al., 2012）。變革若想要獲得支持，是極度艱困的任務。然而，我們或許能夠從組織心理學與執行科學相關文獻的建議中，找到獲得支持的策略，使介入方案得以推行，讓失智症病人獲得助益（Burke, 2013）。以下的四項建議相當值得讀者參考：(1) 說明需要「變革」的理由，讓關鍵決策者或組織理解；(2) 預先準備大家對於「變革」可能會提出的共通疑問；(3) 展現領導力；(4) 創造非正式但真誠的溝通機會，得到組織中不同權力階層的支持。

▎ 說明需要「變革」的理由

說明需要變革的理由，及評估組織與相關人員是否已準備好改變，皆是成功推展失智症介入方案的要素（Holt et al., 2009）。我們是否已準備好接受變革？如同諺語所說：「不破即不修」（If it's not broke, don't fix it），人們若尚未意識到變革的需求，很少會願意支持新的介入方案或任何的創新。值得慶幸的是，失智症的照護本身就存在許多誘因來鼓勵變革。失智症病人可能因為溝通障礙而出現負向行為，本書中討論過的介入方案都可用來提升失智症病人的溝通功能，例如「提示卡」或「間時提取」等介入方式，可能就會激起長照機構照顧服務員的興趣，想要將其運用在自己的實務工作。在工作中，照顧服務員經常需要不斷要求住民注意安全，若採用新的介入方式，不僅能夠提升失智症住民的安全，也能降低照顧服務員的工作負擔。

表 12-1　影響介入方案執行的變數

變數	執行科學的考量
臨床專業人員的個人特質	他（她）的智識能力（intellectual ability）如何？ 他（她）的學習類型為何？ 他（她）作為健康照護人員的動機為何？
組織特性	組織氛圍及結構為何？ 組織結構內，是否有容許改變的空間？ 領導風格的類型為何？ 組織內是否有影響介入方案的正向／負向因子？ 是否有任何激勵的誘因，鼓勵大家運用介入方案？
介入方案	介入方案的實際內容為何？ 是否有明確的治療程序及信度檢核表？
健康照護人員對於介入方案的認識	他（她）對於介入方案的瞭解程度為何？ 他（她）是否能夠改變對介入方案的既有概念？
介入方案的特點	哪些重要元素構成了此介入方案？ 哪些元素可以改變？哪些元素是無法調整的？ 此介入方案有多大的調整空間，以符合當地／該機構的需求？
資源的可取得程度	執行介入方案需要多少時間？ 執行介入方案需要多少費用？ 執行介入方案需要多少空間？ 執行介入方案是否符合成本效益？ 執行介入方案是否能達到損益平衡？ 執行介入方案是否成本過高？
提供持續介入的可能性	執行介入方案需要哪些資源，才能持續維持介入成效？
健康照護人員的訓練	是否有線上訓練？ 是否有一日研討會？ 是否提供書面教材及學習評量？ 是否提供教練式的臨床訓練，訓練結束是否提供後續協助？
服務使用者對於介入方案的認識	對於病人或家屬來説，能夠接受介入方案嗎？ 對於病人或家屬來説，介入方案對他們來説是有價值的嗎？
政策與法律	政府政策或機構規範會如何影響提供方案的方式？ 保險公司能夠給付介入方案嗎？

資料來源：改編自 Damschroder 等人（2009）。

現在，已經有許多工具能夠用於評估組織內的健康照護人員是否準備好迎接變革，*Organizational Readiness to Change Assessment*（簡稱 ORCA）（Helfrich et al., 2009）即是其中之一。此評估是基於健康服務研究執行促進模式（Promoting Action on Research Implementation in Health Services）（Kitson et al., 2008）的架構所設計，目的在將最好的健康照護模式移轉運用在使用者身上。使用 ORCA 評估時，健康照護組織的成員會需要針對組織當前的狀況以及即將發生的變革，依據自己的理解和感受評分。執行介入方案前若能蒐集到這些資料，無論對於服務使用者或臨床人員都會有正向的幫助（Hagedorn & Heideman, 2010）。執行創新的方案之前，瞭解共通的問題，即是蒐集資料的方法之一。

▌事先預備常見的疑問

大部分的工作人員對於變革經常是抱持懷疑的態度，因此為了贏得大家的支持，需要先瞭解大家心中共同的疑問，並且事先做好準備（Brotherton, 2011）。北卡羅來納大學教堂山校區（University of North Carolina at Chapel Hill）提供了一個相當實用的資源：Active Implementation Hub（https://nirn.fpg.unc.edu/ai-hub）來幫助我們實現最佳的照護方案，其中便列出了當我們面對改變時經常會有的疑問。舉例來說，大家會想知道：(1) 有別於以往，這次有什麼不同？(2) 會不會只是一頭熱，熱度很快就消退？(3) 為什麼我要投入時間和精力學習新的介入方案？(4) 你是不是認為我做得不夠好，所以才要將新的介入方案導入機構？（Hall & Hord, 2014; Telfer, 2011）若我們能夠在執行介入方案前營造互信的氛圍，共同討論這些問題，將會是讓大家願意支持新方案的關鍵。這些問題能夠緩和改變所帶來的不確定感，並營造安心的環境。我們或許可以這樣說：「這個介入方案，不是針對任何人，也不是只有**你**或**我**，而是需要**我們**大家一起來努力。」在大部分的機構中，如果想要營造這樣的氛圍或環境，領導力將是關鍵。

▎展現領導力

領導力是失智症介入方案付諸實踐的另外一個關鍵。若領導者對於失智症的介入並不了解，或始終保持中立觀望的態度，便可能會影響到介入方案的推廣；失智症病人能否從中獲益，取決於領導者對於新的方案是否支持（Douglas et al., 2014）。一般來說，語言治療師多半是在一個龐大的系統中（例如：長照系統、醫院系統、居家系統）提供失智症病人介入服務。主導這些系統的關鍵領導者需要意識到，對於逐年增加的失智人口來說，哪些才是真正有用的介入方案。實際上，失智照護服務需要領導者的支持；想要實踐方案需要團隊合作，無法單打獨鬥。

有彈性的領導者會願意接納不同的觀點。調適型的領導方式（adaptive leadership）才能建立真正的團隊合作關係（Heifetz, Linsky, & Grashow, 2009）。通常，一般的領導者習慣「由上而下」的領導方式，而調適型的領導者則會抽身「綜觀全局」，從不同的角度思考，以汲取不同立場的寶貴意見。舉例來說，語言治療師和護理之家的管理者之間，彼此所考量的優先次序可能就有所不同。沒有一個觀點是錯誤的，但我們需要更多彈性來瞭解彼此。只有良好的溝通，才有機會欣賞彼此的觀點。目前有許多容易上手的工具可用來改善溝通的過程。

表 12-2 的 *Communication Profile*，可用來協助組織的領導者與其工作成員達成雙向溝通的目的。工作成員不只是提出組織內的問題，也需要指出目前的優勢。過程中，也鼓勵成員能夠說明他們的顧慮，以及希望進一步溝通的議題。接著，還會引導工作成員列出需要參與其中的人員名單，並估計溝通所需的時間。最後，提出希望與對方溝通的方式／形式、時間表等。表 12-2 為相關範例：語言治療師說明自己在長期照護場域中推展記憶輔助工具時所遭遇到的困境，希望能進一步溝通。

表 12-2　*Communication Profile*

理由	記憶輔助工具能幫助失智症住民更加獨立，提升福祉與生活品質。
需要溝通的議題	我沒有時間或資源製作記憶輔助工具。 我做了記憶輔助工具後，也無法類化運用。
負責人員	復健單位主管 照顧服務員
時程表、時間分配	復健單位主管：15 分鐘 照顧服務員：20 分鐘
形式	復健單位主管：午餐會報 照顧服務員：臨床訓練（教練式輔導）
回應時程表	復健單位主管：1 週內 照顧服務員：2 天內
回應形式	復健單位主管：編列記憶輔助工具的預算、增加 15 分鐘的治療時間 照顧服務員：重複示範使用記憶輔助工具 3 回

註：以上量表在 Active Implementation Hub（https://nirn.fpg.unc.edu/ai-hub）可免費取得。

　　除此之外，還有許多其他非正式的方法可用來獲得支持，以下從社交溝通網絡的角度來討論這些方法。

▍為不同權力階層的人，創造非正式、真誠的溝通機會

　　社交溝通網絡分析能夠讓我們瞭解資訊如何傳播與轉移（Wasserman & Faust, 2009）。圖 12-1 為典型的階層式溝通結構，在此圖中，Ryan 位於階層的最高位，他能夠和四個人直接地溝通，這四個人也有各自屬於自己能夠直接溝通的群組。圖 12-2 則是凝聚式的溝通結構，在此圖中，比起典型的階層式溝通結構，Ryan 身處溝通網絡的中心，擁有更大的影響力；其溝通夥伴之間的連結也更為密切。

　　文獻指出，如果機構的文化和氛圍有較佳的凝聚力（圖 12-2），會比較容易接受創新與改變。若想要引進創新的概念，並產生改變（例如：提供失智症病人創新的治療方法），處在溝通網絡的核心位置時，推廣較容易成功；然而成功與否卻不一定跟權力階級有關（Battilana & Casciaro, 2013）。

　　我們可以為核心網絡或其他非正式網絡，營造非正式且輕鬆的溝通機會，例如：聚餐、喝咖啡、不同權力位階共同分享責任、強化已有的連結等。舉例來說，不同權力位階的人，如果小孩都在同一個學區就讀，彼此之間的討論可能更加豐富、建立的連結會更為深入。

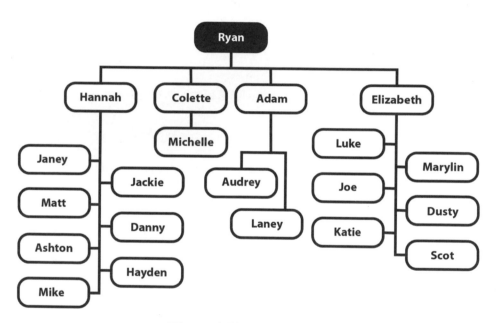

圖 12-1 │ 階層式溝通網絡

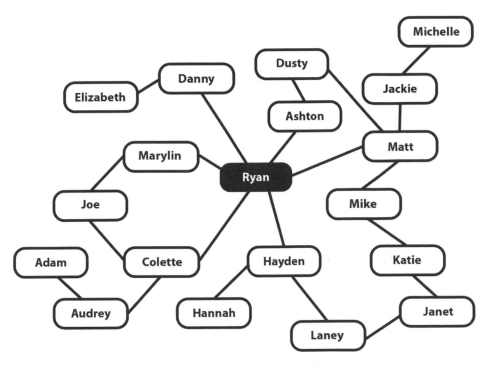

圖 12-2｜非正式溝通網絡

　　「改善非正式溝通網絡」這樣的概念可能很抽象，接下來將以實際案例進一步說明。

實際案例：獲得支持及打造真正的團隊

█ 背景資訊

　　瓊斯先生，83 歲男性，住在提供輔助式照護的老人公寓。病史包括：血管型失智症、慢性阻塞性肺病、心律不整。18 個月前接受了膝蓋置換術。目前服用的藥有 advair、Colace、albuterol，夜間需要使用鼻導管來提供氧氣支持。

　　因為瓊斯先生出現行為問題的頻率，增加至一週發生 4 次，所以轉介給語言治療師。此外，他還出現了新的負向行為，包括：向工作人員吐口水、

肢體攻擊工作人員、拒絕洗澡、坐臥不寧、無聊厭煩。除了傳統的認知溝通評估外，也安排了焦點團體，邀請所有負責照顧瓊斯先生的相關人員參與，包括了七位照顧服務員及一位護理師。在焦點團體中，我們也發現其他需要關注的問題。

　　焦點團體中，我們一直不斷傳達的訊息是：參與其中的成員，無論是照顧服務員或護理師所分享的一切都很珍貴。並且，介入的方案會依照他們所在意的問題與實際的需求進行調整。無論是焦點團體，或是一對一的教練課程，都會一直不斷明確地強調，整個團隊非常重視照顧服務員的需求與意見，範例如下：

　　「你是最瞭解瓊斯先生的人，所以你的觀察和意見非常重要。」
　　「我沒有辦法像你做得那麼好。你是最瞭解他的人，我覺得你那樣子做真的很好！」

　　接著，在某些情境議題上，會讓照顧服務員從數個選項之中來選擇，藉此提升其掌控感及自我效能感（self-efficacy）。舉例來說，在某個特定情境中會給予至少三種選擇，而不是只有單一選項。明確強調價值、提供彈性選擇，能夠讓照顧服務員相信他們的確有能力幫助失智症的住民，也因此能夠更加支持介入方案。

　　介入方案也依據照顧服務員所提出的優先順序調整，舉例來說，照顧服務員表示瓊斯先生比較喜歡在上午 11 點後，才開始自我照顧的活動。即便這樣的時間安排因為接近中午的備餐時間，對於大部分的工作人員來說並不方便；但是，我們只要稍微調整工作分配及介入的方式，不僅能讓病人獲益，也有利於團隊運作。

▌ 介入建議

　　治療程序包括「營造環境」與「行為介入」兩個面向。工作人員與機構的支持與否，關乎失智症介入方案可否成功。我們運用焦點團體的方式來獲

得理解和支持，也藉由分享咖啡、餅乾、點心來營造非正式的聚會。

環境的介入策略，包括：建立記憶輔助機制幫助住民獨立沐浴、較大的電子時鐘來提升定向感、視覺文字提示住民每天打電話給女兒、文字告示牌告知髒的內衣褲放在哪個籃子裡。焦點團體中，我們瞭解到住民會把髒的內衣褲和其他的衣物放在一起，增加了照顧服務員洗衣服的工作負擔。若將記憶輔助的介入結合實際發生的事件，又剛好切合了照顧服務員原本就在意的問題，如此一來，便更加有機會贏得他們對於方案的支持。透過這些方式，他們不只知道自己需要改變，也已經準備好做出改變！圖 12-3 為幫助住民獨立沐浴的記憶輔助方法。

關於負向行為的處理，有一種方式是將間時提取訓練與有意義的活動結合（Brush & Camp, 1998; Hopper et al., 2013）。在評估過程中，我們從瓊斯先生及他的家人得知，瓊斯先生無論在過去生活中或現在神智清醒的時刻，

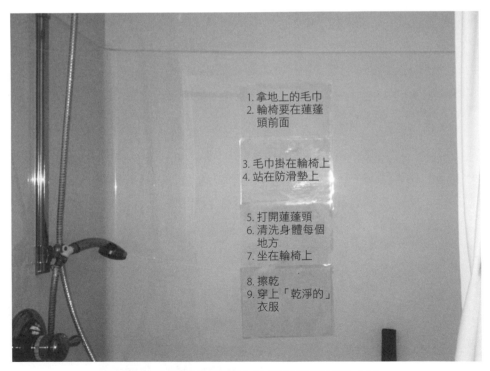

圖 12-3｜幫助住民獨立沐浴的記憶輔助方法

都希望自己在其他人的眼中是一位「紳士」。所以，當瓊斯先生通過間時提取的篩檢後，我們便提供照顧服務員相關的介入訓練，直接在社區生活的情境中運用，其操作程序如下：

「如果那些女士來幫忙你的時候，你要做什麼？」
口語回應的預期目標：「像個紳士！」
肢體動作的預期目標：雙手交疊放在膝蓋上

　　評估過程中也瞭解到，瓊斯先生是博弈愛好者，所以在個別化的活動中，我們設計了步驟提示卡，讓瓊斯先生可以按照指示將硬幣分類，並依照數量用紙把硬幣包成一卷收好。這個活動不僅設計給瓊斯先生個人，也會在公共空間讓大家一起參與，除了促進社交互動，還能減少無聊感。請見圖12-4。

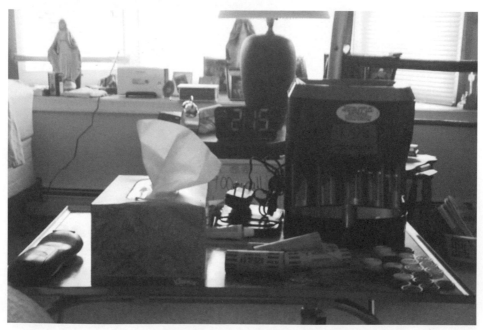

圖 12-4 ｜ 有意義的活動：將硬幣分類、包成一卷

▌團隊合作與贏得支持的策略

執行介入方案時，語言治療師能夠直接介入固然很好，但想要落實在病人的日常生活中，若缺少各團隊成員的合作及參與，將困難重重。因此需要考慮，對於那些在焦點團體或非正式聚會中尚未準備好接受新介入方案的團隊成員，我們還能夠做些什麼？實際上，每一位照顧服務員對於失智症的知識背景及瞭解程度都不盡相同，因此，我們一開始會先安排失智症相關的教育訓練。接著，列出詳細且明確的程序，讓他們知道如何運用記憶輔助。同時，也會提供文字精簡、容易理解的參考資料，讓大家更加瞭解介入方案的內容。

再來，我們不僅運用角色扮演的方式，也讓大家直接在現場進行實作，將相關技巧應用至實際情境中，並當場即時提供教練式訓練，依需求調整介入程序。如此，能夠讓照顧服務員在實際獨立與住民直接接觸和互動之前，以安全、無風險的方式練習相關技巧。為了讓大家能夠熟悉，每週至少會安排四堂課重複練習，通常會在一天安排兩堂課。

在瓊斯先生的案例中，我們在實際開始推行介入方案之前，已率先得到組織的支持。為了要更進一步爭取管理者的支持，我們用簡單易懂的方式呈現方案可以帶來的效益。這個機構的管理者也具備高度彈性，願意聽取每位成員的意見。此外，我們直接明列出這個方案能夠帶來的效益，張貼在機構中大家都能夠看得到的地方。接著，我們更進一步讓機構志工共同參與並將其角色的價值最大化。

當然，我們也遇到了一些問題，少數照顧服務員認為這些介入並非他們的職責範圍。此時，我們並沒有「逆流而上」；我們對他們提出的意見表示尊重和理解，沒有強制他們加入方案。不過，有一位照顧服務員全然支持瓊斯先生的介入方案。她執行方案時的表現是照顧服務員中的佼佼者，同時，也是照顧服務員溝通網絡的核心人物。因此，其他的照顧服務員更願意接受她的建議。

我們還會準備一些照顧服務員喜歡的食物或點心，鼓勵、增強他們的參

與。此外，也讓照顧服務員一起設計禮物卡，以不同的方式來參與計畫。另外有些照顧服務員想要申請進修護理學程，我們的團隊也幫忙寫推薦信，支持他們未來的職涯發展。當然，最大的回饋和工作成就感還是來自住民的進步。有一位住民原本需要兩個人幫忙洗澡，後來只需要在提示下就能獨立沐浴，這對於照顧服務員來說就是最好的鼓勵與增強。

此外，照顧服務員也被允許，在非常忙碌的時期不需要填寫信度檢核、資料蒐集的表單。「共享責任」也是提升支持度的做法之一。舉例來說，訓練者可以說：「如果你現在能夠一起參與訓練，我們可以幫助你共同分擔其他的工作。」我們的團隊會協助備餐、布置餐桌、引導住民出來用餐，減輕照顧服務員的工作負荷。此外，團隊也會在常規以外的時間（上午 9 點前、下午 5 點後、週末）提供協助，以提高大家對介入方案的支持度。

最後，團隊會運用同理聆聽的技巧幫助學員。舉例來說，其中一位照顧服務員的兒子被診斷為自閉症類群障礙症，需要專業人員的協助，我們便幫忙轉介給相關專業服務。我們也藉由分擔工作來促進正向的情緒氛圍。團隊成員的孩子如果就讀於同一個學區，便會一起天南地北地聊、互吐苦水，當然，都是些無傷大雅的閒聊。

上述案例大致勾勒出如何成功獲得社區機構工作人員支持的方式，然而，如何讓介入方案能夠永續維持，是接下來需要關切的重要議題。以下將說明品質改善循環的概念，其為幫助介入方案永續維持的工具。

讓介入方案永續維持

品質改善循環（improvement cycle）的概念，源自 1920 年代製造業的品質改善管理方法（Shewart, 1931）。後來，同樣的概念也運用在健康照護領域，並產生重大的影響（Varkey, Reller, & Resar, 2007）。

相關人員或健康照護團隊完成訓練後，會先執行方案並持續一段特定的時間。之後，便會請利害關係人提供質性及量化的回饋，以瞭解因為介入方案所做出的種種改變，哪些有效？而哪些則無明顯成效？

　　當各方達到共識，找出哪些需要修正或調整之後，也要確認這些改變是否符合創新方案的核心價值。建議在第一線的工作現場中直接運用品質改善循環此工具，持續不斷蒐集資料，並預設一段時間來完成品質改善循環。此外，最好將方案直接內建在健康照護系統中，而不是仰賴個人的性格、喜好或熱情來運作。

　　品質改善循環的首要問題：「我們想要達成什麼？」由於團隊合作是重點，「我們」需要包括所有利害關係人。以瓊斯先生為例，「我們」想要確保瓊斯先生能夠繼續留在原本的社區機構裡，不會因為需要更進階、更複雜的照護而轉到護理之家。最重要的是，邀請**每一個人**（照顧服務員、護理師、臨床專業人員、主管），一同齊心努力理解住民的終極照護目標為何。

　　接著，品質改善循環的第二個提問：「我們要怎麼知道這樣的改變能夠有助於改善？」以瓊斯先生為例，將問題行為減少至每週發生一次是大家都覺得合理的目標，也是我們希望為瓊斯先生帶來改善的地方。最後，「什麼樣的改變能夠有助於改善？」是對所有利害關係人的提問。對於瓊斯先生來說，我們共同認為，若能改變他所居住的公寓及沐浴的環境，便能有助於改善。實際改變後產生了正向的效益——瓊斯先生在日常生活活動中的獨立性變高。

　　雖然瓊斯先生的案例看起來相當理想，但其實我們也曾經因為瓊斯先生的打嗝問題，在品質改善循環中調整了介入的方法。如圖 12-5 所示，在執行介入方案後，或品質改善循環的「執行」（Do）階段之後，會邀請利害關係人共同研究（Study）介入後的結果，並確認哪些有用、哪些無用。在計畫（Plan）階段則需要許多腦力激盪，我們會藉由研究（Study）階段的結果，將那些有效且必須的改變落實於行動（Act）中。舉例來說，如果瓊斯先生因為挫折而在活動過程中將錢亂丟，我們便需要共同思考有哪些替代活動。這個過程會不斷地重複，以確保介入方案的成效能夠一直維持在最佳的狀況。

　　失智症的臨床創新與介入，只有在有需求的人都能接受到服務，並將其影響層面擴及至最廣時，才能發揮最大的效益。執行科學提供了相關工具與

技巧，協助我們以更有效率的方式，將創新的方案轉移運用在社區的實際情境中。其中許多方法，能夠幫助我們獲得更多支持、打造真正的團隊。我們在失智照護的這條路上，需要仰賴彼此，沒有人能夠單打獨鬥。失智照護的創新方案，若能藉由有效的執行策略，我們便能確保每一位失智症的病人，都能接受高品質且合理的照護。每一位失智症病人都值得我們這樣做。

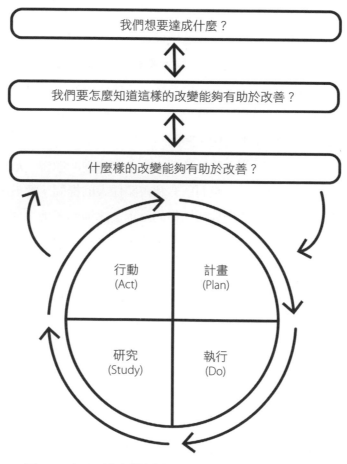

圖 12-5│品質改善循環（improvement cycles）

專家推薦

　　長照服務實務工作中，有許多的惋惜是來自於醫療資源取得不易，社區中約有三成長者在我們第一次接觸時，已是中度以上的失智症病人。若能儘早發現失智高風險長者，並依本書所述之藥物、生活、環境、行為等不同照護層面，連結支持性資源、提供有效的照顧者訓練，一起學習和失智共處，才能夠讓失智者被理解，並獲得友善的照護方式，進而提升生活品質。

戴玉琴／門諾醫院長照部主任

詞彙表

Acalculia 失算症

失算症（勿與計算障礙 [dyscalculia] 混淆）是一種後天性的障礙，失算症病人在計算簡單的數學問題時（如：加、減、乘、除，或單純判斷數字大小）會出現困難。「失算症」與「計算障礙」間最大的差異在於，失算症是由後天神經性損傷所造成（如：中風）；計算障礙則屬於特定型發展障礙，經常是在學習數學概念的過程中被發現。失算症的英文「acalculia」首字「a」在希臘文中有「否定、無法」的意思，拉丁文「calculare」指的則是「計算」。

Acetylcholine 乙醯膽鹼

乙醯膽鹼是自律神經系統（autonomic nervous system，簡稱 ANS）中的一種神經傳導物質，會作用於周邊神經系統（peripheral nervous system，簡稱 PNS）及中樞神經系統（central nervous system，簡稱 CNS）。同時，也是軀體神經的運動神經分支（motor division of the somatic nervous system）唯一神經傳導物質，以及所有自律神經節（autonomic ganglia）的主要神經傳導物質。

Acetylcholinesterase inhibitor（AChEI）乙醯膽鹼酯酶抑制劑

或稱為抗膽鹼酯酶（anti-cholinesterase），是一種化學物質，用來抑制乙醯膽鹼酶，避免乙醯膽鹼被破壞。如此，便能夠增加乙醯膽鹼的濃度及作用時間。抑制劑的種類包括：可逆（reversible）、準不可逆（quasi-irreversible or pseudirreversible）、不可逆（irreversible）。

Agnosia 失認症

失認症的病人無法處理感覺訊息，通常其感官能力並無損傷，也沒有明顯的記憶問題，但無法辨認物品、人物、聲音、形狀、氣味等。失認症常見於腦

傷或神經性損傷，特別是當病灶位置位於枕顳葉邊界時容易出現，此為腹側流
（ventral stream）的一部分。失認症一般只會影響到單一感官知覺，如：視覺
或聽覺。

Akathisia 靜坐不能

無法靜下來坐著。

Akinesia 運動不能

因為中樞神經系統的運動程序在選擇、啟動出現問題，而無法啟動動作。
動作控制的直接路徑中，若多巴胺神經元的活動嚴重不足，會造成運動不能，
常見於重度帕金森氏症病人。

Alexia 失讀症

由於腦部障礙而影響到閱讀能力。

Anhedonia 失樂症

無法從往常開心的活動中感受到愉悅。

Anomia 命名困難

屬於失語症的一種，病人無法回想起日常物品的名稱。

Antiemetic 止吐劑

有效止吐或舒緩噁心的藥物，常用於治療動暈症，或緩解因為鴉片類止痛
劑、全身麻醉、化療藥物所造成的副作用。

Anosognosia 病覺缺失症

病覺缺失症的病人缺乏自我覺察能力，無法察覺自己失能的狀況。

Apraxia 失用症

無法執行已習得且具有目的性的動作。

Aprosodia 節律異常

屬於神經性問題，病人對於口語中的節律及其所代表的情緒意義，無法充分地理解或適切地表達。

Bradykinesia 運動遲緩

運動遲緩常見於帕金森氏症及基底核異常的病人，指的是「動作執行時」緩慢，與運動不能（akinesia）的「動作啟動」緩慢有所不同。運動遲緩屬於帕金森氏症候群的四大核心症狀之一，其他三種主要症狀為顫抖、僵直、姿勢不穩。運動遲緩也是造成帕金森氏症病人臉部動作僵硬、面無表情的原因，俗稱「撲克臉」。

Circumlocution 迂迴語

使用比一般狀況更多的詞彙來迂迴描述。

Corticobasal degeneration (CBD) or Corticobasal ganglionic degeneration (CBGD) 腦皮質基底核退化

屬於罕見漸進式神經性退化疾病，涉及大腦皮質及基底核，通常在 50 至 70 歲之間發生，平均病程為 6 年。腦皮質基底核退化為帕金森氏症附加症候群（Parkinson plus syndrome）的一種，其病人會出現明顯的動作障礙及認知功能異常。由於腦皮質基底核退化經常與帕金森氏症、進行性上眼神經核麻痺症、路易氏體失智症的症狀類似，故臨床鑑別診斷相當困難。

Dementia with Lewy bodies (DLB) 路易氏體失智症

屬於失智症的一種，與帕金森氏症密切關聯，也稱為瀰漫性路易氏體症、皮質路易氏體症、路易氏體型老年失智症。路易氏體失智症的病人於其大腦屍剖組織中，可在神經元發現路易氏體、α-突觸核蛋白（α-synuclein）與泛素蛋白質（ubiquitin protein）團塊。在美國約有 130 萬人罹患路易氏體失智症。

Drug interaction 藥物交互作用

當藥物與另外一種物質（通常是另一種藥物）同時服用時，可能會出現加乘（synergistic）效果，使藥效增強；或出現拮抗（antagonistic）作用，使藥效

降低；也有可能出現新的藥物作用（原本兩種藥物都沒有的效果）。

Dysphoria 焦躁不安

一種嚴重焦躁、不滿的精神狀態，常見反應為情緒憂慮或漠不關心，且通常伴隨憂鬱、焦慮、躁動；與其相反的狀態稱之為精神亢奮（euphoria）。

Dystonia 肌張力不全

屬於神經性動作障礙的一種，會出現持續性的肌肉收縮，造成肢體動作扭曲、重複性動作、姿勢異常等，動作可能像是顫抖。當病人做出自主動作時，較容易誘發肌張力不全，或使得本來肌張力不全的狀況變得更嚴重，且症狀可能會出現「溢流」（overflow），影響周圍的肌肉。

Echolalia 鸚鵡式仿說

無意義地重複其他人說的話，為精神疾病的症狀之一。

Epinephrine、norepinephrine 腎上腺素與正腎上腺素

兩種不同但相關的荷爾蒙，由腎上腺的髓質（medulla of the adrenal gland）分泌於交感神經末梢，作為化學介質，傳遞神經衝動至作用器官。

Extrapyramidal symptom (EPS) 錐體外徑症候群

也稱為錐體外徑副作用（extrapyramidal side effect，簡稱 EPSE），為藥物引發的動作異常，可能出現急性與遲發性症狀，包括：肌張力不全（持續性痙攣及肌肉收縮）、**靜坐不能（akathisia；動作躁動）**、帕金森氏症候群（僵直、運動遲緩、顫抖）、遲發性異動症（不規律的痙攣動作）。一些病人停用抗精神病藥物的原因，可能是未達預期之療效，抑或無法忍受如錐體外徑症候群的副作用。

Frontotemporal lobar degeneration 額顳葉退化

額顳葉型失智症的病人，其大腦額葉與顳葉出現萎縮的病變，但頂葉與枕葉未受到影響。

Globus pallidus 蒼白球

也稱為**舊紋狀體**（paleostriatum），屬於大腦皮質下結構，為端腦（telencephalon）的一部分，其功能與下視丘（subthalamus）關係密切——兩者同樣皆是錐體外徑運動系統的一部分。蒼白球與紋狀體（striatum）、黑質（substantia nigra）同是構成基底核（basal ganglia）的重要部分。

GABA γ-胺基丁酸

GABA 是哺乳動物的中樞神經系統中，主要的抑制性神經傳導物質，功能為降低整個神經系統的神經興奮性。

Glutamate 麩醯胺酸

麩醯胺酸是脊神經系統（vertebrate nervous system）中，含量最高的興奮性神經傳導物質。麩醯胺酸儲存於化學性突觸的囊泡（vesicle），神經衝動引發突觸前細胞（pre-synaptic cell）釋放出麩醯胺酸。

Glycine（Gly 或 G）甘胺酸

化學式為 NH_2CH_2COOH 的有機化合物，甘胺酸的側鍵是一個氫原子。20 種常見蛋白質胺基酸中，甘胺酸是最小的一種，遺傳密碼的密碼子為 GGU、GGC、GGA、GGG。

Histamine 組織胺

組織胺是一種有機含氮化合物，涉及局部免疫反應，調節消化道的生理功能，同時，也是神經傳導物質的一種。組織胺會參與發炎反應，當體內出現外來病原體時，臨近結締組織中的嗜鹼性白血球（basophil）及肥大細胞（mast cell）會產生組織胺，作為免疫反應的一部分，以對抗外來的病原體。組織胺會增加微血管對白血球與某些蛋白質的滲透性，讓白血球得以由微血管進入感染的組織，吞噬病原體。

Hypophonia 說話音量太小

由於發聲相關肌群缺乏協調，導致說話音量微弱，常見於帕金森氏症病人。治療方式包括：相關的嗓音治療法、縮短說話語句長度、呼吸運動、聲帶

肌肉運動訓練等。

Hyperthymia 情感增盛

是一種異常樂觀正向的性格類型，與雙極性疾患的輕躁症（hypomania）相似，但相對來說狀況比較穩定。

Idiopathic basal ganglia calcification 特發性基底核鈣化

也稱為 **Fahr 氏病**（Fahr disease），為一罕見疾病，在基底核出現鈣化。

Lead pipe rigidity 鉛管式僵直

為帕金森氏症候群的僵直類型之一，會出現張力一致如鉛管般的僵直狀況。（補充說明：另一種僵直的類型，則是齒輪式僵直 [cogwheel rigidity]，即便病人在放鬆時扳動他的手腳，仍會出現如齒輪轉動時一頓一頓的狀況。）

Lewy body 路易氏體

在帕金森氏症、路易氏體失智症、其他疾病病人的神經細胞中，出現異常的蛋白質聚積，需進行大腦組織切片，藉由顯微鏡才能發現。

Metacognition 後設認知

屬於高階思考能力，用於理解、分析、掌控自身的認知歷程，學習時尤為需要。

Micrographia 字體變小

屬於後天疾病的一種，通常與基底核的神經性退化疾病有關，病人手寫字體異常地小、字與字之間出現重疊，或是愈寫愈小。

Multiple-system atrophy（MSA）多重系統退化症

屬於退化性神經疾病，與大腦特定區域的神經細胞退化有關，細胞退化造成動作、平衡出現問題，自律神經功能可能也受到影響，如：膀胱控制、血壓調節等。造成多重系統退化症的原因不明，也尚未發現任何特定風險因子；好發於男性（約佔 55%）。常見發病年齡約在 50 歲後期至 60 歲前期。多重系統退化症病人通常會出現類似於帕金森氏症病人的症狀，但是治療帕金森氏症的

多巴胺藥物使用在多重系統退化症病人身上，一般成效不彰。

Muscarinic receptor 蕈毒鹼類受體

乙醯膽鹼有兩種受體，包括蕈毒鹼類受體（muscarinic receptor）及尼古丁乙醯膽鹼受體（nicotinic acetylcholine receptor，簡稱 nAChR）。蕈毒鹼類受體對蕈毒鹼（muscarine）的敏感度高於尼古丁（nicotine），故以此命名。與之相對的是尼古丁乙醯膽鹼受體，是一種自律神經系統中重要的離子通道受體。許多藥物或物質（如：pilocarpine、scopolamine）可作為選擇性促進劑或拮抗劑，來調控上述兩種不同的受體。

Nicotinic acetylcholine receptor（nAChR）尼古丁乙醯膽鹼受體

此神經受體在化學刺激後，會傳遞讓肌肉收縮的訊號。尼古丁乙醯膽鹼受體屬於膽鹼受體（cholinergic receptor），形成配體管制型離子通道（ligand-gated ion channel），位於特定神經元的原生質膜上，可見於神經肌肉接合處突觸前與突觸後的位置。尼古丁乙醯膽鹼受體作為離子型受體（ionotropic receptor），本身可直接控制離子通道，並沒有如代謝型受體（metabotropic receptor）使用第二傳訊者。尼古丁乙醯膽鹼受體在目前離子型受體的相關研究中最為透徹。

Norepinephrine 正腎上腺素

正腎上腺素是一種荷爾蒙，也是一種神經傳導物質，主要與警戒度有關。（補充說明：多巴胺與正腎上腺素的化學結構相似，與認知警醒有關。）

Oculomotor nerve palsy 動眼神經麻痺

動眼神經麻痺是由於第三對腦神經或是其分支受損所造成。動眼神經（oculomotor nerve）主要支配眼球肌肉的動作控制，如果動眼神經出現損傷，則無法正常移動眼睛。此外，動眼神經也支配「提上眼瞼肌」（levator palpebrae superioris）以及「瞳孔括約肌」（sphincter pupillae）。若眼球移動受限，嚴重時會讓病人無法正常直視，故會出現斜視（strabismus），最後可能導致複視（double vision）。

Olivopontocerebellar atrophy（OPCA）橄欖體橋腦小腦萎縮

大腦特定區域的神經元出現退化，包括：小腦、橋腦、下橄欖核。橄欖體橋腦小腦萎縮出現在許多神經退化性症候群之中，例如：遺傳性與非遺傳性共濟失調（如：**遺傳性脊髓小腦共濟失調症 [spinocerebellar ataxia]**，亦稱 Machado-Joseph disease）、多重系統退化症。

Palilalia 複語症

複語症的英文「palilalia」源自希臘語 πάλιν，意指「再次」，以及希臘語 λαλιά，意指「言語、說話」，是一種複雜的抽動症（complex tic）、言語障礙，包括：不自主地重複音節、詞彙、片語等。複語症與其他複雜的肌抽動症具有相似的言語特徵，如：鸚鵡式仿說（echolalia）、穢語症（coprolalia）等，但複語症的不同之處在於，其內容一般符合溝通的情境。

Paresthesia 感覺異常

在沒有任何明顯長期外在作用的狀況下，皮膚出現刺痛、癢、針扎感、灼熱感等。感覺異常可能短暫出現或是持續存在。

Progressive supranuclear palsy（PSP）進行性上眼神經核麻痺症

又稱為 Steele-Richardson-Olszewski 症候群，於 1963 年由加拿大的三位醫師提出，是一種退化性疾病，腦部某些特定區域的體積會逐漸萎縮或喪失。

Proprioception 本體感覺

能夠感知到自己身體相鄰部位之間的相對位置，以及動作過程所使用的力量。大腦在接收到本體感覺與前庭系統（vestibular system）的訊息後，會將之整合，構成對身體姿勢、動作、加速度的整體感知。

Prosopagnosia 臉盲症／面部辨識能力缺乏症

是認知障礙的一種，病人辨認人臉的能力受損，然而其他面向的視覺處理能力（如：物品區辨）與智力功能（如：決策）卻仍完好無損。

Psychomotor retardation 精神運動性遲滯

也稱作「精神運動損傷」（psychomotor impairment）或者「運動心智遲滯」（motormental retardation），會出現思考及運動速度變慢的狀況。精神運動性遲滯病人的肢體動作可能會明顯變得緩慢，且情緒反應遲鈍（包括：說話速度、情感表達）。

Serotonin 血清素

人體中約有 90% 的血清素位於腸胃道中的腸嗜鉻細胞（enterochromaffin cell），用於調節腸道動作。其餘的血清素由中樞神經系統的血清素神經細胞（serotonergic neuron）合成，具有許多不同的功能，如：調節心情、食慾、睡眠等。血清素也與認知功能有關，如：記憶與學習。許多抗憂鬱劑即是藉由調節突觸的血清素濃度來達到效果。

Spinocerebellar ataxia（SCA）脊髓小腦共濟失調症

是一種漸進性、退化性、遺傳性的疾病，臨床表現不僅多元，且差異性大，故不同的症狀類型可能會被給予不同的診斷。在美國，約有 15 萬人被診斷為共濟失調症，其中脊髓小腦共濟失調症的人數最多，且死亡率高，目前尚無有效的治療方式或藥物。不同年齡階段、無論隱性或顯性基因，都可能會發生脊髓小腦共濟失調症。許多人可能一生都不會知道自己有共濟失調的基因，直到他們所生的孩子出現此疾病的徵象才發現。

Striatum 紋狀體

也被稱作新紋狀體（neostriatum）或紋狀核（striate nucleus），位於前腦皮質下區域（內側區，而非外側區），是基底核系統的主要接收站。

Substantia nigra 黑質

位於中腦（mesencephalon 或 midbrain），於獎勵、成癮、動作等方面扮演了重要的角色。

Tardive dyskinesia 遲發性異動症

是一種難以治療且目前尚無法根治的運動障礙，會造成不自主、重複性的

身體動作。在此類型的運動障礙中，不自主的動作是遲發性的，意即動作起始緩慢或是起始延遲。遲發性異動症多因藥物所引起，常見於長期服用抗精神病藥物或服用高劑量抗精神病藥物的病人，也可能是嬰幼兒服用腸胃道疾病藥物所產生的副作用。

Transcortical sensory aphasia (TSA) 跨皮質感覺型失語症

失語症的一種，與顳葉特定區域受損有關，包含下列症狀：聽理解不佳、仿說能力相對好、說話流暢但伴隨語意型語誤（semantic paraphasia）。

Vascular dementia or multi-infarct dementia 血管型失智症或多發性梗塞失智症

血管型失智症一般是由一連串小中風引發腦部供血問題所造成，在老年族群中是第二常見的失智症類型，僅次於阿茲海默症。多發性梗塞失智症是由數個小中風或在大中風前後出現其他小中風所致，被認為是不可逆的。血管型失智症是由不同機轉造成腦血管損傷而引發的症候群，部分的血管型失智症可以預防，因此早期發現與正確診斷相當重要。

Wilson's disease or hepatolenticular degeneration 威爾森氏症或肝臟豆狀核變性

屬於體染色體隱性遺傳疾病，體內組織出現過量的銅堆積，可能會出現神經症狀、精神症狀、肝臟病變。一般採用藥物治療，以減少銅的吸收，或排除體內過多的銅，必要時需要進行肝臟移植手術。

國家圖書館出版品預行編目（CIP）資料

失智症臨床指引：評估與治療/Peter R. Johnson, Jennifer A. Brush, Margaret P. Calkins, Cameron J. Camp, Lynette Carl, Natalie F. Douglas, Jerry Hoepner, Patrice S. Platteis, Michael J. Skrajner作；許原豪，陳姵雯譯.

-- 初版. -- 新北市：心理出版社股份有限公司, 2023.09

面；　公分. --（溝通障礙系列；65052）

譯自：A clinician's guide to successful evaluation and treatment of dementia

ISBN 978-626-7178-66-9（平裝）

1.CST: 失智症

415.934　　　　　　　　　　　　　　　　　　　　　　112011978

溝通障礙系列 65052

失智症臨床指引：評估與治療

作　　　者：Peter R. Johnson, Jennifer A. Brush, Margaret P. Calkins, Cameron J. Camp, Lynette Carl, Natalie F. Douglas, Jerry Hoepner, Patrice S. Platteis, & Michael J. Skrajner

審　　　定：門諾醫院失智照護跨專業團隊專家、聽語治療團隊

譯　　　者：許原豪、陳姵雯

執 行 編 輯：陳文玲

總 編 輯：林敬堯

發 行 人：洪有義

出 版 者：心理出版社股份有限公司

地　　　址：231026 新北市新店區光明街 288 號 7 樓

電　　　話：(02) 29150566

傳　　　真：(02) 29152928

郵撥帳號：19293172 心理出版社股份有限公司

網　　　址：https://www.psy.com.tw

電子信箱：psychoco@ms15.hinet.net

排 版 者：菩薩蠻數位文化有限公司

印 刷 者：辰皓國際出版製作有限公司

初版一刷：2023 年 9 月

I S B N：978-626-7178-66-9

定　　　價：新台幣 400 元